病いは物語である

文化精神医学という問い

江口重幸 著
Shigeyuki Eguchi

Ψ
金剛出版

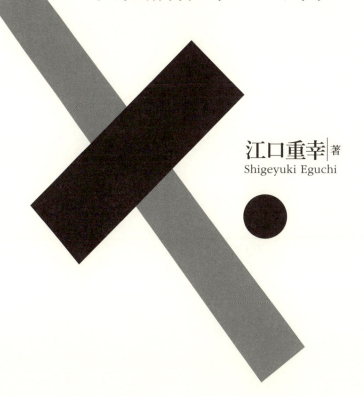

目次

第Ⅱ部　臨床におけるエスノグラフィー――　127

第III部　現代精神科臨床の変容と文化精神医学の視点 ——— 277

付論

コラム

序編

治療における物語と対話

「大きな物語の終焉」以降の精神医学・医療の現在

はじめに

二一世紀初頭の現在の日本で、精神医学や医療はどのような状態にあるのか。精神科臨床とはいったいどのようなものなのだろうか。それらは心理臨床とどのような関係を結ぶことになるのか。以下その一部を示したい。もちろんこうした分析に唯一の正解があるわけではなく、論じる者それぞれの経験や職種によって多様な視点が語られるに違いない。短い紙幅で語り尽くせる内容ではないが、やや蛮勇を振るうつもりで記すことにする。一九七七年に医学部を卒業し、以降四〇年ほどの時間を総合病院の精神科や精神科病院での臨床に費やしてきた、精神療法や医療人類学という人間科学寄りの系譜に大きく影響を受けた一人の精神科医の私見として読んでいただけたらと思う。

一　「大きな物語」とは

医学史家のショーター（Shorter, 2005）は、精神医学の歴史をふり返りながら、それが以下のような三つの期間に分けられるであろうと述べている。まず、①一七七〇年から一八七〇年まで続く精神病院＝施療院（アサイラム）の時代である。この時代は生物学的概念が支配していた。次に、②一八七〇年代から一九七〇年頃までの精神療法の時代で、この時期の後半はフロイト（Freud, S.）の精神分析学が大きく流布した時代である。そして、③一九七〇年代から現代までの、生物学的精神医学の第二の時代が現れる。この期間に生物学は捲土重来を果たし、力動精神医学的視点はほとんど払拭され、精神療法＝心理療法は精神科医から心理士の手へと知らぬ間に移動した時代である、とまとめられている。このように書かれたのは二〇〇五年であるが、以降約一〇年を経ているとはいえ、基本的な布置に変化はないだろう。

この三番目の時代に私たちは位置する。タイトルに掲げた「大きな物語（grand récit）」とはフランスの哲学者リオタール（Lyotard, 1979）が述べた概念である。彼は、特定の時代に、要約されながら広く流通する大義名分的価値観を「物語」と呼び、そのなかでもさらに覇権的で、これに乗らない者を圧殺しかねないものを「大きな物語」と呼んだ。近代がめざしてきた歴史の進歩、人類の解放、正義、真理などがこれに当たることになる。さらに言えば、キリスト教、近代科学、マルクス主義、日本で言えば、戦後民主主義や経済成長などが例として挙げられる（丸山 1997）。このように近代が前提とする物語が終焉し、普遍的真理ではない「小さな物語」を不断に語り、問いかけることが、それ以降の現代の、つまりはポストモダンの条件とされた。

二　一九七〇年代の日本の精神医学

ところで、精神医学にとって一九七〇年代はどのような時代だったのか。七〇年代は、日本に限らず、精神医学と人間科学が限りなく接近し、部分的には重なり合った、稀有な時期であった。同時に日本における精神病理学や精神療法の全盛期でもあった。一般の読者がサリヴァン（Sullivan, H.S.）やレイン（Laing, R.D.）の訳書を熱中して読む時代であり、この時期は反精神医学のピークでもあった。もちろんこの時代を、一九六九年の日本精神神経学会・金沢学会以降の、不毛な政治的対立と混乱による失われた時代としてとらえる論者もいるが、それはやはり一方的な見解であろう。全国の大学闘争や医学部の医局講座制を問題視する若手医師による運動が広範に広がっていった時期であり、反精神医学とは、精神疾患の存在の否定ではなく、レインにしてもゴッフマン（Goffman, E.）にしてもバザーリア（Basaglia, F.）にしても、患者とされる対象の主観的経験をいかに理解するかという現象学的な問いから出発したものであることは指摘しておかなければならない（江口 2013a）。

筆者は一九七七年に医学部を卒業し、すぐに精神科臨床に携わることになったが、文化精神医学や医療人類学への関心につながる大きな影響を受けたのも、こうした時代背景による。伝統的な「了解（verstehen）」と「説明（erklären）」の区分に飽き足らず、当時民俗学や人類学が示しつつあった他者理解、つまり民族誌学的（ethnographic）な文脈とともに疾患や障害をとらえることに関心を抱くようになった。かつて柳田国男は、『山の人生』の中で憑依（狐憑き）事例を挙げながら、それをリアルなものと認める周囲との相互交渉のなかでその症状が次第に開花していくことを指摘しているが（柳田 1926/1976）、関西の一山村の憑依（狐憑き）事例研究から入った筆者（江口 1987）にとって、それは何よりも説得力のあるものであった。

この前後に、他者理解の枠を広げるさまざまな試みが関連領域から矢継ぎ早に提示された。それらは現象学的社会学（代表的なものを挙げれば、シュッツ（Schutz, 1970）の『現象学的社会学』や、バーガーとルックマン（Berger & Luckmann, 1966）の『現実の社会的構成』）、さらには解釈学的人類学（ギアーツ［Geertz, 1973, 1983］の代表論文「厚い記述」「住民の視点から」）を経由する「他者」理解であった。現象学や解釈学というと哲学領域の難解な話で、精神医療や心理臨床と直接関係のないものと思われるかもしれないが、それらは臨床的視点に直結する問いかけを含んでいる。こうした流れはクラインマン（Kleinman, 1980）の『臨床人類学』に流れ込む思想的系譜でもある。もしギアーツの著作を読まれたことのない読者がいたら、片目をつぶった少年の理解に、彼が単にまばたき（twitch）をしたのか、目くばせ（wink）をしたのかをめぐって展開される「厚い記述（thick description）」の議論を、あるいは自己心理学のコフート（Kohut）の概念である「経験に近い（experience-near）」「経験に遠い（experience-distant）」を大胆に援用しながら、「その土地（native）の人」の視点にいかに近づくか、彼ら／彼女らの経験にいかにアプローチするかを論じた「住民の視点から」をぜひ読むことをお薦めしたい。ギアーツは、後者の論文のなかで（邦訳では訳されていないが）、あくまで人類学者のフィールドワークを念頭に置いた話ではあるが、「感情移入（einfühlen）が消失したとき、了解（verstehen）に何が生じるのか?」［Geertz, 1983, p.56］というわれわれの問題意識と強く結びつく問いを発しているのである。

三　解釈学的転回と物語的真理

こうした現象学的社会学や解釈学的人類学経由の思考によって、人間科学の基底に据えられる、客観的で揺るがないとされた基礎データ（「歴史的真理」）への懐疑や再検討がこの時代に生じるようになった。代表的な人類学的著作や症例記述がその制作過程まで含めて批判的に再検討されるようになったのである（たとえば、Clifford &

Marcus, 1986 参照)。

なかでも、精神医学や臨床心理学領域で大きな影響を与えたものの代表が、フロイトが詳述した、精神分析学におけるヒステリーの代表症例であった。その「実像」が、症例の「記述」を透して、歴史的リアリティを伴う「厚い記述」のなかに姿を現すことになった。『ヒステリー研究』(Freud, 1895) の冒頭を飾る症例エミー・フォン・N (Emmy von N)、誰より有名な症例であるアンナ・O (Anna O)、あるいは症例カタリーナ (Katharina)、さらには、当時ウィーンの誰もが知る有名人であるゆえに断片的に記さざるを得なかったツェツィーリエ (Cäcile M) 夫人。また『あるヒステリー患者の分析の断片』で記述され、精神分析の典型事例ともされる症例ドラ (Dora)。これに症例「狼男」やシュレーバーを加えれば十分であろう。こうした代表症例が、実名と写真、具体的な生活史をもつ実在の人物として再発掘されたのである。のちに児童・女性の社会福祉領域でその地道な功績が認められ、ドイツの切手にその肖像画が描かれ、彼女の記念博物館まで開設されているアンナ・Oことベルタ・パッペンハイム (Bertha Pappenheim: 1859-1936) については、エランベルジェ (Ellenberger, 1972) をはじめ、すでに数多くの関連研究書があらわされているのでご存知であろう。

こうして「解釈学的転回」以降、症例やフィールドワークの記述は、スペンス (Spence, 1982) が指摘するように、「歴史的真理 (historical truth)」というより、その時々優勢な語り口によって構成される「物語的真理 (narrative truth)」を明らかにするものとしてとらえることが重要であり、精神分析における意味と解釈を考えるうえで欠くことができないという事実が注目された。何度か記したことがあるが、土居健郎 (1977/1992) が『方法としての面接』のなかで「患者の話を、あたかもストーリを読むごとく、聞かなければならぬ」[1992, pp.51-52] と記した有名な箇所があるが、ここには「解釈学的転回」経由の、治療者もまた一人の読者のごとく、自らの経験をもとにそのつど患者の世界を「部分的真理」として構築していくという、この時期に開花する「物語的真理」すなわち解釈学的方法論が刻まれていることを読み取らなければならない。

「大きな物語」の一部としてではなく、そのつどの真理を明らかにする「語り（narrative）」への注目は、その後の精神医学や臨床心理学領域における広範なナラティヴへの関心となって、今日では定着している感がある。これは、二〇世紀初頭のジャネ（Janet, 1928）の物語論を遠く淵源にしながら、この時期の批判的な現象学的社会学（社会構成主義）や解釈学を経由してはじめて産み出されたものなのである。

四　精神医学における「転回」

精神医学においても、先に記した第二期と第三期を画する「転回」が生じた。その象徴的な出来事が、一九八〇年に米国精神医学会（APA, 1980）によって提示されたＤＳＭ－Ⅲ（『精神障害の分類と診断の手引 第3版』）であろう。ＤＳＭ－Ⅲは、新クレペリン主義という俗称でよく知られているように、疾患それぞれがしっかりとした輪郭を持つカテゴリカルな前提で構築され、典型症状のいくつかが揃えばその診断に至るという操作的診断基準を特徴とした。ＤＳＭ－Ⅲの登場とこれ以降の版の世界規模での浸透によって、それまで半世紀あまり北米で覇権を握っていた精神分析学を中心とする力動精神医学は完全に払拭され、同時に一九七〇年をピークにして、日本における（おもにドイツ語圏で発展した）精神病理学や力動精神医学への関心は消褪し、精神医学は神経画像や精神薬理学を中心とする生物学的な方向へと急速に舵を切ることになった。これは、ショーター（Shorter, 2005）が描いたように、同時に精神科医の手から精神療法や力動的発想が知らず知らずのうちに離れ、それらが臨床心理士の手に委ねられるようになった過程でもあった。

精神医学において、とくに統合失調症と感情障害という、それまで精神医学の中核として考えられていた障害は、精神薬理学的な知見（とくに神経伝達物質の同定と解明——たとえば統合失調症のドパミン仮説やうつ病のカテコールアミン仮説）の蓄積により、ほぼその障害の大部分が解明されうると考えられるようになった。したがって、DSMにおける診断にたどりつけば、推奨される適切な薬剤が自動的に決定され、（実際はそうはいかないのだが）精神科医の仕事の大部分は終了するものと想定されるに至った。これは従来の精神科医が診断の際に考慮した、病前性格論に代表される、患者の人格にいわば「練り込まれた」疾患ではなく、その人のいわば表面に“with”で付着する異和的なものという図式をもたらすことになった。これは、日本における精神科クリニックの普及とともに、一九世紀の遺伝＝変質学説を基底とした（「運命の病い」でもある）重苦しい精神疾患概念を変更することになる、いわば診断と治療のライト感覚化に大きな効果をもたらした。

五　二一世紀の精神医学・精神医療

さてこうして精神薬理学の急成長とともに開花した「大きな物語の終焉」以降の精神医学・医療であるが、それらは短期間のうちに大きな綻びをみせるようになる。その象徴的な出来事が、製薬企業による臨床エビデンスの操作と疾患喧伝《けんでん》（disease-mongering）であろう。DSM－Ⅲ以降の平易な操作的診断基準によって、ほぼ一律にその時点における推奨薬剤が決定され、処方されるという流れが形成されたが、この精神薬理学的根拠を制作する基本部分（つまり薬剤の治験、データ解析、論文作成と主要雑誌への掲載、エビデンス形成）にグローバル化した製薬企業が大幅に介入し、いわば都合のいいような結果を導き出し、普及させることが可能になった。その後米国では、主要な精神薬理学者と製薬企業の大々的な癒着が暴露され、学術雑誌に投稿する際の厳格な利益相反（COI）の公示や製薬企業からの個々の医師への資金の流れが公表されるようになったのである（江口 2010a, b）。これらはつい最近の動向であり、日本精神神経学会をはじめとして利益相反開示が急速に求められるようになったのもこうした事情による。

このような大きな問題に直面し、二一世紀に入ってからいくつかの流れが形成されている。そのひとつが、さらに生物学的視点を徹底させ、遺伝的・神経科学的に精神疾患を探究していこうとする系譜である。米国精神保健研究所（ＮＩＭＨ）が提唱する研究領域基準（RDoC: Research Domain Criteria）プロジェクトがその代表である。これは精神薬理学中心では治療成績が上がらない現状と上記の社会的醜聞を受けて、さらに神経科学的探究を進めていこうとするものである。他方で、今世紀に入って広く注目されるようになった当事者運動に着目しながら、より社会的・人間科学的に精神疾患を開放していこうとする系譜が現れている。この一端は、英国心理学会・臨床心理学部門監修の『精神病と統合失調症の新しい理解』（Cooke, 2014）などで紹介されているように、「リカバリー」や「レジリエンス」という概念を採り入れた社会運動として開かれようとしている。同じく英国では、生物学一辺倒の視点から離れ、精神医学や心理学を哲学や人間科学の文脈から再度構成しなおそうという試みが行われ、多くの関連書籍が出版されている（たとえばオックスフォード大学から出版されている『精神医学と哲学のハンドブック』（Fulford et al., 2013）をはじめとする書籍群）。最近日本で出版された「精神医学の哲学」シリーズ三巻（石原ほか 2016）も、精神医学をめぐる変革期に際して、人間科学や当事者運動を含んだより幅広い諸潮流の統合を求めようとする企画であると考えることができる。

生物学的基礎をさらに探究しようとする系譜と、より広く人間科学や当事者運動を採り入れながら解決を探ろうとする系譜は、両者を架橋する総合的なアプローチを謳わざるを得ないが、必然的にこの領域の二分極化を産み出すことにつながるだろう。臨床的に見るならば、クラインマン（Kleinman, 1980）がかつて台湾でのフィールドワークから結論づけたことだが、医療やケア職が、専門職化すればするほど「間違いなく癒すことに失敗する」という構図は、今後も増加していくことになるのだろう。

さいごに

ここまで、一九七〇年以降の精神医学や臨床心理学の変遷を素描してきた。端的に言えば、それまで優勢であった精神病理学体系や精神分析学という「大きな物語の終焉」であり、それに取って代わり一九八〇年に象徴的に出現したDSM－Ⅲ以降のアメリカ精神医学会の診断基準の世界的普及であった。その衝撃は「DSM－Ⅲ革命」と呼ばれるほどであった。

現在、スペクトラムを多用した（「新ウェルニッケ主義」と呼んでもいいような）DSM－5（APA, 2013）が新たに出現しているが、かつてその正反対ともいえる「新クレペリン主義」を推奨していた同じ研究者が、今回もまたそれを推奨しているとしても誰も問題とは思わない。DSMにおいて障害の数がますます増加する一方であっても疑問を持たれることはない。さらに、何が「非定型」かも問われぬままに「非定型抗精神病薬」という名称が流布していても（黒木 2016）疑問を投げかける者は少ない。それらは新たな「大きな物語」を形成しているからであろう。

今後精神医学のひとつの極は、先の研究領域基準（RDoC）のようにさらなる神経科学化＝生物学化への道を進むであろう。他方の極は、幻聴や妄想までも人間的な営為の枠内に取り込んで当事者の支援や地域ケアを組み立てようとする方向に向かうであろう。こうしてますます二極化していくように思われる。さらに特定の障害の本態が神経科学的に解明されるとき、それは精神医学という領域からも引き離されていく。たとえば最近の例だが、ICD－11β草稿で、認知障害が精神と行動の障害ではなく、神経疾患の項目にのみに記載される可能性が高いという事態に対し、日本精神神経学会が前者の障害としてもコード化するように要請していたのはその好例である。

神経科学と精神医学と臨床心理学の境界は、公認心理師の誕生も含めて、その専門分野のいわば領土問題を伴いながら，今後も大きく変化していくことになる。「大きな物語の終焉」以降の精神医学は，精神医学・医療が，一体何をする学問であるのか，その隣接領域とどのような関係を取りながら進むのかをくり返し浮き立たせることになるだろう。

[初出]「臨床心理学」17(3)：267-272, 2017.

病いは物語である
「臨床民族誌」の考え方

はじめに

私たちは通常、他人に語るようなものとして毎日の生活を送っているのではない。他人に語りうる人生とは、意味に溢れた出来事を中心に、ある形式に編集され、語り直された、経験の特別な加工であると言うことができるだろう。ところで、病的な強迫観念や恐怖が他者に語りうるものとなった時、その問題の大部分は解決されているという臨床的事実に注目したのはジャネ（Janet, P.）である。ジャネは、宗教的強迫観念に苦しんでいる事例をもとに、臨床場面で言語と言葉のもつ「法外に重要な」意味について論じている。「……このように決心して自己の閲歴（histoire）を物語ると、その心理状態は変化し、もはや以前の自分ではなくなる」［Janet, 1929 邦訳 p.149］と述べ、治療法が、その語りの前と後ではまったく異なってくることを指摘している。「告白前（avant l'aveu）」の第一期と「告白後（apres l'aveu）」の第二期という区別が重要であると言うのである。経験や出来事が他者に語りうるものとなる時、つまりそれらが物語的に構成された時、すでにその直接の経験からの乖離が起こり、現実が加工され、間接的な距離が生じていると言うことなのであろう。この行動と言語への注目こそ、今日ジャネの名前とともに再び注目されている「外傷的記憶（les souvenirs traumatiques）」や、そこから導き出され、今日その対極に位置づけられた「物語的記憶」という概念に直結する、ジャネ後期のヒステリー論や解離理論のエッセンスの部分である。

小論では、一九七〇年代以降の、いわゆる解釈学的・物語論的転回以降の、臨床における語りの意味を、具体的事例を通して考察することにする。

一　臨床場面における物語的思考

近年、心理療法と物語とを結びつけるさまざまな試みがなされている。一九八六年に刊行されたサービン（Sarbin, 1986）編の論集『Narrative Psychology』はそれらの嚆矢となるもので、「人間の行為の物語化された性質」という副題は、その後出版された数多くの関連著作を貫く基本的テーマを予告するものであった。同年に出版されたブルーナー（Bruner, 1986）の著書は、物語論を心理学の主要な流れに引寄せるさらに大きな影響を与えた。今日、物語論は数多くの領域で普及し、日本でも、家族療法から出たナラティヴセラピー（Narrative Therapy）が広範に紹介され、物語やライフストーリーを中心にする論集や翻訳が相次いでいる。また、日本の医学界をこの数年席捲しつつある観のあるエビデンスに基づく医療（Evidence-Based Medicine）の、その後を睨んだナラティヴに基づく医療（Narrative-Based Medicine）と呼ばれるものも英国では登場している。

筆者はもともと文化精神医学や医療人類学に関心を寄せてきたが、一九九〇年代以降にこの医療（臨床）人類学がたどり着いたひとつの重要な視点がこの「語り」であった。その臨床的応用は、クラインマン（Kleinman, 1988）の『病いの語り』における微小民族誌や、のちに紹介するグッド（Good, 1994）の著作において十二分に展開されている。

これまでにも何回か紹介してきたが、初期の医療人類学が定式化したものを以下に簡単にまとめておく。それは、実際の患者や家族が経験する「病い（illness）」と、医療専門職がそれを専門的モデルに従って再構成する「疾患（disease）」とを区別して考えるべきであるという視点である。この「病い」と「疾患」という両者の間に、従来の医学・医療が長らく脱け出せなかった、方法論的・認識論的な根本的問題点が胚胎しているといってよいだろう。同じ病気や苦痛であるのに、どうして当事者が内側から経験する「病い」と、医療者・観察者が外側から学術用語を用いて再構成する「疾患」とが決定的に異なるのか。それらは一律背反するものなのか。ブルーナー（Bruner, 1986）の言葉を使用するならば、「疾患」は、もっぱら個別性から抽象的真理に向かい、「科学的推論（scientific reasoning）」と「範例的思考法（paradigmatic mode of thinking）」を働かせて成立するものであるのに対し、「病い」は、「物語的推論（narrative reasoning）」や「物語的思考法（narrative mode of thinking）」をもとにして、特定事例の個別的経験に向かうことではじめて姿を現すものなのである。

後者の「病い」はこれまで、非科学的で、客観性に欠け、医学的範疇《カテゴリー》を曖昧にするものとして極力臨床教育から排除されてきたものだが、こうした視点の重要性が強調されるようになった背景には、人文諸科学領域における大きなパラダイム変換があった。それは、計測・再現可能なデータからなる実証科学や、「大きな物語」と呼ばれるグランドセオリーから離れて、対象の個別性や経験の意味を汲みとることに改めて注意が向けられるようになったためである。

医療人類学者のマッティングリー（Mattingly, 1998）が、頚髄損傷を含む重篤な身体障害への作業療法（OT）場面をもとにしながら、生物医学的な事例提示では「診療記録をもとにした話（chart talk）」が中心になるが、病いや障害の経験を理解するためには「ストーリーテリング」が重要な臨床方法になるとしたのも、上記の二分法的視点を基礎にしている。こうした部分こそ、今日の専門分化した臨床分野の専門職と、患者・家族との視点の対立という、くり返し問題化される部分を超えようとする試みなのである。

二　臨床民族誌（clinical ethnography）

物語をナラティヴとしてもストーリーとしてもいいが、ここで論じるのは、患う当人や家族の経験に接近するためには、臨床「科学」の前提とされる範例的思考とは反対方向のベクトルをもつ、物語的思考やストーリーを中心に据えた方法が不可欠であるということである。つまりそれは、一言でいえば「病いは物語である」とする視点である。

多くの臨床家は、こうした物語的な部分が析出する、劇的ともいえる場面に出会ったことを長らく記憶に留めている。通常の臨床会話で期待されるコードを超え、予想外の話が溢れるように語り出される経験である。それは聴き手の日常的な思考の枠組みを大いに揺さぶり、驚きとともに記憶に長く留まって、後日ふり返ると、治療の結節点として思い出されるもので、ちょうどビーズの詰まった袋に手を入れて、異質な鉛の球にでも触れるような感覚を伴う。この感覚が、そこから先は既製の範例的思考が途切れ、物語的思考が優位に作動する部分の開口部であることを気づかせる。それらの場面では、話し手と聴き手の齟齬やズレが極端な形で現れ、コード化されない複数の物語が現れ、臨床の「異言語混淆的」（Bakhtin, 1981）性質が明らかになるのである。

ロジャーズ（Rogers, 1980）が来談者中心という視点にいたった、ある問題少年の母親との臨床会話はその典型的なものであろう。面接場面でロジャーズが適切な解釈を与えつづけても、相手の母親は洞察に至らず、カウンセリングは膠着状態のままもの別れに至る。一旦は治療の中断を合意したのちに、その仕切り直しからまったく新たな物語が同じ母親の口から語り出されたことに若きロジャーズが驚いたのは、有名なエピソードである。

語る側からみても、それは、言葉にならない経験が切り出される瞬間である。人生の軌跡の節目となる出来事を、ライフヒストリー研究家のデンジン（Denzin, 1989）が、宗教的経験の「顕現」との類似から「エピファニー（epiphany）」と呼んでいるのは、こうした含意からであろう。また、カッツとショッター（Katz & Shotter, 1996）は、聴き取る側が、来談者の語った「ここは私の故郷ではない」という一節に反応した場面を検討している。「ユニークな出来事の〈移ろいやすいささやかな細部〉へ焦点」を当てることで、まったく異なる質の臨床対話が新しく展開する契機になることを述べ、「社会的詩学（social poetics）」と名づけている。クッシュマン（Cushman, 1995）は、長い心理療法過程で救いのない苦しみを訴え続ける男性とのある日の対話から、そうした時にクライエントを取り巻いていた過去の世界がポップアップ絵本のように立ち上がって見えた瞬間を描いている。さらには、記憶の底に焼きついた経験がかつての場所の再訪で甦り、詳細な関連事象とともに丸ごと塊のように切り出されて現在化されることを論じて、「重大な出来事の語り（momentous event narrative）」の特質にあげたピレマー（Pillemer, 1998）など、次々に例を挙げることができる。

『病いの語り』でクラインマンが述べているように、こうした聴き取りに特別なテクニックが必要なのではない。相手に関心を持ち、「どうしてこういう状態になったと思いますか。何が原因になったのですか」などと、疾患に収斂しない、シンプルな問いを発するだけでいいのだ。家族療法家の言う「無知の姿勢」（Anderson & Goolishian）にも通じるが、フィールドに入る際の民族誌学者の視線の低い態度が、こうした物語モードを引き出すのである。このような側面を強調するために、人類学の方法である民族誌（ethnography）を取り入れた、「微小民族誌」（Kleinman, 1988）や「臨床民族誌」という方法が、臨床場面でも生きてくるのである（江口 2000, 2001）。

筆者がかつて示したように、リエゾン精神医学場面での末期患者の語り（江口 1995a, 1996a）や、「非定型精神病」の患者や家族の独特な宗教的物語や臨床行動（江口 1993）、さらには「慢性統合失調症」とされる患者のライフヒストリーを聴き取る際（江口 2000b）には、いずれもこうした視点が必要となった。病気をめぐる臨床会話で、意表をついたライフストーリーが、何らかの契機によって溢れるように語られる時、――それは希望ばかりか恐れや絶望をも含むことがあるが――重要な何かが生じているのである。

三　ある事例とその母親

ここで紹介するのは、私が勤務する精神科病院の病棟で出会った男性患者とその母親である。患者のＦさんは四〇代中盤の男性で、統合失調症という診断であり、一〇代後半に混乱状態で発病し、それ以来十数回の入院歴があった。私が出会ったのはその一〇回目の入院中で、開放病棟での著しい混乱の後に隔離室の使用が必要で私の閉鎖病棟に転棟になった。この時は激しい興奮状態で、隔離室で脱衣したまま転げ回り、四肢は傷だらけで、制止しないと自分の眼のなかに指を入れようとする状態で、身体拘束が必要であった。数週後混乱が治まるが、回復までは車椅子使用となり、その後急速にもとの人懐こい人柄に戻った。私は、本人の病前性格や、増悪時の独特な夢幻様～錯乱状態という病像、健忘を残す短期での回復などの所見から、いわゆる非定型精神病と考え、処方もそのように変更を加えた。

Ｆさんの家族は協力的で、本人の病状を心から心配していたが、何より今回家族にとってショックだったのは、医療保護入院に切り換え、閉鎖病棟の隔離室で抑制されるまでの興奮にいたる病状の変化だったようで、その後の車椅子姿はそれに油を注いだ。状態像や回復の見通しについて説明するが家族は不安を募らせるばかりだった。私は、病状の改善と外泊が可能になったことを理由に、家族を説得して退院とした。しかし数日後、家族の不安は的中し、Ｆさんは再び怒りっぽく干渉的となり再度の入院になってしまう。しかし本人の病状は、今回は目に見えて短期で改善していった。しばらくして家族面会時に話すと、母親は苦しそうに声を詰まらせながら、自分の体調が思わしくなく、今度ばかりはFを引き取っていっしょに支えていくことができないかもしれないと話される。先回の入院時の激しい症状や車椅子姿が目に焼きついて、以降まったく食欲がなく、家でも横になっていることが多い。こんな気持ちは初めてだが、Fが退院してきてもこれまでのようにケアできない気がするというのであった。

私は、六〇代後半の母親の、悲観的な話の陰にある疲弊や抑うつを心配し、お母さんの気力が多少回復するまでゆっくり待ちましょうということ、退院や入院は家族中心の判断をまずうかがってから決めましょうということを話した。面会室での別れ際に、失礼に当たったら許していただきたいが、ご自身の疲労や抑うつを心配されるようだったら一度私の外来に相談に来ませんかと話しておいた。すると意外なことに、数日後母親は早速電話で受診を申し込んでこられた。外来の診療室では、内科では異常はなかったこと、顔色が悪くその医者に何か心痛があるかと尋ねられたこと、民間の漢方薬を試していること、Fさんの状態と車椅子姿を見たショック、そして、親が心配しすぎだと病棟スタッフに言われて頭に血が上ったこと、自分はもう三〇年近くFの病気に付き合っているので誰よりもわかると考えていることを話され、先回の面会のさいごに主治医から声をかけられて、救われた気がしたと語る。

私は、Fさんを心配した末の抑うつ状態だと思うと述べ、漢方の補剤と軽い睡眠導入剤を処方した。翌週の再来時には食事も可能になり、熟睡できて二キロ太った、やはり心労なのだろうと話される。その後も二週に一度来院の度に、貧血や胃腸障害、頭部CTなど母親が心配する症状を調べていった。一カ月後にFさん自身もすっかり落ち着いて外泊を計画。その時には母親に軽い抗うつ薬も加えて投薬したが、Fさんも母親を気遣い、母親もFさんの様子に安心したのか退院も大丈夫と思うと自ら連絡してきて、退院になった。Fさんはいつものように暦の吉日にこだわりながらも、穏やかな挨拶をして退院されたのである。

四　母親のもうひとつのストーリー——臨床談話の物語的構成

こうした経過で治療は進んだが、その次の面接時母親は、「外来のお忙しい時にこんなことを言ったら迷惑かもしれませんが」と前置きしながら以下のようなことを語った。

……自分が具合悪い時、息子のFもよくない。二人ともお互いのことが相通じ合っている。私は一四歳の時、隣村の占いのおばさんにみてもらったことがある。戦後すぐの頃だった。自分の兄弟の出征後の安否のことでみてもらって、よく当たるという評判で、知合いのおばさんが連れて行ってくれた。それは父親が進駐軍の仕事をして、そこで事故にあって亡くなった直後のことだった。占いでは、あなたの母親は長く患うと言われた。それとあなたが将来結婚しても相手が先に亡くなるとも言われた。実際母親は長患いの末に心臓病で死去し、結婚した夫も五〇歳台で亡くなった。苦労が絶えない人生だとも言われたが、本当に苦しくて仕方がない時にでも「助け」になる人が必ず現れるから、一生懸命にやるのがいいということであった。自分はこれまで無信心で頑固に生きてきて、こういう宗教的なことを普通信じたり言ったりする人間ではないが、このことだけはずっと気持の片隅に残って信じることにしている。息子たちにも時々話している。先日の家族面接時には、もう自分も息子もだめなのかと意気消沈したまま、やっとの思いで出向いて主治医と話をした。帰り際に声をかけられた時、これがその「助け」なのだと思った……と。

外来診察の終了時にあわただしく語られたこの短い語りによって、Fさんや母親がどのような世界に暮らし、何を恐れ、何を話し合い、何を支えに暮らしてきたのかが、——クッシュマン（Cushman, 1995）の表現を借りれば

――文字どおりポップアップ絵本のように目の前に浮かんだ。ここで母親が語っているのは、狭義の医療に関することではない個人的な経験の語りである。

一言でいえば非定型精神病の患者と不安を増幅させた家族、あるいはたんに初老期の反応性のうつ状態という診断でまとめられる構図から、病いの奥深い家族的背景と、入り組んだ受苦の物語が見えてくる。そこには、夫亡き後自宅を改装し自営の仕事をはじめ、独力で子どもたちを育てた人生の軌跡も反映されている。そして息子の長年のケアと、その悪化時の症状への反応も含まれている。しかもそれは母親個人の経験に限定されず、Fさんの病いの語りにも大きな影響を与えながら連動している。つまり母親自身の人生の意味付けと再構成の物語であり、この家族がくり返したどった救済論を含んだ家族神話といってもよいものでもある。

Fさんの母親の物語は、先に見たように、臨床の場で語られるものとしては奇妙な、災因論＝運命論と、独特な救済論的視点を含むものとして展開している。この語りには、Fさん自身の長期化し、不確定な病いの経過を、もうひとつ別の物語に移行させる萌芽が示されているのである。そしてこうした事例の「治療」においては、狭義の「疾患」の医学的治療と併行して、このような「病い」の語りを支える家族の物語を聴き取り、それに応じていく作業も要請されているのである。病いの語りは、語り手のストーリーにのみ依存しているのではなく、聴き取る側の聴き取りの質にも多く依存している。以上の点から、物語論的アプローチは、本質的に相互行為的なものであり、クラインマンやクッシュマンのいう「モラルな言説（moral discourse）」を形成するものなのである。

五　病いの物語的再現《レプリゼンテーション》

グッド（Good, 1994）は医療人類学の四半世紀を総括するその著作の一章で、「病いの物語的再現」について論じている。グッドが詳細な民族誌的検討を行うのは、トルコにおける、てんかんを含む痙攣性の障害に苦しむ患者や家族の語りをめぐってである。それは文芸批評家イーザー（Iser, 1976）の「読者反応論」をもとにしながら、病いの語りを、読書行為と類似の行為として再検討しようとするものである。つまり読者は既製のテクストの受動的受信者なのではなく、能動的に構成しながらそれらを読み進む行為者なのだという視点である。それが病者と病い、及びそれを聴き取る者の関係にも当てはまるのではないかというのである。グッドは、病いの語りにおける以下の三つを重要な要素として挙げている。それは、①病いの経験と「プロット化（emplotment）」、②そうしたストーリーのもつ「仮定法化された現実（subjunctivizing reality）」という特質、③ローカルな談話場面における「苦悩の定位（positioning of suffering）」である。これらはいずれも重要な要素であるが、なかでもブルーナー（Bruner, 1986）が論じた「仮定法化された現実」は中心的なものと考えることができる。

グッドは、病いの経験が、読書と同様、一時にすべて明らかになるというものではなく、それを理解しようとする主体の「移動する視点」によって徐々にその相貌を変化させながら現れ、「視点のネットワーク」を形成するのだと述べている。このようにしてそのつど構成される現実《リアリティ》は、あくまで「仮定法化された現実」である。その現実《リアリティ》は、要所要所に「空所・間隙（blanks）」とされる不確定な部分をもつ。つまり、それは新たなリアリティ構成に向けてネットワークが形成される、可塑性に富んだ萌芽的な部分なのである。病いが長期化して患う者の人生の軌跡に織り込まれるように語られる時、こうした状態からの変化や離脱の契機は、この「空所・間隙」から生じるのである。

グッドが呈示したトルコの痙攣性障害の人たちの物語は、いくつかの特徴を有する。なかでも際立っているのはその語りの中に、独特な「神秘的な物語」と呼びうるものを含むことである。それはローカルな病因論や、文化的な救済論を含む部分である。トルコのてんかん発作の語りをたどると、コーランや民間伝承や神話に至る物語が病いの語りの重要な部分に取り入れられている。そして現地の宗教治療者や異国での外科的根治手術などの、いくつかの類型化したプロットに移行する事例も多い。これらを非科学的な迷信とか、非合理的な信念という枠組みでとらえてはならないとグッドは言う。「非合理的な信念」という、従来の人類学や関係諸科学が常套的に記述した視点こそ、九〇年代以降医療人類学が脱け出さねばならなかった点だったのである。

こうした視点から改めて先の母親の語りを考える時、先の三要素のすべてを見ることができる。実際の不調や悩みは、かつての占い師が予言した苦悩のプロットの中に据えられ、息子の病いと連動しながら、たえず回復や救済という方向へ移行しうる「仮定法化された現実」を形成している。そして、助ける人が現れる物語へと変化して、受苦と救済の家族神話に吸収されるのである。筆者がかつて指摘したよう（江口 1993）に、非定型精神病という診断を与えられる患者や家族が、往々にして宗教的で神秘的な物語を語る傾向にあることと、その激しい症状が（統合失調症と比して）一時的で、以前の人格に急速に回復することとの間には、密接な関係があるように思われる。それは、病いの経験を一貫したものとして病後に語りうることができることによって可能になるものなのではないだろうか。

苦痛や病苦の経験を再現するためにさまざまな方法がとられるが、一九世紀までの欧米では多くの場合キリスト教的な受苦の物語が、自己の経験に重ねられて再現された。フランスの民俗《エスノ》精神医学者ナタン（Nathan, 1998）のいう、アフリカ系移民の「伝統的病因論」もこうした病いや苦しみを型どるものを見出そうとする試みであろう。症状にはこうして文化的に枠づけられる部分があって、伝統的語りや家族の物語もこの部分に作用して、個人では容易に語りえない多様な経験にプロットを与え、語りうる出来事にするのである。

さらに重要なことは、こうした経験が、一種の経験の「塊」として切り出されることである。言葉はその塊の上を単線的に往復して、それを覆うようにたどることしかできない。全体を物語る単一な方法があるわけではなく、語る者と聴き取る者が構成する場面によって変化する、多様な語り方が可能になるのである。だから同一の語りの中で、病いのつらさが強く訴えられることもあれば、その直後にそれらをまったく否定するということもしばしば生じるわけで、そのどちらも正当なものとして扱わねばならないというキャッセル（Cassel, 1985）の示唆は重要なものであろう。

六　心理療法の始原への旅

病いが物語であると考えることで、私たちは、さらに奥深い考察へと誘われる。それは人間の「人格」や「(無)意識」や心的装置という、現在の心理学がア・プリオリな前提とした枠組みを再考する契機になるからである。というのは今日、人間の深層にある真実が露呈するものとして、語りが考えられることが多い。しかし本当にそう言えるのだろうか。こうした問いは、一九世紀末、つまり無意識や下意識が論じられるようになる時点に、私たちの歴史的想像力を遡及させることになる。

エランベルジェ（Ellenberger, 1980）や最近ではジャクソン（Jackson, 1999）が、精神療法について論じた浩瀚《こうかん》な書物で、メスメリズムや磁気治療から、近年の心理療法が生み出されて来るまでの間に、目立たないものだが、催眠や暗示や、説得や教育という名で呼ばれた多様な方法が実践され、かなりの治療成果をもたらしていることを明らかにしている。筆者（江口 1999d）もこれまで何度か論じたが、「心理療法（psychotherapie）」という言葉の公的な使用は、一八八六年のアムステルダムが最初であり、それは「催眠＝暗示」と同義のものとして使用されたことを思いだしてもいいかもしれない。現代の物語論者がたどり着いていることは、語りとは、内面の心理的な真実が反映されたものというよりは、社会的な行為としての語りによって、内面や意識が（対話的に）構成されているのではないかという事実である。ビリグ（Billig, 1999）が、会話（conversation）が「無意識」を創りだしていると述べ、ミシュラー（Mishler, 1999）が、伝統的な工芸職人の語りをもとに、会話が「自己同一性（identity）」を生みだしていると記す時、こうした心理学的前提が再検討されていることになる。

冒頭に引用したジャネの議論は、彼が言語や語り（narration）に初めて注目し定式化した臨床家であったことを確認するためだけのものではない。ジャネはその後、狭義の心理学的な装置を中心に構成される枠組みから離脱して、人間の心理的発達を社会的・文化的文脈において再構成しようとしたことに注意を喚起したかったからである。彼の議論は、今日の物語論者のたどり着いた結論、つまり意識や人格というものが、語るという行為によって初めて構成されるものであるということを、二〇世紀の初頭に論じた先駆的なものである。

クッシュマン（Cushman, 1995）が指摘するように、数多くの心理学・精神医学理論はそれぞれに、心理的事象と社会的な事象を架橋する必然性にしばしば迫られる。その時に、歴史的・社会的文脈を抜きにした理論は、個人の現実を心的リアリティを核にして描き出せるかのような、逆転した議論に迷い込むのである。ジャネや今日の物語論者が示しているのは、これとは逆の論理、つまり意識や人格や自己同一性の物語的な起源ということなのである。社会的な文脈が物語的に心理的現実《リアリティ》を構成しているのであって、その逆ではない。言語と語りは、こうした心理学理論と社会的な文脈が交差する分岐点に、私たちを連れ戻すのである。

さいごに

人類学者のギアーツ（Geertz, 1995）は、ブルーナー（Bruner, 1990）が引用し考察を加えたサンスクリット劇『シャクンタラー姫』の一場面を敷衍《ふえん》して、二〇世紀末の民族誌的人類学が直面しているアポリアを描こうとしている。ブルーナーが引き合いに出したのは、一匹の象を目の前に座している一人の僧侶である。この僧侶は、象を見つめながらその象の実在性に確信が持てず、「これは象ではない」と述べる。その直後に象が踵《きびす》を返し視界から去ろうとする時、象の不在という確信が揺らぎはじめる。そしてすっかり視界から消えたのち、後に残された足跡を見下ろしながら、確信を持って「象がここにはいた」と断言するのである。

ギアーツは、民族誌的人類学とは、捉えがたい、非常に微妙な、今となってはすっかり姿を消している象を、自分の心に残された足跡から再構成しようとするようなものではないかと述べている。そして、その著作の題名にもなっている『After the Fact』が含む二つの意味を結論部で記している。つまり、事前に生きられ事後的に理解される現象について、解釈が遡及的に行われるということ。事実を求めるために、経験主義的リアリズムを排し、真理と知が対応するという考え方を退けること。以上ふたつの意味があるというのである。

ここで使われている比喩は、今日の精神科臨床や心理臨床においても十分に共通するものである。それは臨床的現実《リアリティ》を考察する際に不可欠な視点なのである。「病いは物語《ナラティヴ》である」とする視点は、心理学や精神医学の出発点へと私たちを連れ戻し、私たち自身の位置を省察する絶好の契機を与えるのである。

【初出】「精神療法」27（1）：30-37, 2001.

文化精神医学が問うもの

医療人類学の視点から

はじめに

筆者は、文化精神医学、とくに医療人類学経由で提示されたその方法論を、理論ばかりではなく、精神科の「日常」臨床場面にいかに応用するかということを長年のテーマとしてきた。こうした視点から文化精神医学が二一世紀初頭のわれわれに何を示すかを概観するのが本稿の目的である。文化精神医学そのものの変遷、医療人類学の提起したいくつかの基本問題を概観しながら、後半では日本の文化精神医学のパイオニアである荻野恒一（1921-1991）の業績やその時代背景を再考し、さらには現象学や反精神医学について触れ、文化精神医学の問おうとした問題、換言すれば「文化精神医学の領土」について改めて検討したい。このような作業によって、精神医学やその臨床を別の角度から見直す重要なヒントが与えられ、今日ニューロサイエンスに特化しようとする精神医学の流れと、ますます社会的・文化的なものを取り入れて一般化していこうとする精神保健福祉医療という流れを架橋をする視角を手に入れられると考えるからである。

一　文化精神医学の変遷

文化精神医学、あるいはトランスカルチュラル精神医学という時、多くの者は「文化依存（＝結合）症候群」(culture-bound syndrome) をはじめとする、いわば非西洋世界の、その土地固有のエキゾチックな病態を研究する学問を頭に浮かべる。従来の文化精神医学の歴史は、二〇世紀初頭のクレペリン (Kraepelin) のジャワ航海とその比較精神医学に代表されるように、「他者」の病理をどのように「普遍症候群」との関係で「比較」し理解するかという動機から開始された。それは今日ＤＳＭなどの分類体系の附録部分（文化的定式化）に取り上げられることはあっても、その体系の本体には影響を与えない派生物と見なされている。

しかし、二〇世紀後半の文化精神医学は、人々のグローバルな規模での移動によってこの時期一層顕著になった、移民や難民や少数民族への理解、彼らに対する精神医学的サポートの必要性も加わり、独特な視点の転回を遂げたのである。この時期以降今日までに出版された国内外の代表的な文化精神医学の著作を開いてみる。たとえばエランベルジェ (Ellenberger, 1978) の論集『神話的解放運動』、中井久夫 (1983/2001)『治療文化論』、クラインマン (Kleinman, 1988)『精神医学を再考する』、グッド (Good, 1994) の『医療・合理性・経験』、リトルウッド (Littlewood, 1998, 2002) のいくつかの論集、カーマイヤー (Kirmayer, 2007) の論文「歴史的視点から見た文化精神医学」と同じく彼が編者である『癒しの伝統』(Kirmayer & Valaskakis, 2009) などである。それらに共通しているのは、精神医学という学問やそこで使用されるカテゴリー自身を歴史的文脈に据えながら、それがひとつの歴史的・文化的産物であり、精神医学という独特なレンズを通してモノを見てきたのではないか、もう少し言えばそれらは「精神医学的分類の幻想」(エランベルジェ)、「西洋の病理」(リトルウッド)、「植民地主義の遺産」(カーマイヤー) を大いに孕むものではないかという、一種文化批評としての自己省察であった。それは精神医学の分類体系の附録部分の充実を単にはかる分野ではなく、精神医学やその診断とはいったい何かという本質的な問いに立ち戻ることを強く要請するものである。

二　「神話的解放運動」――ゴーストダンスを一例に

人類学や歴史学では、「千年王国運動」や「土着再活性化運動」と一般に呼ばれる民衆運動が、一九世紀末から二〇世紀初頭に世界の辺境とされる各地に生じたことが記録されている。簡単に記せば、先住民が西洋諸国からの植民によって、理不尽な法制度を強いられ、土地を奪われ、集団的危機に陥り、それを契機に部族内に預言者が現われ、自分たちの神話に立ち戻り、さまざまな儀礼を使用しながら祖先の住む他界への旅に出て、その幻影ないし言葉を伝えて再活性化するというものである。エランベルジェはこれらを「神話的解放運動」と呼ぶことを提唱している。

たとえばムーニー（Mooney, 1896）が記した、北米のゴーストダンス（ghost-dance）を見よう。一八八九年から一八九〇年にかけて、北米の先住民の間で広く観察された現象である。白人の「フロンティア」の西進で追いつめられ、支配され、従来の生活様式を失い、新たな行政ルールで苦境に立たされた先住民の部族が、死んだ祖先を甦らせ、この世を楽園として再生することを願って集団で踊り続けるという宗教儀礼をおこなった。これがゴーストダンスである。この様子を目の当たりにしたムーニーは、動物の衣装をまとい、幻視、強硬症、脱魂に至る人々のスケッチを丹念に残している。もちろんこれらの出来事は興味の尽きない民族誌的テーマであり、人間の潜在的可能性を拡張するものに見えるかもしれない。しかしそれらは多くの場合、ムーニーが記したように、結果として植民化する勢力への叛乱につながり、それは圧倒的な力量差のもとに鎮圧され、以降その集団には絶滅や自壊に及ぶのではないかと思われるほどの無力感が蔓延し、生き延びた者も世代を超える集団的なアルコールや薬物依存、そして非常に高率の自殺傾向のリスクに晒されることになったのである。ムーニーが記録した「スー族の叛乱」や「ウンデットニーの虐殺」は有名な歴史的出来事であり、長らく「西部劇」の主題として、もっぱら鎮圧されるべき者として描かれたが、「インディアン」に、先住民（ネイティヴ・アメリカン）としての固有の歴史があることが発掘されるのは実際最近になってのことである（北米先住民の同化政策と一八七九年以降施行されたその子どもへの寄宿学校制度、そこでの過酷な日常生活などについては、鎌田の著作（2009）やカーマイヤーとヴァラスカキス編の論集（Kirmayer & Valaskakis, 2009）に当たっていただきたい。）

そして、これと同じような宗教運動と挫折が、たとえばメラネシアでは「積荷信仰（cargo cult）」といった形式で記録された。一九世紀末から二〇世紀初頭の西洋文化との遭遇の際に、世界の各地で同様の現象が見られたのである（これらの現象のまとまった紹介としてはランテルナリ（Lanternari, 1963）やワースレイ（Worsley, 1957）の著作が、具体的な地域の詳述としてはたとえばニューカレドニアを描いたレーナルト（Leenhaldt, 1947）の著作『ド・カモ』を参照されたい。）

三　病いへの想像力

こうした少数民族をめぐる歴史的文脈が重要なのは、単に知識としてだけでなく、具体的な臨床場面で不可欠だからである。われわれの前に時として片言の日本語しか話せない「患者」が現れることがある。多くは不安や抑うつや精神病性の問題を抱え、憔悴して通常のレベルの日本語会話もままならない状態になっている。英語を介したり、同伴の親族に話を聞いたり、時に通訳を依頼することもある。しかしその人の生活史、日々の生活や考え方については粗い推測しかできない。言語的空白を埋める想像力の持ち合わせがないからである。母国では高い教育を受けたが，日本に来てからは資格もいかせず安価な労働市場しかない不安。本国に残してきた家族への思い。日本で公式の資格を獲得する前に立ち塞がる細々とした言語的・行政的障壁，乏しい政治的施策……。これらを前にした葛藤や重圧が表出されたり，共感とともに聴き取られ，受容されたりすることはほとんどない。そこではコミュニケーション・ギャップが失意や無力感，時に猜疑や抵抗となって現われることもある。

それはわれわれ自身が，海外に留学や滞在する際を想像するとよいだろう。憧れが入り混じった彼の地での生活において，しばしば大きな誤解や齟齬に出会うはずだ。一例を挙げれば，宗教的経験を深めようと米国に渡った際の経験を，内村鑑三（1861-1930）はその主著（内村 1895）の冒頭から，くり返し記している。彼の地で宗教を究め，回心を果たした内村は，その後滞米中，異教徒の国から来てキリスト教に改宗した者が壇上に立って回心体験を語るミッション・ショーと呼ばれる集会に招かれている。民族衣装を着，楽器を演奏する異国の者と並んで登壇し，回心体験を一五分で話せと急かされるのである。伝道成果の報告をする講演者があくまで中心のこの集会で，内村は，自分がサーカスの「馴らされた犀」になった感想を怒りとともにくり返し記している。かつて日本人が欧米諸国を訪れ何かを学ぼうとした時，少なからぬ者がこれと同質の体験をしたはずだ。

このような問題がさらに凝縮して現れるのが医療場面であろう。苦痛の訴え方，不安の表出の仕方，長引く病いへの家族や本人の対処行動，それらにはさまざまな文化的・社会的，そして歴史的要素が絡みついている。当初は小さな差異でも次第に積み重なり，時には予想もつかないような相互不信や断裂をもたらす。（紙幅のつごうで詳述はできないが，ベトナム戦争の余波で米国カリフォルニアに移民したモン（Hmong）の人たちと当地の医療者間の軋轢を詳述したファディマン（Fadiman, 1997）の著作を参照されたい。）

臨床場面における文化ギャップを埋めるために，近年，医学教育において「文化的能力（cultural competence）」（つまり「文化的な事象を適切に扱うことができる能力」）の獲得が強調されるようになっている。とくに米国をはじめとする移民によって成り立った社会では、その出自民族集団がそのまま経済格差や医療の不平等と連動していて、それに従ってさまざまな臨床的バイアスがもたらされている歴史があった。このような領域を扱う能力はきわめて重要なものと考えられる。しかしこれは、エスニック集団のステレオタイプを強調するだけのものになる危険性もあるので、こうした発想のもとになる、医療人類学経由の「臨床民族誌」（江口 2001）や「文化的な知識を踏まえた精神医学」（Kleinman, 1988）という源流に立ち還ってこの能力をとらえておく必要がある。

四　医療人類学的視点に立ち還って

筆者はこれまで、自分が、とりわけ慢性疾患のケアに際して深く影響を受けた医療人類学経由の臨床的視点について紹介してきた（江口 1998; 2001; 2003）。くり返しになることを怖れずに記すと、それらは、①病気を、「疾患（disease）／病い（illness）に二分」する視点であり、②患者や家族のみならず医療者も含めた関与者が抱く「説明モデル（explanatory models）」という視点の二点に帰着する。これは初期のハーヴァード医科大学社会医学グループが洗練し、医学部の教育プログラムの基礎に据えるものであった（Kleinman, 1980）。

簡単に言えば、①の二分法とは、教育機関で教えられるような医療専門家のカテゴリー（医学モデル）にしたがっていわば「外側」から再構成（定義）されるものである「疾患」と、患者や家族等の当事者によっていわば「内側」から経験されたものである「病い」を分けて考えようという提案である。前者の「疾患」が科学－論理的推論をもとに、個別性から抽象性へと一般化するのに対して、後者の「病い」は、物語的推論によって、特定の事例の個別的経験の理解に至るものである。この両者をいわば相補的に使用することで臨床は大きく改善される。そしてこうした視点は、敢えて意識しなくても良好に推移する治療過程では当然のもののように行われているのである。

しかしこうした二分法への着目は、さらなるステップにつながる。それは当事者の訴える「病い」の経験のひとつひとつを抜きだして、それに対する解決に結びつくような適切な対応をとっていくということである。また、（病いと疾患とが入り混じって構成されている）医療者と当事者の「説明モデル」相互間の折衝によって治療は進んでいくという、先に②として記した発想もこれをもとにしている。それは「ムンテラ」という言葉に象徴されるような、医療者の説明モデルをどう噛み砕いて患者や家族に説明するかという一方向的なものではない、つまり医療者の説明モデルも可塑的であっていいという可能性を示すものなのである。

このように一見シンプルな枠組みであるが、「病い」の理解にはもう少し重要な提言が含まれている。つまり「病い」を理解するためには、科学－論理的推論ではない、物語的推論を使用することになる。さらに踏み込んで言えば、患者や当事者の主観的経験にアプローチするためには、医学モデルとは別の、人間科学的、もう少し言えば社会学や人類学経由の「現地人（native）の視点」（Geertz, 1983）に接近するような方法論を取り入れなくてはならないということなのである。先の医療人類学の定式化が、その後「臨床民族誌」（Good, 1994）と呼ばれたり、その後流行するナラティヴに基づく医療（Narrative-Based Medicine）に先鞭をつけたりすることになった（Kleinman, 1988）のにはこうした経過がある。文化精神医学やトランスカルチュラル精神医学は、医学モデルからすれば「他者」にあたる、こうした人間科学的方法論を相補的に使用することを際立たせる知的鉱脈につながっているのである。

五　荻野恒一の仕事

ここでやや視点をかえて、わが国の文化精神医学の草分け的存在である荻野恒一（1921-1991）の一連の仕事に触れることにする。二〇一一年は、荻野恒一の生誕九〇年そして没後二〇年にあたる年であった。荻野は、現象学的精神病理学と人間科学・社会科学的視点を架橋し、それらをトランスカルチュラル精神医学、あるいは精神医学そのものの「領土」として論じようとした稀有な精神科医であったと考えられる。

筆者はかつて荻野の論考に深い影響を受けたが、その仕事に改めて目が向いたのは、『精神医学と疾病概念』という一九七五年に刊行された論集の再刊（臺・土居 1975/2010）を契機にしている。この論集は、前年伊豆山で開催された、当時の日本の代表的精神科医が集い、発表し、討論したものをもとにした記録である。編者である土居健郎、臺弘を中心に、笠原、藤縄、内沼ら総勢一一人の発表と相互討論が内容である。その中で荻野は、「精神医学における疾病概念――社会学的視点から」（荻野 2010）を発表し、彼の中心的テーマであったトランスカルチュラル精神医学、コミュニティ精神医学について論じ、反精神医学に言及している。それに対し、討論部分で土居と臺は、社会学的視点を先鋭化させた部分にレイン（Laing）の反精神医学（運動）が位置づけられるとした荻野の評価を激しく批判しながら、それでは「統合失調症者は健康なのか？」と論駁する様子が再現されている。荻野は批判を浴びながらも丁寧に自説の主張と、それがこれまでの思考の延長であることを述べ、いわば反精神医学運動自体をも擁護する議論を展開しているのである。

現時点からふり返る時、ここで行われている議論は当時の時代的背景を端的に映し出していることがわかる。一九七〇年代中盤は、精神医学と人間科学が限りなく接近し、一部では交錯した例外的な時期であったといえる。精神療法や精神病理学、精神分析関連の論集や訳書が数多く出版され、同時に反精神医学のいくつかの試みが紹介され、それが各地での学園闘争と相俟って、精神医学の存在基盤が激しく問われた時期だったのである。その後の一九八〇年には、こうした潮流への揺り戻しのようにＤＳＭ－Ⅲが現れ、操作的診断基準が世界的な規模で拡大し、それまでのヨーロッパ中心の精神医学から米国中心の精神医学へと大きくパラダイム・シフトが行われた時期なのであった。

荻野はトランスカルチュラル精神医学のパイオニアであり、一九六四年にはパプア・ニューギニアでバートン＝ブラッドレー（Burton-Bradley, B.G.）と出会い『石器時代の危機』を紹介（翻訳）するなど、文化精神医学の数々の単著（1976）や論集を上梓してきたが、本来は現象学的精神病理学の代表的論者であった。しかもその教鞭の多くを医学部以外の人文科学系の大学や研究所でとるというキャリアを持つ（荻野の業績については稿を改めて検討したいが、ここでは、近藤（1992）による荻野の業績を回顧した追悼論文を参照されたい。）ドイツやフランスの精神病理学に通暁した研究者がどうしてこの時期に、集中砲火を浴びながらも反精神医学を擁護しなければならなかったのか。それは簡単に言えば、現象学的精神病理学から荻野独自の展開した状況論、そしてトランスカルチュラル精神医学に至るまで、首尾一貫して患者の主観的世界にいかに入り込みいかに忠実にそれらを理解していくかという方法論に荻野がこだわったからではないか。

六　荻野によるトランスカルチュラル精神医学の再定義

一九七五年の「精神医学」誌の臨時増刊（Vol.17, no.13）として、以下のような文化・社会精神医学を中心にした特集号が出されている。そこでは「精神医学における日本的特性」を中心に特集が組まれ、精神医療と治療状況の日本的特性を九名が論じ、さらに特集を締めくくるように座談会「Transcultural Psychiatry について」が、司

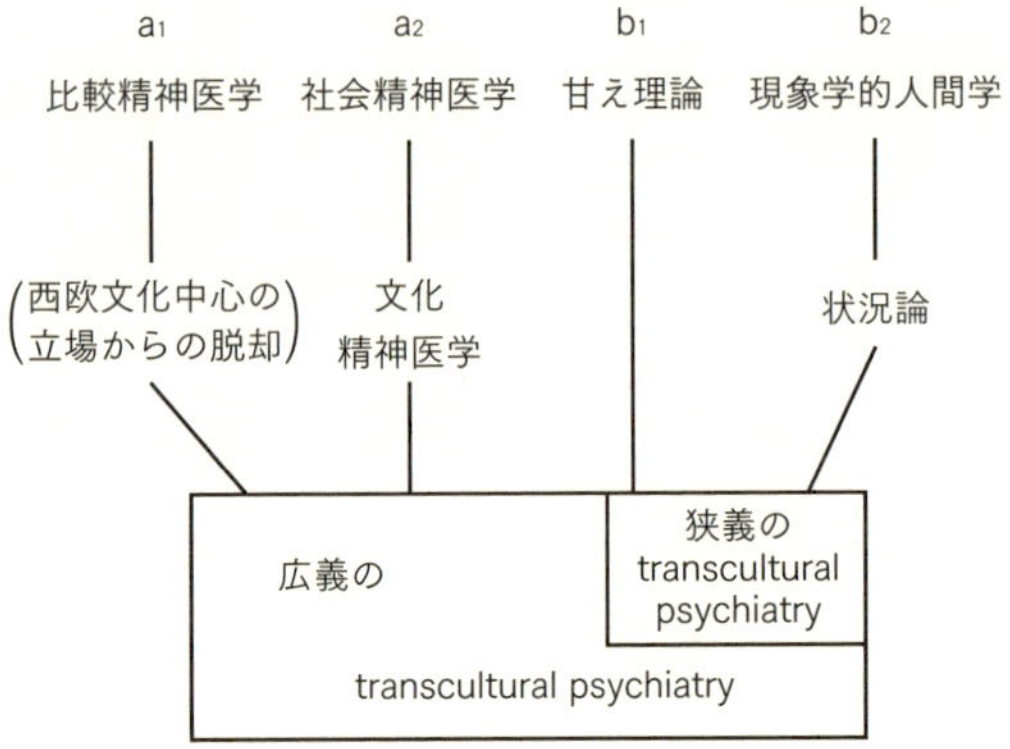

図　transcultural psychiatryの背景(荻野他、92頁より引用)

会荻野恒一、加藤正明・木村敏・河合隼雄・中根千枝・逸見武光の参加で行われている。この号にはさらにクレペリンの「比較精神医学」の翻訳と解説、荻野らによる二四ページに及ぶ展望「わが国におけるTranscultural Psychiatric Researchの動向」(2001)が掲載され、加えて土居による『Stone Age Crisis』の書評が掲載されるなど、いわばわが国の文化精神医学のピークを刻む画期的な特集であった。

この展望論文の中で荻野は、**図**を示しながらトランスカルチュラル精神医学の再定義を行おうとしている。荻野はこれまでのトランスカルチュラル精神医学(以下ＴＰと略す)をa_1からb_2までの四種類に分けている。具体的には、a_1:クレペリン以来の比較精神医学という意味のＴＰ、a_2:社会精神医学から文化精神医学を分離し、さらに「socio-cultural」といった意味で視点を拡げようとするウィットカウアー(Wittkower, 1959)らが提唱するＴＰ、b_1:土居の「甘え」理論のように普遍的・本質的な人間共通の心性研究、b_2:木村・荻野の再定義にあるような「現象学的人間学から状況論を経てＴＰへと至った荻野および木村の立場」の四つに分けている。その上で荻野は、a_1、a_2を「広義のＴＰ」、b_1、b_2を「狭義のＴＰ」とし、後者のような狭義のトランスカルチュラル精神医学の使用を提案している。

ここで荻野が行おうとした分割は、従来の精神医学的方法をもとに症状を「比較」したり、それに文化的な視点を接ぎ木したりする方法と、現象学的人間学をはじめとするいわば人間科学的方法を取り入れた視点に立つ方法とを、厳密に分けようというものである。ここでも対象となる者の心的世界の中に入って了解に至るためには、医学モデルではない人間科学的モデルを用い、それによって初めてアプローチできるという方法論的視点が強調されているのがわかる。

荻野は先の『精神医学と疾病概念』(2010) における報告の結論部分で、社会学的視点の重要性は、それが「病者の側に立った真の臨床精神医学への復帰の契機をはらんでいる」(p.71) からだと結んでいるが、まさにそういう主旨なのであろう。そしてこの視点は先に、医療人類学が示した「疾患／病いの二分法」における、病いの理解に至る「現地人《ネイティヴ》の視点」を強調したものにそのまま重なっていくように、筆者には思われる。というのも「病い」にいたる人間科学的理解には、当時の解釈学的人類学と現象学的社会学という、同様の淵源から流れ出た考え方が基礎に据えられているからである（クラインマン（Kleinman, 1980）を参照のこと。）

七　反精神医学への迂回

以下の部分で、今日では、精神医学の否定、そして先のように病者＝健康者を喧伝したとして、もっぱらネガティヴな評価しか刻印されない反精神医学について迂回することにしよう。一九六〇～一九七〇年代、世界的な規模で反精神医学が普及し、わが国でも当時の中心的な精神科医らによってレインの一連の著作をはじめとするその翻訳や紹介がなされている。精神神経学会自身も、先の『精神疾患と疾病概念』や「精神医学」特別増刊号の刊行された一九七五年、反精神医学の旗手と言われたトーマス・サス（Thomas Szasz）とデヴィッド・クーパー

(David Cooper)を招聘し、これに島薗安雄と荻野恒一が加わって、第七二回学会総会では『精神分裂病』とは何か」というメイン・シンポジウムが企画されている(「精神神経学雑誌」78 (4), 1978 参照)。このようにして見る時、もちろん政治的流行という側面はあるが、反精神医学はごく一部の者によって推進された精神医学を単に破壊するだけの運動とは言えない側面を持つことが浮かび上がってくる。そうでなければ、精神病理学や文化精神医学領域で先端的な役割を積み重ねた荻野が、それを徹底して擁護することなど起こりそうに思われない。

ここでは一例として、その後の反精神医学の流れに深い影響を与えたアーヴィング・ゴッフマン(Erving Goffman)の『アサイラム(Asylums)』(1961)を取り上げる。二〇一一年一月の「英国精神医学雑誌(British Journal of Psychiatry)」は、『アサイラム』刊行から五〇周年を記念して、その表紙にペリカンブック版の『アサイラム』の表紙デザインを取り入れて論評している。なおこの原著が刊行された一九六一年前後は、フーコーの『狂気の歴史』初版(Foucault, 1961)やレインの『引き裂かれた自己』(Laing, 1960)が刊行された時期でもあった。

社会学者のゴッフマンは、一九五四〜一九五七年の間、米国NIMH(国立精神衛生研究所)の研究員であり、とくに一九五五〜一九五六年に、ワシントンにある七〇〇〇名を収容する巨大精神病院、聖エリザベス病院でフィールドワークを行った。その記録が本書である。本書は伊独仏日など広範な翻訳があり、とくにイタリア語版は今日脱施設化運動の代名詞となっているフランコ・バザーリア(Franco Basaglia)が序文を、その妻フランカ(Franca)が翻訳を、またフランス語版もロベール・キャステル(Robert Castel)によって翻訳され、脱施設化を中心とする反精神医学運動の原典と見なされている。

しかしその内容を虚心に読み進むと、もちろん劣悪な環境の巨大精神病院への問題提起も含まれているが、それを単に告発するという趣旨とは一線を画する内容であることがわかる(米国の州立精神病院の劣悪な治療環境を告発するものならば、すでに一九四八年に、さまざまな精神病院内部の写真も入った、アルバート・ドイッチュ(Albert Deutsch)による『国家の恥辱』(1948)が出版されている。)ゴッフマンが本書(Goffman, 1961)を記したのは、収容された患者の主観的世界に立ち入って、トータルな施設における彼らの日々の生活を知りたいという動機からであった。序文にはこう記されている。「聖エリザベス病院での実地調査をするに当って私が直接の目的としたのは、入院患者の社会的世界について、それが患者によって主観的に体験されているままに、知りたい、ということであった」（邦訳 p.i）と。

筆者は、今日でもとくに本書の第二論文「精神障害者の精神的閲歴」と第三論文「公的施設の裏面——精神病院における苦境の切り抜け方の研究」は、精神科施設で働く者必読の論文であると考えている。それは、単に治療の対象としての「患者」というレベルを超えて、彼らがすべての生活を縛られる施設内でどのように工夫して日々を過ごしているかを同等な視線で眺め、経験する民族誌的視点を本書以上に明瞭に示すものはないと思われるからである。ここでも、あくまで相手の主観的世界に接近したいという動機が貫かれていることがわかる。

フーコーが、現存在分析で知られる精神病理学者ビンスワンガー（Binswanger, 1954）の『夢と実存』のフランス語版に対し、本文の数倍の紙幅の序文を記したことは知られている（なお『夢と実存』の邦訳も荻野によってなされている。）またレインが英国の精神医学に初めてドイツ流の現象学的視点を導入した人物であり、『引き裂かれた自己』（Laing, 1960）の初版序文においても、本書の目的を「狂気および狂気に至るプロセスを了解可能にすることである」（邦訳 p.3）と記したことも強調されてよいだろう。つまりここでも、現象学的な流れ、さらに要約すれば当事者の経験や視点に即して、精神病院での生活はどのように経験されているのか、精神病あるいはより広義の狂気はどのような過程として経験されるのか、ということへの探究がその底流に流れていることがわかる。

八　文化精神医学の領土

一九六〇～一九七〇年代は精神医学に人間科学的視点が最も接近した稀有な時代であったことは、すでに指摘した。その後のＤＳＭ－Ⅲの登場によって、精神医学の根本的思想から地政学的配置までが一変した。それはゆるやかな回り舞台のようなではなく強盗《がんどう》返しのような転換であった。精神医学の歴史はそれまで積み上げてきたものを一挙に清算しその都度ゼロから始めることを常套手段とし、その後の「流行」によって以前の文脈の一切を忘却してしまう変貌と非連続の影響下にあったと、ショーター（Shorter, 2005）は『精神医学歴史事典』の序文で述べている。われわれは、かつてその時代のオピニオンリーダーだった精神科医たちがこぞって文化を論じたことを思い出すことがあるだろうか。なぜ現象学的精神病理学や、ベイトソン（Bateson, G.）やサリヴァン（Sullivan, H.S.）、あるいは反精神医学の著作が当時の多くの精神科医の心をとらえたのだろうか。というより、なぜかくも今日の日本で、精神医学と文化は乖離してしまったのか。荻野恒一の著作をはじめ、精神療法や精神病理学の古典的著作さえ顧みられないのはどうしてなのだろうか、と問う方がわかりやすいかもしれない。

荻野は、これまで見たように、その現象学的方法、つまり対象の主観的世界をどうすくいあげていくかという部分が精神医学に不可欠であることを一貫して論じたことがわかる。現象学的精神病理学から状況論、そして彼の構想したトランスカルチュラル精神医学という展開の底流にはそうした視線が確固として横たわっている。現象学の流れからある部分産み落とされた反精神医学を、たとえ集中砲火を浴びようとも擁護しようとした理由もそのあたりにあるのだろう。つまり、反精神医学は、とりもなおさず文化精神医学の、あるいは精神医学そのものの、貴重で欠くことのできない「領土」であると考えたのである。

さいごに

荻野がこだわったのは、精神医学的障害や疾患をあくまで「他者」の経験とする既成の理論への批判的な視点の導入であり、ユニヴァーサルなものと見えるものの限界を探り、その境界から私たちが自明と考えている精神医学理論を考え直そうという試みであったとは言えないだろうか。ここから発せられた問いは、説明と了解、自己と他者、理性と非理性、状況や制度……こうした精神医学がかつて発見した根本的な問題を再度問い返す原動力にはならないであろうか。

今後の精神医学をニューロサイエンスの精緻化に求めようとする主張がある（たとえば Insel, 2009）。一九八〇年代以降の脳科学の進展が精神医学の見方に大きな影響を与えたのは言うまでもないことである。しかし一方、精神保健福祉医療のその具体的な局面は、さらに広範な社会的な広がりを見せて展開しようとしている。脱施設化もアウトリーチも先のイタリアの脱施設化をはじめとする流れを抜きにしては可能とならなかったであろう。そしてその考え方の底流には、先に検討したように、当事者の経験に少しでも近づきそれらを中心に援助やケアを組み立て直そうという動機が溢れている。今日精神医学が忘却しつつあり、変容している過程をたえず批判的に指摘するのも、他の領域では代替えできない文化精神医学の大きな役割なのである。

［初出］「精神神経学雑誌」（電子版）115（第一〇八回学術総会特別号）：SS166-SS175, 2013.

第I部

文化精神医学の方法論

精神療法は文化とどこで出会うのか

はじめに

力動精神医学の歴史をめぐる浩瀚《こうかん》な著作、『無意識の発見』を上梓したエランベルジェ（Ellenberger, H.F.）は、精神的な病いや癒しの社会的・文化的文脈についてもさまざまな角度から言及をしている。たとえばフロイト（Freud, S.）の記したヒステリー症例エミー・フォン・Nについて記した「社会原性のヒステリー」（1999）という表現や、「病人を治すだけでは不十分なのであり、社会の受け容れる方法で病人を治さなければよしとされないのである」［1970邦訳㊤p.66］という指摘がその代表である。力動精神医学の発展に寄与したのは治療者だけではなく、患者の力によるところが大きいという視点も同様であろう。『無意識の発見』の刊行後、それ以前から温めていた文化精神医学の大著に挑もうとしていたエランベルジェにとって、先に引用したような社会的・文化的視点は自明のものであったろう。歴史と社会と文化は複雑にからまっていて、そのいずれかの糸を引っ張れば、他のものも姿を現してしまうからである。

本稿では、精神療法の歴史的・文化的側面に焦点を当てる。そして煎じ詰めれば、先に引用した「社会の受け容れる方法で病人を治す」とはいったいどういうことなのか考えたいと思う。エランベルジェの『無意識の発見』と、中井久夫の『治療文化論』(1983/2001)を再読しながら、とくに後者の「個人症候群」という概念が、「精神療法は文化とどこで出会うのか」を理解するための手がかりとなることを明らかにし、あわせて長らく文化精神医学と精神医学史に関心を寄せ、その応用ともいえる「文化精神医学臨床」を自らのテーマにしてきた筆者の経験を織り交ぜることとができたらと思う。

一　精神療法はどのように発達したのか

精神療法と文化との結びつきを検討する前に、その源流をたどってみたい。というのも、精神療法と文化という時、「個別で」「ローカルな」文化と対比されるものが往々にそうした性質を帯びるように、精神療法の「普遍性」「恒常性」が前提とされているように思えるからである。力動精神医学の諸学派には、教育システムや治療契約や一回の診察時間といった、それぞれの精神療法をめぐるルールや取り決めがあり、視点をかえれば、そうした要素もその時代の歴史的・文化的な産物であると考えられる。

精神療法(心理療法)の原語である「psychotherapie」がはじめて使用されるようになったのは、歴史家ブルホフ(Bulhof, I.)が紹介するように、一八八七年のアムステルダムにおいてであった。当地で催眠治療のための診療所を開設した二名の医師が看板にこの語を掲げた。二人の医師とはアルベルト・ファン・レンテルヘム(Albert Willem van Renterghem: 1846-1939)とフレデリック・ファン・エーデン(Frederik van Eeden: 1860-1932)であり、開院当時の新聞広告には「催眠による治療(リエボー Liébeault の方法による)」と掲載されたという。

彼らが治療の模範と仰いだリエボー(Liébeault, A.A.: 1823-1904)とは、メスメル(Mesmer, F.A.)、ブレイド(Braid,

J.）に続く近代催眠治療の祖と呼ばれる人物で、『人工的眠りと類似状態』（1889）の著作で知られる臨床家であった。それよりも、一九世紀末にシャルコー（Charcot, J.-M.）率いるサルペトリエール学派に対抗したナンシー学派の始祖と紹介したらわかりやすいだろうか。リエボーはナンシーに近い小村で診療所を開設し、さまざまな疾患の治療にこの催眠を使用して高い治療効果を挙げた。

このリエボーに倣って催眠を医学的治療に用いるのが、「psychotherapie」を標榜する、先のアムステルダムのクリニックの目的であった。ファン・レンテルヘムらの患者には、ヒステリーや神経衰弱症のほかにめまいや喘息や失禁などの身体疾患も数多く含まれた。三つに分けられた催眠段階に誘導し、暗示を与え、覚醒させるというシンプルな治療法である。ファン・レンテルヘムとファン・エーデンは、開院時の一八八七年から一〇年間にこの診療所を訪れた一五七七名の患者統計を丹念に集計し、ドイツ語とフランス語で治療成績を公表しているが（van Renterghem & van Eeden, 1894）、無効例と転帰不明の合計が三七％を占める他は改善以上の効果を示し、約三〇％で完全な治癒がもたらされている。診療所の看板に「psychotherapie」と明記し、催眠という語を使用しなかったのは、当時ヨーロッパで流行していた興行催眠術師との混同を恐れ、医学的な治療を強調するためであった。つまり「psychotherapie」という語が新たに鋳造された時、それは短期で劇的な症状改善をもたらす催眠と同義だったのである。

なお文献的には、これ以前に「psycho-therapeutics」について言及したダニエル・ハック・テューク（Daniel Hack Tuke: 1827-1895）の著作がある（Tuke, 1884）。テュークの記述でも、ブレイドの催眠技法や夢中遊行下の「無意識」が事例とともに言及されていて、ここでも「精神が身体にいかなる影響を及ぼすのか」といういわゆる「観念運動的」な医学的文脈が語られている。

「精神療法」と言うと、一般に会話をもとにした精神分析学や認知行動療法のような一対一の対話場面がイメージされるが、原義はこのようなものだったのである。

二　力動精神医学の流れ――啓蒙主義とロマン主義の交錯

次にやや視点を広げて、力動精神医学の流れを大づかみに見ておくことにする。その格好のテクストとしてはエランベルジェの『無意識の発見』以上のものはないと思う。一九七〇年に刊行された『無意識の発見』は時代を画する著作である。というのも、二〇世紀に入ってとくに第一次世界大戦以降、精神療法の歴史とは即ち精神分析学の歴史であるとされる時代が約半世紀間続いた。その間米国を中心に圧倒的な力を持って普及した精神分析に対して一定の距離を保ち、批判的な検討を加えることのできた歴史家は、エランベルジェを除いてごく少数にとどまっていた。精神分析の影響力が急速に衰えたのは、一九八〇年のＤＳＭ－Ⅲの登場とその「新クレペリン主義」の台頭によるところが大きかった。

原著で九〇〇頁を超す、百科事典ともいえる『無意識の発見』であるが、本書を要約すれば、以下のような基本的図式をもとに考想されたものであることがわかる。つまり、有史以来さまざまな心的治療が行われてきたが、エランベルジェは、近代力動精神医学の「出発点」を、正確な日付の入った一つの事件に置いている。それは、動物磁気術を展開したメスメル（1734-1815）による、伝統的宗教的治療者（祓魔師）ガスナー（Gassner, J. J.）に対する勝利という出来事である。ガスナーは、エクソシズム（exorcism）を用いて奇跡的な治療をすることで当時有名な宗教者であった。南ドイツを中心にその治療をめざして民衆が押し寄せた時、その治療法の評価に（ウィーン大学医学部を卒業し、その前年に発見した当時の最新理論の動物磁気で売出し中の）メスメルの見解が求められた。それは一七七五年の秋のことで、メスメルはこう語ったと言われている。「ガスナーは、それと知らずに動物磁気で患者を治していただけだ」と。著者のエランベルジェは、この時期はいまだ異端審問が残存し、一七七三年にはイエズス会の禁止が発令されていて、バロックの衰退と啓蒙主義の勝利という文化的・歴史的背景にこの事件を置いてみるとはっきり事態が見えてくる、と記している〔邦訳㊤p.233〕。本稿冒頭に引用した、「病人を治すだけでは不十分なのであり、社会の受け容れる方法で病人を治さなければよしとされないのである」という記述はこのメスメルの勝利という文脈で現れるのである。

さて一八世紀の後半の、ガスナーに対するメスメルの勝利を象徴的な出発点とした力動精神医学の流れは、動物磁気や夢中遊行や催眠という流行現象を経て、一九世紀後半から二〇世紀初頭にかけて、その「黄金時代」を代表する四名（ジャネ、フロイト、アドラー、ユング）に流れ込み、そののちさまざまな学派・流派に分岐して今日に至っている。エランベルジェは、この四名を、それぞれ一巻の評伝になるような詳細な筆致で紹介した後、本書後半の第一〇章では文体も変わり、編年体のいわば同時代史へと移行する記述になるのである。

こうした全体構成を示しながら、エランベルジェは、さらに力動精神医学の歴史を追っていくと、先のガスナーとメスメルの対比のように、ロマン主義的な流れと啓蒙主義的な流れとの絶えざる角逐、混交の歴史と見ることができるというのである。簡単にまとめれば、ロマン主義とは、個人的なもの・不合理なものを重視し、啓蒙主義によって背後に押しやられた神秘主義の流れを解き放つ〔一八〇〇〜一八三〇年にドイツで最高潮に達して衰退した〕思潮であり、一方啓蒙主義とは、理性と社会の価値を強調する〔一七三〇年頃のフランスに源を発し、英独に拡大し一七八五年頃最盛期を迎える〕思潮〔邦訳㊤pp.233-237〕とまとめたらよいだろうか。（エランベルジェによれば、潜在的な心的諸力の発動を治療の前提とする前者の代表がフロイトとユングであり、合理的な力に訴えて治療に導く後者の代表がジャネとアドラーということになるだろう。）

以上を押さえたうえで、もう少し力動精神医学の歴史にお付き合いいただきたい。

三　「教化＝説得（persuasion）療法」という流れ

一九世後半から、いわば啓蒙主義的精神療法の現代版のようなものが姿を現してくる。その代表がスイス・ベルンの医師ポール・デュボワ（Paul Dubois: 1848-1918）の提唱した「理性的精神療法」「教化＝説得（persuasion）療法」である。この理論は一九世紀末の催眠＝暗示をめぐる論争から産み落とされたものであり、催眠や無意識や下意識という、本人も気づかぬ潜在的心的領域に働きかける治療とは一線を画すものであった。簡単にまとめれば、精神神経症の患者に、その病名をきちんと告げ、その治療としては「休息」や「気楽にやること」が重要であることを話し、回復に向けてゆっくりと促していく治療法である。「神経症患者は、自分が治るという確信を得たと同時に、回復への道を歩み始める。自分が治ったと信じたその日に彼は治ったのである」［Dubois, 1905, p.245］という一節が、この治療法の核心を雄弁に語っている。これは、サルペトリエール病院神経病学講座三代目教授で、神経学者として有名な、（デュボワと同郷の）ジュール・デジュリヌ（Jules Dejerine）によってさらに洗練され、二〇世紀への変わり目とその後のしばらくの間、欧州はもちろん米国でも大いに受容された治療法になった。デジュリヌがサルペトリエール病院の一室に、「隔離と精神療法のための病棟」である「ピネル病棟（salle Pinel）」を創設して治療に当たったたことは、もっと注目されてよいだろう。回診の写真（Dejerine & Gauckler, 1911）を参照されたい。また、フランス文学者吉田城（1993）が丹念に跡付けているように、プルーストが自らの精神的危機に直面した際にまず治療先に考えたのが、デュボワとデジュリヌの療養所であった。

もともとの創始者デュボワは、ナンシー学派の催眠＝暗示治療に影響を受けた人物であったが、次第にそうした下意識の力動に頼らない、米国の神経衰弱症・ヒステリー治療に関心を移していった。ベアード（Beard, G.M.）

やミッチェル（Weir Mitchell: 1829-1914）が提唱した、主要には身体の側から神経衰弱症を治していく「休息療法（rest cure）」と呼ばれるアプローチに関心をもったのである。休息療法とは、疲弊し憔悴した神経衰弱症患者に、それが治癒可能な状態であることを告げ、隔離（seclusion）、休息（rest）、マッサージ（massage）、静電気（electricity）、食事療法（dietetics）という一連の治療メニューで、六〜八週間の入院治療を行うものである。デュボワはこの方法をもとに、静電気やマッサージといった身体的な要素を次第に取り除いてゆき、最終的には休息のみで十分な効果を生むことを発見し、この説得療法として提唱するようになった。

今日デュボワの方法はあまりふり返られることはないが、その後の精神療法の流れに、少なからぬ影響を及ぼしていることがわかる。一つは、明らかに今日の治療者－患者関係における「説明と同意（informed consent）」の原型を形作っていること。そしてその延長でエドワード・ショーター（Shorter, 2005）も指摘するように、「認知行動療法」の源流としても位置づけられることである。もう一つは森田療法への影響である。（森田正馬が精神分析を批判して自らの理論を組みたてた時、デュボワの理論を大幅に取り入れていることはその主著（森田 1960）からも明らかであり、それは先の吉田（1993）も指摘するとおりである。）

もちろん、エランベルジェの述べたロマン主義的潮流と啓蒙主義的潮流は、時代や社会的背景に従ってその内容も変容する可変的なものである。たとえば今日メスメリズムという語はロマン主義的治療の代名詞のように使用されている。ナンシー学派の催眠治療の著作には当時流行の神経束や反射の概念が大幅に取り入れられている。そして理性的精神療法として喧伝されたデュボワの説得療法は、デジュリヌの言語機能を重視した神経心理学理論とも結びついている一方で、二〇世紀初頭米国ボストンを中心に一大流行をみた「エマニュエル（Emmanuel）運動」（Boyd, 1909）（宗教と医学の共働作業で神経症者などの治療に当たろうとする運動で、聖職者が心理学を学び治療にあたった）のひとつの理論的支柱にもなったのである。このように二つの流れはその時代の文化や社会を背景にして、相互に変容しながら展開しているのである。

四　神谷美恵子と言葉の壁

さてここで、精神療法の過程に文化が介在してくる場面に話題を移していきたい。たとえば言葉も通じない異国の患者に出会う時、あるいは自分の母語が通じない海外で精神的危機に見舞われた時がこの典型であろう。これは文化精神医学の長年のテーマであり、すでに膨大な著作の蓄積があるのでここでは触れないことにする。

以下で話題にしたいのは、精神療法と文化という時に漠然と前提とされる、相互がそれぞれ独立したものかという疑問である。結論的に言えば、私は、精神療法には、ローカルな根の部分があって、それ自体にすでに文化的なものが練り込まれているのではないかという考えを抱いている。

治療者が文化的な壁にぶつかりそれを強く意識する時がある。その一例が、治療者が臨床の場を変えて移動することで、文化的な差異に直面する場面である。神谷美恵子（2013）は、東京から関西に移って、ハンセン氏病の施設（長島愛生園）のある瀬戸内の島を定期的に訪問して精神医学的ケアを行おうとした時のことを回想し、自分がまったくその資格がない者であることを自覚した旨を記している。それは他でもない西欧的・都会的な生活の中で育ち、標準語しか話せない神谷が、瀬戸内の「島のしごと」の際に、気楽な関西弁を話すことができず、患者の世界に入る以前のラポールがどこか取れないもどかしさを「失格者」として内省的に記した部分である。神谷は、言葉というレベルを越えて、自分が土俗的な慣習や仏教的な考え方を身につけていないことにまで自省を加え、どこの誰にでも通じ、通用するものでないと思想とは言えないのではないか、と記すに至っている。神谷が記したこうした内容を過剰な敏感さと捉える読者がいるかもしれないが、国内であっても言葉が微妙に異なる文化圏に移り住んで医療やケアを行う者は、大なり小なり同様な感想を抱くに違いない。

五　私の経験への寄り道

私（筆者）も同じような感覚を強く抱いたことがあった。以下に私事を記すことを許していただきたいが、私はもともと文化精神医学と精神療法に関心を持って精神科を選んだ。医学部を卒業してはじめて、いくつかの事情が重なり、奈良に約一年、その後滋賀で約九年間精神科の臨床に携わった。もちろん話し言葉は大きな問題だった。それまで東京弁のみに頼ってきたが、これを従来のスピードで話すとまったく「治療的」ではなかった。患者も（また同僚も）多くは早口で叱責された印象を抱いたようだ。自然に口調は緩やかになり、次第に妙な関西風イントネーションが混じる「ピジン〔混成〕近江弁」になっていった。

ところで日本各地には、痛みや疲れをはじめ身体感覚の根幹部を表現するそれぞれ独特な——医療人類学で言う「苦悩の慣用表現（idioms of distress）」に通じるような——言葉がある。それを頭で翻訳して理解するのではなく、自分も自然に使用するようになること、つまりいわば「身体化（embodied）」することが（肯定的意味での）臨床的「土着化」の鍵だと思われる。家の格式を重んじる、比較的豊かな伝統的農村地帯が当時の臨床の場の背景であったが、私は、恥ずかしい話だが、稲穂に米がなるのをそれまで実際に見たことがなかった。これでは農村社会に生きる人々の心性はおろか季節感にさえ手が届かない気がした。しかも彼の地は浄土真宗を背景にした宗教儀礼も生活の細部に息づいていて、それが大きな精神的葛藤をもたらすこともあることを発見するのである。

次第に使えるようになったとはいえ、「ピジン近江弁」だけでは到底太刀打ちできないことがわかった。太刀打ちできないとは、簡単にいえば、その患者の棲まう「世界」に入り込んでいけず、「他者」のまま「こちら側」に留まり続けるという感覚である。もちろん精神科の治療者やセラピストには、伝統社会の治療者と同様、その社会・集団から見たら周縁に属する「異人（stranger）」という要素が含まれる。異界やグレーゾーンに接地した者だからこそ、その分治療的力を発揮するという見方もできる。しかし私は、精神医学や精神療法という圧倒的な「文化装置」を背負って、どこかの遠隔地からその地の臨床の場に降り立った治療者という自己像を、当時も現在も思い描くことはできなかった。簡単に言えば、その地に入り込んだ「土着的」「虫瞰図的」な、一言で言えば「ローカルな治療者」（これらは中井（1995）の用語である）であることを自己のイメージとして形成したいと考えたのである。

こうしたギャップを埋めようとする試みの一つが、患者の生まれ育った地域や村を、いわば「無知」の立場から眺め直そうとすることだった。さまざまな工夫をしたが、なかでも『角川日本地名大辞典25・滋賀県』（1979）の使用は有益だった。これは一二〇〇頁を超える大部の書物で、歴史を含んだ「総説」、あいうえお順の「地名辞典」、その後に市や郡や町に分れた現況・立地・沿革・行政地名を解説した「地誌編」が続き、さらに行政区画の変遷、県の（伝統的祭り等）年中行事一覧、歴史的地図を含む「資料編」から成り立っている。とくに「地誌編」と各地の説明はさまざまな歴史的・社会的想像力を刺激した。隣接する村同士で江戸時代に遡る長年の山論や水論諍いが絶えなかった地域の記載、戦国時代の合戦の名残をとどめる催事が今も残る村々、井戸を掘ると塩水が噴き出しそこに寺を移したという中世の故事等々。こうした多層的な歴史的・地誌的背景が記されているのである。

私は併行して、当時米国で開花した医療人類学の基礎文献や、実際に出会った人類学者からの手ほどきもあって、多くの民族誌や人類学的知識にも目覚めることになった。ここで析出した問題点こそ、「ローカルな知」「現地人の視点」（Geertz, 1983）に至ろうとする初期の医療人類学、臨床民族誌的著作への関心に直結するものだったのである。

六　中井『治療文化論』——とくに「個人症候群」という概念

こうした文化精神医学への関心を再び精神科臨床に結びつける——「文化精神医学臨床」と呼びうる——ものがあるとしたら、その最良の入門書は、中井久夫の『治療文化論』(1990/2001)になるだろう。本書では“therapeutic subculture”と訳される「治療文化」という切り口によって「治療」や「癒し」の多層が展開されている。本書については別稿(江口 2013b)でも論じたが、可能ならヤップ(Yap, 1974)の『比較精神医学(Comparative Psychiatry)』とエランベルジェの『無意識の発見』を並行して読むことを薦める。というのも、ヤップのこの遺作とエランベルジェの著書は、一九七〇年代——つまり人文科学と精神医学が奇跡的ともいえる接近をした時期に——文化精神医学と精神医学史研究がたどりついた最前線の議論を提示しているからである。

中井の『治療文化論』は読者にさまざまな知的刺激を与えるが、中でも飛びぬけた貢献は「個人症候群」の提唱であろう〔とくに第五～八章〕。二〇世紀初頭、クレペリンのジャワ航海によって本格的に幕を開けた比較精神医学は、長らく、欧米で記述された——統合失調症や躁うつ病を代表とする——定型的「普遍症候群」と、非西洋の辺地でさまざまに観察される——たとえば東南アジアのラターやアモック、南米のススト に代表される——非定型的「文化依存症候群」の対比を基礎にしていた。とくにこれは、欧米で観察される典型的な統合失調症が予後のよくない慢性的病像を呈するのに対して、発展途上国では往々にして急性一過性の激烈な症状を呈するものの、多くは良性の回復のコースをたどるという対比とも重なり、文化精神医学の大きな論争喚起的テーマになっていた。

それまでの文化精神医学が提示する、定型的「普遍症候群」と非定型的「文化依存症候群」という二項対立図式に、中井は、「〇〇氏病」としか呼べない「パーソナルな病い」である「個人症候群」というものを加え、この三対が織りなす全体像を想定するように促す。個人症候群とは、地誌的、風土的背景を濃厚に取り込みながらさらに狭い対人関係的空間で作動する微小治療文化論とでも名付けうるものである。普遍症候群、文化依存症候群、個人症候群の三つを「相《アスペクト》」とする精神医学の展開は、換言すれば、精神科臨床一般や狭義の精神療法といえども、その中にはこれら三つの相が含まれている、さらに言えば、いずれも文化的な要素が濃厚な領域を含みもつということなのだ。こうして考えていくと、精神医療や精神療法が文化と遭遇するとは、つまり他者としての文化に出会うのではなく、自らの中に練り込まれた文化的要素に直面することになることがわかる。それは、関西弁を話せないことで相手の世界に決定的に入っていけないと感じた神谷が出会う、そして私自身も部分的に味わった、自らの中の文化なのである。中井の『治療文化論』は、文化精神医学を論じたものというよりは、精神科臨床や精神療法そのものを論じたものと考えて間違いないだろう。

七　地誌的な局地文化精神医学とは

中井は『治療文化論』の初出時から一〇年後に、多文化間精神医学会の設立総会（一九九三年）において「治療文化論再考」（中井 1995）と題する記念講演を行っている。そこでは再度みずからの視点を噛み砕いて論じている。その原点は、自身の奈良、京都、大阪、東京、名古屋、神戸と移動した臨床体験であり、「土着的」「虫瞰図的」な精神医学、地図を広げながらの「リアリズムをベースに」形成されたもので、「家は、一軒一軒が玄関の匂いからして違うように、非常に奥深い文化単位である」（p.128）という視点にまで及ぶ、中井の精神科臨床の、もう少し言えば精神療法の核心に結びつく部分であることが披瀝されている。

こうした方法は、おそらくエランベルジェの『無意識の発見』を翻訳した際に確信となったものであろう。本稿のテーマとも密接に関連するが、エランベルジェと中井は、われわれが世界に遍《あまね》く流布していると漠然と想定されている精神療法、つまり近代力動精神医学を、きわめてローカルな起源をもつものであると考えているようだ。中井が、近代力動精神医学の発祥地を、都市と森との移行地帯、「平野の啓蒙主義文化」と「森のロマン主義文化」の狭間としたことはよく知られているが、なかでもその淵源をボーデン湖（ドイツ名コンスタンツ湖）ライン河流出口周辺だとするのである（p.151）。ボーデン湖とは、南岸をスイス、北岸をドイツ、東をオーストリアに囲まれた、琵琶湖とほぼ同じ大きさの東西に細長い湖である。この湖の周囲にはメスメルの生誕地イズナンクと逝去地メールスブルク、ユングが幼年期を過ごしたケスヴィル、ビンスワンガー家が長年精神病院を営んだクロイツリンゲン、そして下流にはユングやロールシャッハをはじめエランベルジェ自身も一時勤務した精神病院のあるシャッフハウゼンが点在する。その狭隘さゆえに、個人症候群が卓越し、匿名な患者がありえない世界で、力動精神医学は育まれたというのである。

私は、この「ボーデン湖ライン河流出口複合」という視点から、以下のような想像の翼を広げる。フロイトとブロイアーの代表的ヒステリー症例にアンナ・O（Anna, O.）という名が付けられた女性がいる。この女性は父の死とともに人格変換などの多彩な症状を呈し、世紀末のウィーンでブロイアーの患者となり、催眠治療を受け、主治医の子どもを身籠ったという観念を抱いた事例として紹介された。その後の研究で、アンナ・Oはブロイアーの治療後悪化していたが、やがて回復をとげ、後日ドイツで高名な社会活動家になり、切手になり記念館が設立された人物ベルタ・パッペンハイム（Bertha Pappenheim: 1859-1936）であることが明らかになっている。ウィーン以降のこの症例の病歴の欠落部分を、彼女の乗馬服姿の写真から明らかにしようとしたのがエランベルジェ（Ellenberger, 1972）であった。エランベルジェはカナダの警察研究所の技術を駆使して写真の印画紙の製作地を割出し、それがコンスタンツであることを突き止め、その周囲の精神病院クロイツリンゲンにあったベルビュー精神病院に的を絞って、パッペンハイムの診療録に行き着いている。こうしてブロイアーの記載とは異なるアンナの治療経過が明らかになったのである。

私たちがここで押さえておきたいのは、アンナがウィーンで治癒せず、（ビンスワンガー家が一九八二年まで開設していた）クロイツリンゲンの精神病院に転院した時、その病院の窓からは、広大なボーデン湖を見わたすことができ、左手にはかつて一五世紀に教会分裂を終らせるために宗教会議が開かれ、ヤン・フス（Jan Hus）が焚刑に処せられたコンスタンツが、湖の対岸にはメスメルの三角柱の形をした墓があるメールスブルクが文字どおり「美しい眺望《ベルビュー》」として眺められたはずであり、そうした歴史的・地誌的環境でこの事例が回復していったという事実である。ユングやロールシャッハが生まれ育った土地もそう遠くない場所にある。

人間の心の理解やその治療の普遍的なメカニズムとして精神療法を考えようとする時、こうしたローカルな細部はほとんど意味を持たないように思われるかもしれない。しかしその人物の「内側」に入り込もうとする時、土着的で、個別的で、地誌的な、こうした視点は重要なものとして甦るのではないだろうか。

八　結　語——あらためて精神療法は文化とどこで出会うのか

今日厚生労働省は、医療保険制度（保険点数）の中で精神療法を再定義している。たとえば、入院精神療法の算定は、一週間の実施上限回数が設けられ、それは入院以降の日数で段階的に漸減し、所要時間を記載することでランクが設けられ、さらに精神保健指定医が行ったかどうかで差別化される仕組みになっている。こうしないと（精神療法的作用や効果をまったく考慮することもないまま）際限なく精神療法の保険請求をする貪欲な医療機関が現れるので、膨張する医療費を抑える視点からも何らかの規制が生じるのは仕方ないと思われるかもしれない。精神療法は現在こうした攻防の中で定義づけられている。しかし、際限なく保険請求しようとする側も、本来精神療法とはまったく無縁のはずの精神保健指定医の資格の有無で差別化を押し付けようとする側も、いずれの側も、精神療法の根幹を掘り崩し、腐蝕させてしまう行為を行っているように思えてならない。それこそが現在、精神療法の置かれた「文化的窮状」なのである。

ファン・レンテルヘムの時代の精神療法が、向精神薬のない時代に、ほぼ一回から数回の治療で、およそ六割の改善率を示し、三割では寛解を見たことを想起したい。あるいはデュボワやデジュリヌが、「休息療法」から身体的要素を削り取っていき、最終的に言葉の力に行き着いた「理性的精神療法」の流れ、そしてそれから森田療法や認知行動療法も派生していることを思い起こしたい。先に記した精神療法の置かれた「文化的窮状」は、しかし、誰も精神療法の内容には触れず、経済的側面のみが自制なく強調され、それに対してさまざまなルールで規制していくという、二一世紀になってさらに顕在化しつつある精神療法をめぐる文化的布置なのかもしれない。

最後に文化精神医学の話題に戻って本稿を終えることにする。二〇一三年、国際的に文化精神医学界にもっとも影響を与えてきた「Transcultural Psychiatry」誌の創刊五〇周年にあたる節目の号の冒頭で、長年編集主幹を務めてきたローレンス・カーマイヤー（Kirmayer, 2013）は、短い論説を記している。カーマイヤーはそのなかで、従来の文化精神医学は、文化を隔絶された自己完結的な世界として理解し、その結果「文化依存症候群」への関心が強調されたが、それは「コロニアル化した思考様式」における定式化であったと批判的にふり返っている。こうしたアプローチの特徴は、対象とする文化を「ここでない向こう（out there）」のものと見なし、研究者自らの方法を、脱文化的（acultural）で、普遍的な知のシステムを基礎にしていると考えることである。これに対してカーマイヤーは、ポストコロニアルな転回後の学問の特徴を、科学を含むすべての知のシステムに社会的・文化的・歴史的起源の痕跡が刻印されていることを明らかにすることであると述べ、文化精神医学の今後の展開もそのようなものでなくてはならないと記している。

私たちはこれまで、精神療法に、そして精神医学そのものに、その社会的・文化的・歴史的起源の痕跡がどれほど刻まれているか考えてきただろうか。精神療法が文化と出会うと述べる時、精神療法は、普遍的で、脱文化的な知的・実践的システムであることをどこかで前提としてこなかったであろうか。精神療法や精神医療の中に、われわれはそれらの痕跡を見なくてはならないのである。

[初出]「精神医療」73 : 70-81, 2014.

文化を臨床の中心に据えるために・再論

はじめに

二〇一四年の多文化間精神医学会で僭越にも学会賞をいただき、受賞講演の要約を「こころと文化」(Vol.13, 2 : 167-169) に記した。その他にも、自分の仕事をふり返る対談やインタビューがいくつかある(江口 2014a)。それらと重複する部分があるが、なぜ私が文化精神医学に関心を持ち、さらにそれを精神科の日常臨床の中心に据える必要があると考えているのか、について思いつくまま記したい。この領域への関心は長いものの、人に誇れる実践や業績がないことは指摘されるまでもなく自覚している。この特集(「私はなぜ多文化間精神医学者になったのか?」)で敢えて筆を執るのは、これまで先達や同僚の友人たちに数多くの刺激を受け、支えられてきたことへの感謝の気持からであり、「恩返し」は到底できそうもないので、せめて次の世代への「恩送り」となればと考えてのことである。

一　時代背景と断片的記憶

私がこの領域、つまり文化精神医学や医療人類学に強烈に惹かれるようになった背景にはさまざまな理由がある。何か一つではなく、いくつもの偶然や必然が重なってのことであろう。私は一九七一年に高校を、一九七七年に医学部を卒業したが、この時代が学園闘争の余熱の冷めやらぬ混沌とした時期であったことも影響している。高校の後半はほとんど授業がなく、大学に入ってもまとまった講義は聴いたことがなかった。精神科の教授も途中まで不在だった。今では想像し難いが、一九七五年の第七二回精神神経学会では当時の反精神医学の旗手デヴィッド・クーパー（David Cooper）やトーマス・サス（Thomas Szasz）を招聘して記念シンポジウムが開催されたこともあった。これは何も一部の熱狂的な人間に流行した現象でなかったことは、言っておかなければならない（江口 2013a）。この時代、精神医学と人間科学は今日では想像できないほどの重なりを示し、精神病理学や精神療法の隆盛は頂点を迎え、数多くの一般の読者がレイン（Laing, R.D.）やサリヴァン（Sullivan, H.S.）の著作を真剣に読んだ、そんな時代だったのである。現在のように、学会に認定医や専門医制はなく、シラバスを用意して手ぐすね引いてものを教えようという教官はおらず、関心のある領域は自分で探索し、学び、吸収していくしかない。私にとってそれは、逆説的だが「理想」の環境であった。こうした背景がなければ、文化精神医学や医療人類学という領域に今のように深く関心をいだくことはなかっただろう。

私の精神医療のキャリアは、二〇歳前後に何年間か、ある精神障害者の家族会を今で言うボランティアの活動で支援した経験から始まる。家族が統合失調症を産出するという理論の精神科医から逃れてきた家族が結成した小さな会であったが、会が終わってから家族がぽつぽつともらす日々の苦境を肌身で感じたのは貴重なものであった。この影響もあって、生物学的に障害された壊れた機械のようなものとして病者を見るのではなく、その内面に立ち入ってみると、それぞれに了解可能であり、その世界をたどりうるし、そこから治療ももたらされるという——今日ふり返れば「ロマン主義的」として括られるであろう——視点を深く刻み込まれた。精神病理学をはじめ、反精神医学や文化精神医学、医療人類学も、当時の現象学や解釈学と結びつきながら広汎な人々に受け容れられていた。現象学的社会学や解釈学というと、難解なものと敬遠されるかもしれないが、たとえばクラインマン（Kleinman）のデビュー作『臨床人類学』（1980）や、あるいは土居健郎の『方法としての面接』（1977）は、それぞれ現象学的社会学や解釈学的視点なしには決して書かれなかったであろうし、またそうした枠組みの自覚なしには実際読み込むこともできない著作である。そこには「客観的」とされる記述の中に、話者つまり観察者＝記述者の影響が深く及んでいるという重大な問題が含まれ、従来の大きな理論「大きな物語」を崩していこうという——「解釈学的転回」「物語論的転回」と呼ばれる——流れが息づいているのである。

医学部を卒業して、まったく土地勘のない関西（奈良と滋賀）で約一〇年間精神科の仕事に携わったが、大きなインパクトは卒業して三年目の一九八〇年、二八歳の時、パプアニューギニアに四〇日余り滞在し、現地の精神病患者の調査助手のような活動をしたことである。当時彼の地にいた文化精神医学者であるバートン＝ブラッドレー（B. G. Burton-Bradley: 1914-1994）（1974）からはその後長年にわたる知遇を得、現地の職を紹介されたほどであった。セピック河の河沿いにあるかつてベイトソン（Bateson）らの調査地（イアトゥムル Iatmul）（Bateson, 1958）の間近に行きながら、持参のカメラを含む機材の水没を怖れ、丸木舟に乗らなかった小心を今でも慙愧《ざんき》に堪えない思いとして抱えている。その後こうした千載一遇の機会をけっして逃さないと自らへ戒めるためにも、当地から持ち帰った一キナの大型貨幣（極楽鳥とワニの図柄があしらわれている）を御守りとして肌身離さず携行している。今でも文化精神医学の原点のようなこの時の気概は大切にしている。

さらにこの年の秋には、精神科医が事例を示し、それに対して人文科学系の研究者が別の角度からコメントするという研究会が開かれ、私の事例には、野村雅一、吉田禎吾、宮本常一という当時の代表的人類学者・民俗学者が論じる機会があった（野田・谷・米山 1981）。宮本の晩年七三歳に当たる時で、京都駅から会場の下鴨糺《ただす》の森まで徒歩で来られたのを思い出す。それがどういう感覚のものか、『忘れられた日本人』（宮本 1984）くらいしか読んでいない、当時青二才の私には何も理解できなかったのだと思う。さらにその会には土居健郎の参加もあり、事例の解釈をすべて社会的・文化的影響とする発表者への批判精神溢れるコメントを述べられたことも明瞭に記憶している。私はこの時の土居の発言から、研究者という者はいかなる場でもその場に流された妥協的な意見を言う者ではないということを痛切に学んだ。

二　文化精神医学の基本問題

当初私は、フィールドワークのごとく精神科の日常臨床を展開することを考えていて、まったく知ることもなかった農村や山村での生活に日々好奇のまなざしを向けていた（この項についてはすでに前回の小論（江口 2014b）で記したので読んでいただけたら幸いである。）その後次第に精神薬理学やさらには生物学的精神医学にも強い関心を持つようになったが、これはもっぱら長きにわたって精神科病院で臨床を続けているお蔭である。

初期の文化精神医学の重要なテーマである、統合失調症は発展途上国では激しい症状を伴う急性精神病像を呈することが多いが概ね良好な予後をたどるのに比して、先進国では慢性化して予後はよくない、という所見がある（詳細はクラインマン著『精神医学を再考する』（1988）を参照。）クレペリンの「比較精神医学」（Kraepelin, 1904）でも言及された、西洋との比較である。最近ではさらに複雑になっていて、統合失調症自体が軽症化して消滅しつつあるのではないかとも言われている。これらの現象を考えることは自らの文化精神医学的視点を試される格好の練習問題である。

私が中井久夫の『治療文化論』(1990/2001) や、ジョルジュ・ドゥヴルー (Georges Devereux) の民族精神医学 (ethnopsychiatrie) (1980)、さらにはクラインマン (Kleinman, 1980; 1988; 2006; 2014) やグッド (Good, 1994) の医療人類学に引き寄せられたのは、これらの著者が、上記の基本問題に対して粘り強く考え、それぞれの回答を導き出そうとした点である。中井の前著に引用される「破断回復論」と呼ばれるものは、香港の文化精神医学者ヤップ (Pow Meng Yap: 1921-1971) (1974) の dyscrasia-solution 論というものをもとにしているが、われわれが重大な問題に直面し、苦悩の臨界点を超える時、どのレベルで破断が生じ、どのレベルでそれらが回復していくのかという大きな個人＝社会のマップのようなものを、頭の片隅に入れておくだけで、事例の見方は大きく異ったものになるだろう。狭義の医療化だけではない、多様な治療ルートが見えてくるにちがいない (「破断」が人格に喰い込む形で生じるのか、人格は温存されたままその外側で生じるのかは、その人の生きる文化やそこでの危機回避の仕組み、そして個々のメンバーに刻み込まれた「身体技法」によるものと考えられる。) ドゥヴルーの民族精神病 (ethnic psychosis) としての統合失調症論 (「涙なしの統合失調症」) (Devereux, 1980) も、その発表からすでに半世紀を経る古典であるが、現代再読するとさらに新鮮である (精神病は ethnic psychosis と ethnic neurosis 部分から成立ち、どれが前景化するかはその時代や社会の影響によるとするもの。統合失調症の治療はしたがって後者の部分からアプローチしていったらよいという治療論に繋がる。) これに中井の、普遍－文化依存－個人症候群の三組円環構造からなる枠組みを節合する (中井 1990; 江口 2013b) と、日常の臨床レベルはさらに上がるのではないかと考えられる。

三　憑依と力動精神医学史への関心

私が医学部を卒業し、はじめの一〇年間でまとめたのは、「滋賀県湖東一山村における狐憑きの生成と変容」という論文（江口 1987）であった。この時期は古典的な文化精神医学に関心があり、憑依が大きなテーマになった。精神科医になってはじめて受け持った患者一〇人のうち三人が、（今ではほとんど見ることがない）完全な人格変換をとげる中高年女性の激しい憑依事例だった。しかも一九七〇年代の後半は、こうした憑依事例が日本で観察された最後の時期ではないかと思われる。自然にこうした事例に関心が傾いた。先に記した糺の森の研究会で呈示した事例も男性憑依事例であったことを思い出す。

この論文では、「K村病」というある山村特有な病いや、戦後この村そのものを巻き込んで展開する集団憑依、さらにはそこから多様な宗教教団や宗教治療者が輩出していく過程が次第に明らかになっていった。私は週末になるとこの村に赴き、さまざまな人にインタビューをすることになった。叔母と甥という二人の憑依事例から、渡来系の人々との葛藤を示す民話や神話の時代、「ばさら大名」佐々木道誉（1298-1373）の系譜、狂言「釣狐《つりぎつね》」とその戦後の奉納行事……までたどることが可能であり、それらが第二次世界大戦後ある中心となる女性とその家族の激烈な憑依に繋がるという、際限のない歴史的・社会的ルートが浮かび上がるのだった。それと併せて、山村の日常生活やさまざまな宗教的儀礼の詳細を聴くことは、驚きであり歓びでもあった。

多くの人類学者や文化精神医学者が、さまざまな土地で展開されている憑依や脱魂《だっこん》、さらには単なる病理としてではなく祖先や異界と交流でもある宗教的儀礼に限りない関心を示すのは当然であろう。そしてこの領域への関心はそのまま力動精神医学史、とくに動物磁気から始まり催眠－暗示－説得－精神分析へと連なる流れと重なることに気づき、それはそのまま現代に至る精神療法の歴史に合流することに引き寄せられた。その流れの大きな結節点を形成した、メスメル（Mesmer, F.A.: 1734-1815）、シャルコー（Charcot, J.-M.: 1823-1893）、ジャネ（Pierre Janet: 1859-1947）、ミッチェル（Weir Mitchell: 1829-1914）をはじめとする理論や実践にも関心が広がっていった。こうした一連のものを読みうるようになった契機は、臨床をはじめて一〇年目、自分の臨床スタイルが次第に固まってきた折に、一冬かけてエランベルジェの『無意識の発見』（Ellenberger, 1970）と上山安敏の『神話と科学』（1984）（まだ雑誌「思想」連載中であった）を読んだことによる。あまり研究者の多くない（したがってフロイトやユング、ラカンなどは自ずと除外される）歴史上の人物に注目してその著作を読み、さらにその時代の横断的つながりをたどっていくと、その当人が過去の人物としてではなく、現代を生きる人として語りかけてくることがある。読書経験の醍醐味は、（もちろん多読も必要だが）こうした一冊の書物を、深く掘り下げるように読み進み自分のものにできるかどうか、それを体験できるかどうかにかかっていると思う。私の場合その最初の一冊は『臨床人類学』（原著）（Kleinman, 1980）であり、著者クラインマンが文字通りこちらに向かって肉声で語り出してくるように思われた。同じ体験はその後も土居健郎や中井久夫、萬年甫《まんねんはじめ》、安藝基雄の著作を読むたびに味わっている。

四　ローカルな治療者をめざして

約一〇年の関西での生活を終えて帰京し、生家（東京都北区）に戻って、歩いて通勤できる総合病院（都立豊島病院、当時）の病床をもたない神経科に移り、そこで身体科からの依頼によるリエゾン精神医学で困惑したことについてはくり返し記した。身体疾患で慢性化したり、短い期間で亡くなったりする患者さんの病床を訪れ、溢れ出るように話されるライフストーリーに耳を傾けるという経験が積み重なり、再びクラインマンの著作『病いの語り』（1988）に出会うことになった経緯である。それまでのフィールドワーク型の医療人類学や文化精神医学を棚上げにして、今度は、患者の語る来歴や地理をそのまま想起・可視化できる、いわば地元密着型の「ローカル」な治療者を目指すべく方向転換していった矢先の出来事である。

のちに同僚と訳すことになる『病いの語り』から、私は、以下のようなメッセージを読み取ることになった。つまり慢性疾患の医療やケアにおいて診断や治療が教科書的に画然と進んでいくことはありえない。さらには、治癒のない（通常ダウンヒルのコースをたどる）慢性疾患とそれへの関わりは例外的なものではなく、そこにこそ医療やケアの本質があるという逆転の発想である。さらに加えて、そうした病いに苦しむ患者や家族の主観的世界に理解を広げるためには、人間科学的・人類学的方法論が不可欠であるという展開になっていく。現在とちがって、病いの主観的体験を綴った著作は多くはなく、それに焦点を当てようとする論者も稀で、決定的なヒントを与えられたように思えた。これはそのまま、語り（narrative）や質的心理学という領域への関心に拡大していった（江口 2006b）。

それ以降のテーマは、それまで身につけようと懸命に努力してきた古典的な文化精神医学・医療人類学の枠組みを手放して、忘却するくらい日常的な臨床の中に入っていくことであった。もし文化的な枠組みが不可欠なものならば、かつて習得したものが自然とその場面場面で浮かび上がってくるにちがいない。それを期待するという、いわば日常臨床への回帰が課題となった。これは禅の悟りの獲得を説いた『十牛図』（上田・柳田 1992）を使って比喩的に言えば、牛を見つけ、格闘し、飼いならし、それに乗って得意げに家に帰った者が（第六図「騎牛帰家」）、やがてその牛の存在を忘れ（第七図「亡牛存人」）、さらには人も牛もともに忘却して一旦は何も図柄がない「空」の状態になり（第八図「人牛倶忘」）、その後に（理想を言えば）、花咲き水流れて、新たな還流のはじまりとなる（第九図「返本還源」）展開を期待したと言ったらよいだろうか。

五　ナラティヴと臨床

クラインマンらの説いた臨床人類学の究極の部分は、「疾患と病いの二分法」と、患者・家族と専門家の「説明モデル」間の推移という二つの図式に要約することが可能であると考えるが、その前提として、相手の独特な説明モデル、つまり「病い」の部分を引き出す技法を、通常の臨床会話の中に違和感なく織り込んでいけるかどうかが問題になる。

それ以降の重要なポイントは、「現実の仮定法化（subjunctivizing reality）」あるいは「病いの経験の仮定法化」として、心理学者ブルーナー（Bruner, 2002）が造語し、グッド（Good, 1994）が発展させた視点に集約できる。慢性疾患や耐え難い厳しい健康状態の際に、その経験に深く治療的に耳を傾けられ、それを新たに語り出す時、揺るぎようもないものに見えた絶望的現実が、ゆっくりと溶け出し、耐えうるものに変容しうる。つまり辛く苦しい経験であっても可塑的であり、たとえ「治癒に至る者は誰もいなくても」しかし人生は何かもっと可能性のあるものになる」ように変化していくことになる。これは急性期において、不安が高まるような状態でも有効な視点である。病いや苦境は、人間がそれまで自明のものとしてきた複合的なプロットを短い間で逆転させる、アリストテレスの『詩学』（1997）でいう「ペリペテイア（peripeteia）」＝「逆転」という普遍的な要素を持つことへの着目（Bruner, 2002）である。

精神科臨床の難しさでもあり、面白さでもある部分は、科学的な説明や根拠のある医療を丹念に伝えるだけではまったく不十分で、誤解を恐れずに記せば、まず当人が「治る気」になってもらわなければはじまらないところである。その部分が作動しない限り、治療的な展開が生じるはずがない。そしてこれが起きる最低限の条件のひとつとして、患う者が純粋な「病者」という「モノ」はなく、名前を持ち生活のある「ひと」として遇せられるという単純な事実があるのではないか。その部分に触れない限り、いくら合理的な科学的知識を説得したり、最新の専門的知見を薦めたりしてみても変化を産み出すことができない。彼らの耳には何も届かないのである。私が臨床から学んだのはこの単純な事実である。

ブルーナー（Bruner, 2002）がシャロン（Rita Charon）のインタビューに答えて、自分が先天性の白内障で目が見えずに生まれ、手術の結果一応回復するが、三五歳で再手術をしなければならなかった時のことをふり返っている。術後に患部を包帯でぐるぐる巻きにされ、はたしてこれを外した時見えるのか心配であったブルーナーは、担当看護師の「はい目隠しさん、ご機嫌どうです？」という日常的な問い掛けに救われたのだと記している。それは単なる「患者」としてではなく、苦しみを抱えた苦境にある一人の「ひと」として話しかけられたからだ、とブルーナーは述べる。

医療が先端化すればするほど、人間の身体を部分としてとらえ、その対象を識別するタグのついた「モノ」と見なす。それは医療現場では必然的なことでもある。しかしいくつかの工夫を凝らすならば、一人の「ひと」としてその人と接することとそれは矛盾しない。矛盾しないというより、それらを組み合わせることで、行き詰まり、身動きのとれない苦境が、少しずつ撓《たわ》み、塑性を持ち、やがては現状を「仮定法化」するような新しい変化をもたらすことになる。このキーとなる部分が、語り＝聴き取るというシンプルな相互的やり取りの中心に含まれている。「医療の質」や「患者中心」という標語は、現在でもくり返し述べられている。しかしそれは、医療者や援助者の心構えといったレベルのものではなく、あくまで臨床的な方法論としてとらえられなくてはならない。臨床、とくに精神科臨床は、関与者＝治療者のヒューマン・ファクターによって、このあたりの差異が顕著に表れる。うまく展開している治療過程ではこうしたやり取りが無自覚的に使用され、固定化した苦境が変容しているのであろう。

六　結　語――文化を日常臨床の中心に据える

こうして書いていくと、文化精神医学や医療人類学について書いているのではなく、精神療法、あるいは精神科臨床そのものについて記していることに気がつく。数多くの精神療法家や精神病理学者が、その長い経歴の間で文化的事象に注目し、それを余技とは思われない力を割いて論じるのを読者は知っているだろう。日本の文化精神医学の開拓者荻野恒一や中井久夫は言うまでもない。土居健郎、宮本忠雄、木村敏、そして西園昌久に至る代表的精神科医は、皆「文化」という地点に一時ベースキャンプを張り、文化精神医学の領域でも多大な業績を残しながら、精神分析学、精神病理学、さらには精神療法や精神医学の領域で八〇〇〇メートル級の山頂へいたるそれぞれ独自なルートを切り開いたのである（なお荻野は現象学的精神病理学、トランスカルチュラル精神医学から論陣を張り、当時の社会科学的著作、はては反精神医学までをも擁護したことにもっと注目してもよいだろう（江口2013a）と思う。）

昨年二〇一四年三月、京都大学と東京武蔵野病院（創立七〇周年記念事業）で、クラインマンの講演会を開催したことについてはすでに紹介した。後者での演題は文字通り「On Caregiving」（Kleinman, 2014）であった。講演は、長年このテーマを考えてきた演者ならではの刺激に満ちた内容であった。私はそれを聞きながら、かつての『臨床人類学』から『精神医学を再考する』『病いの語り』経て、さらに『八つの人生の物語』（2006）を貫き、通奏低音のごとく基本テーマが轟いていることに次第に気がついて心動かされる思いだった。

それは『臨床人類学』（Kleinman, 1980）結論部でクラインマンが、当時の台湾で、さまざまな心身的不調を訴える中年男性の事例「陳さん」の経過を詳細にたどりながら示したものである。陳さんとは、仕事の浮沈に左右され心身の症状が悪化する患者で、西洋医や漢方医に通っても改善せず、長い経過ののちに宗教治療から童乩《タンキー》廟に通いだすことでよくなったと語る事例である。クラインマンはこの事例を示しながら、「驚くべき結論」として以下を記している。つまり、西洋医はこうした事例を癒す（heal）ことに必ず失敗するが、一方シャーマンの土着治療者（童乩）は、こうした事例を間違いなく癒すことができる、という結論である。

それから約四〇年を経て、現代化を経た台湾で事情は変化をとげているかもしれない。しかし私にはどうしてもそうは思えないのである。というのも、クラインマンの示しているのは過去のアジアの一都市の異国の事情ではないからである。そこには現代医療や苦悩の普遍的な問題が析出している。それをどのように考えるか、どのように解決するのか。これはほかの誰でもない私たちが考えなければならない課題なのである。そしてそれに適切な解決をもたらすことができるのは文化精神医学のみであるように私には思われるのである。

［追記］一九九三年に当学会（多文化間精神医学会）が設立され、数多くの同学の士と出会ったのは、私にとって何ものにもかえがたい大きな歓びであった。一九九四年には当時の文化精神医学の拠点であった札幌医科大学神経精神医学講座（高畑直彦教授）の夏季セミナーに呼ばれたのを皮切りに、一九九六年には札幌医大主催の精神神経学会でクラインマンの記念講演があり、一九九七年には、論集『文化精神医学序説』（酒井ほか 2001）に結実する「文化精神医学コロック（和歌山）」（宮西照夫教授主催）を開催し、さらには一九九八年には当学会の和歌山学会でバイロン・グッドを招請して基調講演をしたのも忘れがたい想い出である。改めて多くの学会員の皆様に感謝したい。なお本文中敬称は省略させていただいた。

［初出］「こころと文化」14（1）：14-20, 2015.

心理療法の歴史をたどり直す

はじめに

われわれは現在、心理学的視点のはりめぐらされたバビロンに棲んでいるとはいえないだろうか。メディアを通じて流される事件、ドラマ、小説には、すべて心理学的な究極の真理が内蔵されているとされ、自己という物語の信頼性はそれを物語る個人の「心」に内在すると見なされている。ある個人の真理はその深層にあり、それは本人の語りを通してのみ知ることができる。こうした心理学的言説が際限なく流通している一方で、精神科臨床の現場では、障害の各々には生物学的根拠があるものとされ、極言すれば薬物療法のみに収斂する治療的視点が蔓延している。こうした現象は、心理学者タヴリス（Tavris, C.）の表現を使えば、「psychobabble & biobunk」（2001）というのが相応しいものであろう。

われわれがその遍在を信じて疑わない個人の内面や深層、それに働きかける治療である近代心理療法の歴史を遡ろうとする時、それはまだ百年ほどの歴史しか持たないという事実に直面する。それはいつ生まれたのか。どのように展開したのか。そのメカニズムに共通性があるのか。そして今後いかなる方向へ向かうのか。この過程をたどり直すのが小論の試みである。近代心理療法のたどり方には、もちろん多様なルートがある。ここでは、一八八〇年代からの一九一〇年代までの期間に焦点を当てる。「psychotherapie」という語の誕生と、催眠や暗示や説得や転移との関係を追いながら、とくに後半では心理療法をめぐる浩瀚な書物をまとめたジャネ（Janet, P.）とエランベルジェ（Ellenberger, H.F.）の視点を手掛かりに、その変遷を検討したい。

一　心理療法の「生態的ニッチ」

はじめに、近代心理療法の成立と変遷を考える際の基本的な視点について触れておきたい。時代的、地理的に偏在し、急速な流行と消褪を伴うような「一時的な精神疾患（transient mental illness）」を考える際に、「生態的ニッチ（ecological niche）」という言葉を使ったのは、イアン・ハッキング（Hacking, I.）である。ハッキングは、二〇世紀末の多重人格症の爆発的な流行に対して、記憶理論への歴史的・批判的検討を加えることで、この時期の精神医学に最も影響を与えた哲学者になったが、その議論の延長で、一八八〇年代に欧州で流行をみた「徘徊自動症」をめぐる刺激的な著書（Hacking, 1998）を上梓している。その中で、本来は種や個体群が自然に占める位置を示す、さきの「ニッチ（niche）」という概念を導入している。特定の生物が、ある時期の限定された地域では姿を現し、他の地域では形態を変えたり棲息しないという現象が、精神疾患の偏在に重ねられている。

ハッキングの扱うのは、ヒステリー性の遁走、つまり解離状態で歩きに歩き続ける男性事例である。この男性の踏破した距離は、ボルドーを起点にコンスタンチノープル経由でモスクワまで行くというもので、半端なものではなかった。この事例が報告されると、同様なケースが大陸の医学論文に流行病のように登場したが、約二〇年後にはすっかり姿を消した。こうした「一時的な精神疾患」の流行と消褪を考える際に、事例がどのような精神医学的疾患に罹患していたのかと考えるよりも、特定の文化の何が、事例をこうした狂気への道に押し進めたのかと問うべきではないか、とハッキングは述べる。「ニッチ」とは、社会的・文化的な複数のベクトルで構成されるもので、いわば苦悩を特定の場の特定の表現形式へかたどるものと言えるであろう。

私はこうした「ニッチ」という隠喩が、「一時的な精神疾患」の流行を考える際に有効なだけではなく、特定の時代の精神医学や心理学の理論や実践を考える上でも非常に有用であると考えている。心理療法や治療関係も、特定のローカルな「ニッチ」に沿って、患う者と治療者とが相互的に流れ込むようにして形成されると考えられる。こうした「ニッチ」は、病いや治療をめぐる特定の枠組みを強化し、流行や時流を形成するとともに、急速な消褪の要因にもなる。いずれにしてもそこには、今日ではさまざまなメディアを含めてもたらされる、暗示や模倣にも通じる、文化的機能が働いていると考えられる。

同様な視点は、心理療法家クッシュマン（Cushman, P.）の述べる「文化的開墾地（cultural clearing）」（Cushman, 1995）という語にも見て取れる。これは、ハイデガーやガダマー経由の概念「開け（clearing）」から構想されたものであり、クッシュマンは次のようにまとめている。われわれは、すでに投げ入れられている世界によって構成されているが、一方でその世界をたえず再構成しなければならない。事物や苦悩の特定の性質が前景化するには、それを浮き立たせる作用が不可欠である、と。クッシュマンはこの部分に（森林の）「開墾地」の隠喩を使用する。つまり事物は、こうした「開かれた場所」を中心に焦点化されることで姿を現し、同時にそれ以外のものを背景化させる。心理療法の目的とは、自らが世界の中に投企されていることを直視しながら、いかにその世界を再構成できるかを協働して発見することであると述べている。この苦悩や病いを枠づける「開墾地」は、したがってきわめて文化的なもので、そのつど姿を変えるものなのである。

「ニッチ」や「文化的開墾地」という比喩は、今日の精神医学や心理療法の、治療過程を考える上で役に立つばかりでなく、既存の治療論的枠組みを相対化し、それらがさまざまなベクトルを持った社会的・文化的文脈の境界に構成される、一時的で可塑的なものであることにわれわれの目を向けさせる。それはその理論自体の拠ってたつ基盤に光を投げかけるものなのである。

二　近代心理療法と催眠＝暗示

マノーニ（Mannoni, O.）はその著作の中でこう書いている。「悪魔憑きを皆殺しにしたら痙攣派の人々が残った。（痙攣派の）聖遺物を破壊し尽くしたらメスメルによって『磁化』された人々が残った。（メスメルの）磁気桶《バケ》を捨ててしまったら、催眠とラポールとが残った。催眠を否定し去ったら転移が残った」（Mannoni, 1980, p.50）。マノーニは、中世の悪魔憑依からメスメルの動物磁気や催眠やラポールが生まれ、それが精神分析の転移という概念に移行して脱神話化され、今日の心理療法が成立したという、われわれがいだく一般的通念を描き出している。しかしこの経過は平坦な過程ではなかった。動物磁気の残渣を宿す催眠研究から精神分析の本格的登場まで、つまり一九世紀末から第一次世界大戦後までの四半世紀の間に、近代心理療法が形成される曲折に富んだ過程をたどる鍵が隠されているのだ。

今日的な意味で「心理療法」という語が鋳造されたのは、一八八七年であると言われている。「psychotherapie」は、歴史家ブルホフ（Bulhof, 1981）が紹介するように、この年にアムステルダムで開業した二人の医師の診療所の看板に掲げられたものである。二人の医師とは、ファン・エーデン（van Eeden, F.）とファン・レンテルヘム（van Renterghem, A.W.）であり、新聞広告には「催眠による治療（リエボーの方法による）」と掲載された。ここに記されたリエボー（Liébeault, A.A.）とは、当時ヒステリー＝催眠研究で世界的名声を馳せていたシャルコー（Charcot, J.-M.）とサルペトリエール学派に対抗し、被暗示性を含む催眠状態はヒステリー患者に特異的な病理ではなく、一般の誰もが呈し得る状態で、それが治療効果も有することを主張したナンシー学派の創始者である。

リエボーにならって催眠を医学的な治療に用いるのが、「psychotherapie」を標榜するクリニックの目的であり、レンテルヘムらの患者には、ヒステリーや神経症が多数を占めたものの、身体疾患も含まれた。三段階に分けられた催眠に誘導し、暗示を与え、覚醒させるというシンプルな治療法である。一八八七年からの一八九六年までの一〇年間にこの診療所を訪れた一、五七七名の患者統計が公表されているが、無効例と転帰不明の合計が三七％を占める他は、改善以上の効果を示し、特筆すべきは約三〇％で治癒がもたらされている転帰である（van Renterghem & van Eeden, 1894, p.478)。この診療所の看板に催眠という語を使用しなかったのは、同時代流行した興行催眠術師との混同を避け、医療の目的を強調するためであった。つまり、「psychotherapie」という語があらたに造り出された時、それは催眠と同義だったのである。

のちにこの二人の医師は袂を分かつことになるが、両者の出会いとその後の軌跡に、近代心理療法の縮図を見ることができる。文筆活動に関心を持つエーデンは、早々に医療から離れ、さらに心霊研究に没頭し、最終的にはローマ教会に改宗して心霊研究からも離れたが、一方臨床家だったレンテルヘムは催眠治療を続け、そののちに、フロイトと決裂する前のユングに教育分析を受け、オランダ精神分析協会の設立に大きく貢献した。つまりこの二人は、催眠を通して心霊研究と精神分析へと分岐する転回点を形成したのである。

この「psychotherapie」という語の登場に象徴されるように、この時期、人間心理の理解をめぐって大きなパラダイム変換が生じている。ジェイムズ（James, W.）は『宗教的経験の諸相』(1925）の中で、自分が心理学の研究者になってから「心理学において行われたもっとも重大な前進の歩みは、一八八六年にはじめてなされた発見である」［邦訳 ㊤ p.350］と述べている。意識の場には中心と周縁があることはわかっていたが、さらにその外側に、一群の記憶や思想や感情が存在することがこの時期に発見されたというのだ。具体的にそれは、マイヤーズ(Myers, F.）による「閾下《いきか》意識（subliminal conscious)」の記述を指しており、ジェイムズはさらにビネ（Binet, A.）の「人格の変換」を加えている。マイヤーズは、英国心霊研究協会を創設した人物であるが、この閾下意識が時に心的隔壁を突破して閾上意識へ溢れ出ることがあると述べ、それが自動症（automatism）であると説明した。

私はこれらの事実から、今日的な心理療法への転換点を一八八六年頃と考え、その転轍《てんてつ》手の役割を果たしたのは、この時期のシャルコーではないかと推測している。彼が一八七〇年代に定式化した大ヒステリー＝大催眠理論、それをもとに一八八〇年代展開した男性ヒステリー論が世界的な規模で普及し、一連の心的研究の基礎的枠組みを形成したのではないか（シャルコー理論の詳細は別稿（江口 1999a, b）を参照されたい。）

シャルコーは自らの本来の神経生理学的な関心の延長から、神経＝筋組織で構成される「人間機械」をヒステリーの典型事例の催眠下「カタレプシー状態」において分離できたと考えた。しかしサルペトリエール病院以外では、カタレプシーへの導入は難しく、次第にそれはシャルコーの病院でしか見られない人工産物《アーチファクト》と見なされ、批判されるようになる。一方、外部の刺激を取り込んで新たな人格や現実《リアリティ》を構成する「夢中遊行状態」は、メスメルの磁気術的眠りに相当し、多くの治療者が容易に導入可能な催眠段階であった。こうして、人間の総体から「人間機械」的部分を引き算した部分、つまり「心的装置」と呼びうる部分が、「夢中遊行状態」として分離されたと考えていいだろう。夢中遊行の患者にさまざまな暗示を与え、多様な症状や病理を形成したり消褪させたりすることが、実験的方法とされ、これがこの時代の「ニッチ」を形成したのである。

一八八〇年代、科学主義、実証主義、反教権主義を掲げ、時代を席捲したシャルコーの大ヒステリー＝大催眠理論の影響を受けなかった研究者や臨床家はいなかった。言い換えれば、この時期にシャルコーの定式化をもとに、その受容であれ批判であれ、自らの力動精神医学的問題を発展させ、理論化しようとした者は皆、それぞれ独自の発見や定式化に導かれていったに違いない。

三　ベルネーム以降

一八八九年、フランス革命百周年を記念してパリ万博が開催され、この時第一回国際生理学的心理学会（会長シャルコー）、と第一回国際実験的治療的催眠学会が開催された。とくに後者ではサルペトリエール学派とナンシー学派との間で大激論となった。催眠や被暗示性はヒステリーに特有なもので、身体的基礎を持つ画然とした三段階（カタレプシー、嗜眠《しみん》、夢中遊行）に分けられると主張するシャルコー派を代表する論者バビンスキー（Babinski, J.）と、催眠＝暗示は誰にでも起こりうるとしたベルネーム（Bernheim, H.）との論争である。

ベルネームはナンシー大学の神経学教授で、リエボーに師事して催眠治療に関心を傾けたが、この論争を制して以降、とくに九三年のシャルコーの急逝後、彼の催眠＝暗示理論は世界的な規模で普及した。基本的な視点は、催眠＝暗示とは、「観念－運動」反射つまり、観念を行動へと具体化する傾性であるとするものであり、一大催眠ブームの火をつけることになった。八六年に上梓されたベルネームの主著（Bernheim, 1886）では、催眠が、覚醒時に記憶が保たれているものとそうでないもの（夢中遊行）に二分され、全体で九段階に分けられている。この著書の第二版以降では、催眠の深度にかかわらず事例の約八割で症状の改善が報告されている。九〇年代初頭の心理療法とはこうしたものであり、事実一八九一年のベルネームの著作には『催眠・暗示・心理療法』（1891/1995）というタイトルがつけられている。

世紀末にかけ、ベルネームはさらに議論を深化させ、「催眠状態という特別な状態はない」「すべては暗示（suggestion）によるものに過ぎない」と主張し、逆に催眠に対する懐疑派の急先鋒となった。シャルコーのヒステリー＝催眠理論を批判し脱構築する主張は、ベルギーのデルベフ（Delbœuf, J.）や、のちには、皮肉なことに、シャルコーのヒステリーを否定することになったバビンスキーによってもなされている。こうして、世紀の変り目の一九〇〇年、エランベルジェも記したように、ベルネームは心理療法の真の創始者であると自他ともに認める存在になっていたのである（Ellenberger, 1970 邦訳㊤ p.103）。

一世を風靡したベルネームの名は、しかし一〇年後には忘却の淵に沈んでいた。彼の理論に影響を受けながら、神経衰弱症の治療をもとに、さらに脱暗示化を進める議論が普及したためである。それはベルンの神経科医デュボワ（Dubois, P.）の「説得（persuasion）」療法（Dubois, 1904）であり、彼の旧友で、シャルコー、レイモンに次ぐサルペトリエール神経病学講座の三代目教授デジュリヌ（Dejerine, J.）の「再教育（rééducation）」療法（Dejerine & Gaukler, 1911）である。

今日、デュボワの名前は森田療法の関連以外で言及されることはほとんどないが、一時は心理療法の主流を形成した。「説得」とは、暗示の反対概念であり、先にジェイムズが「発見」と記した閾下意識などを否定するものである。催眠や暗示が、「患者の裏階段から理解に入り」「非合理的な信念に働きかける」ものとするならば、論理的説得とは、神経衰弱症の「正面のドアをノックし」「明瞭な論理的判断力に訴える」治療である。それは他方、アメリカのミッチェル（Mitchell, S.W.）が考案した神経衰弱症への「休息療法」（Mitchell, 1878）の骨格を継承し、その休息、栄養、隔離、静電気を骨子とする治療論から、静電気、隔離……と順に身体的部分を削ぎ落とし、最終的には休息と精神的《モーラル》な影響だけに働きかけるような治療論に洗練された。そこでは、治療者の解釈や現実《リアリティ》を催眠下で一方的に押しつける直接暗示は厳しく排除され、友人のごとく語り、耳を傾ける、非権威的な治療関係が前提とされた。「あなたの苦しんでいる症状は、身体疾患ではなく神経衰弱症によるものであり、それは休息を中心とした治療で改善します」ということを簡潔に告げ、「気楽にやること」が勧められた。こうして当事者の理性＝モラルに訴えた率直な関与で、高い治療効果をあげた。デュボワの主著『精神神経症とその医学的治療』（Dubois, 1904）は、二〇世紀初頭から第一次大戦後までの期間、広く普及し、その英語版はアメリカで版を重ねている。デジュリヌはさらに、理詰めなだけでは限界があると、感情部分への関与を重視した。

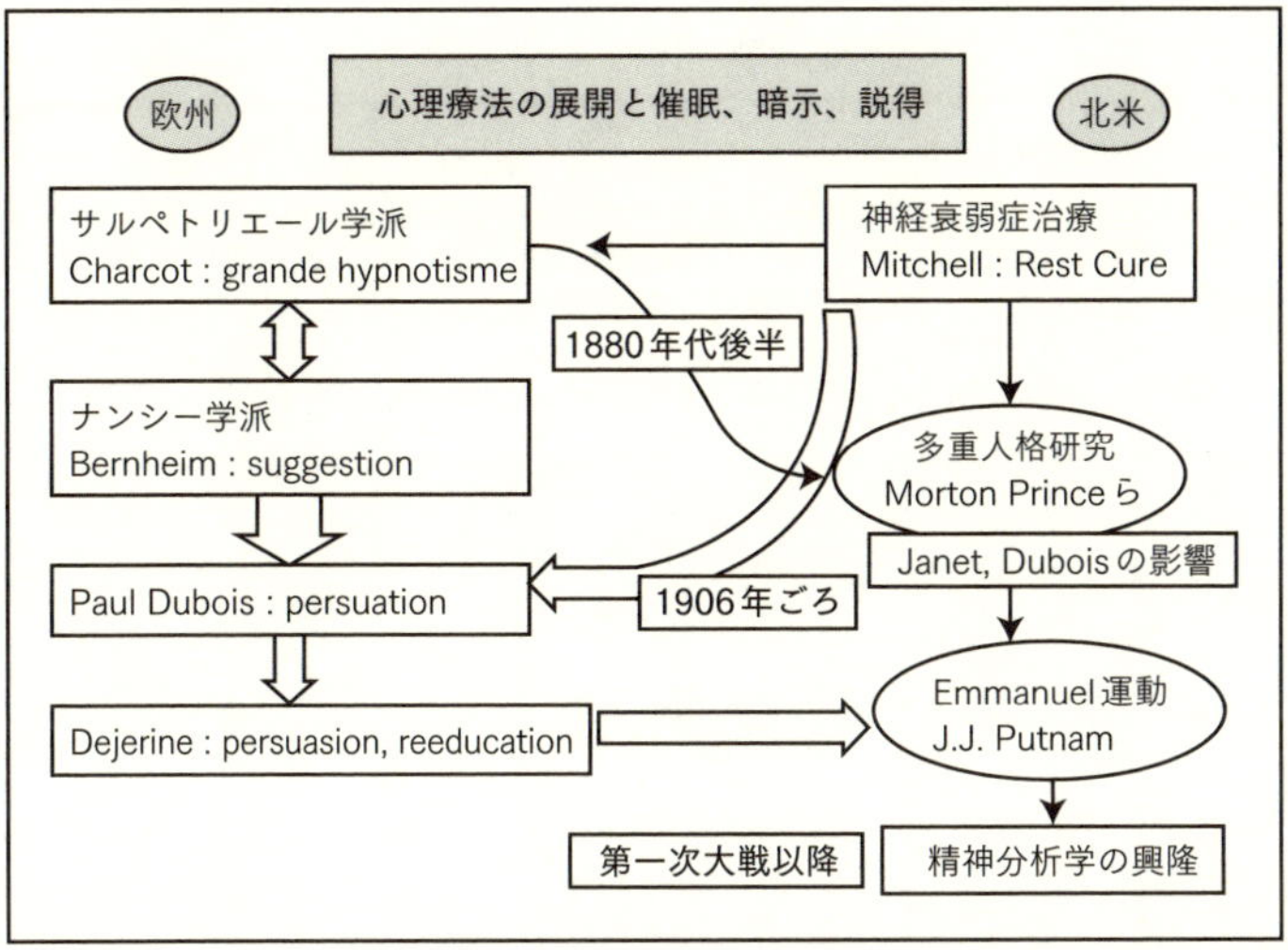

図

フランス文学者の吉田城（1993）が紹介するように、プルーストは一九〇五年前後に、自らの神経症を治療するために一時デュボワの療養所への入院を計画したことがあったが、それは当時としてはもっともオーソドックスな選択肢であったことが理解できるであろう。もちろんデュボワの著作へのデジュリヌの序文では、「心理療法が果たす重要な役割」が強調され、デジュリヌの著作のタイトルには「心理療法」の名が付けられている。

以上の流れを要約しておこう（図）。一八八〇年代後半、シャルコーの大ヒステリー＝大催眠理論が定式化され、普及したが、それに対しベルネームの『暗示とその治療的適用』（Bernheim, 1886）を直接の典拠として、ヒステリーが脱身体化＝心理学化され、催眠＝暗示理論が流行した。「心理療法」という語は、ナンシー学派をベースとする催眠治療から誕生し、ベルネームの暗示に移行したが、それ以降、デュボワやデジュリヌの、いわば催眠抜きの合理的説得＝教育を中心とするものにシフトして、患者－治療者間の、今日的な治療関係への意識が次第に芽生えていることがうかがえる。デュボワとデジェリヌの著作は、こうして、一八八〇年代後半から一九一〇年代にいたる心理療法の展開への重要な橋渡し役を担った。

四　アメリカにおける心理療法の展開と「ボストン・スクール」

一方この時期のアメリカでは、先に見たようなヨーロッパで流行する心理療法がすぐに翻訳され紹介された。第一次大戦後アメリカでは精神分析学の大きな流行を見、今日でも心理療法というと精神分析学の枠組みが暗黙の前提とされるほど、支配的な視点として普及している。しかし二〇世紀初頭、精神分析学の姿はまだおぼつかないものであった。

一九〇九年アメリカで『心理療法』というタイトルの三巻の雑誌が刊行され、「心理療法の諸方法」と題された論文が掲載されている（Hinkle, 1909）。そこには以下の四つの方法が紹介されている。限られた事例に行われる「催眠」、最も広く適用可能な方法で、患者はくつろいだ単調な考えに集中し、治療者が問題点とどうしたら症状が消えるのかを説明する「暗示」、症状とその原因が患者とともにふり返られ、良識や論理に訴えかけるもので、広く使用可能な「説得と心的再教育」、さいごに、自由連想を使って接近しにくいテーマを扱う「精神分析」である。フロイトの米国初登場となるクラーク大学講演が行われたこの年、精神分析はいまだ傍流に過ぎず、暗示や説得が心理療法の主流と考えられていたことがわかる。

二〇世紀初頭の、アメリカ力動精神医学の黎明期に大きな影響力を持ったのは、プリンス（Prince, M.）とパトナム（Putnam, J.J.）の二人であり、前者を中心とする「ボストン・スクール」であった（江口 2002a）。プリンスは多重人格ビーチャム嬢をめぐる研究（Prince, 1906/1994）でも知られるように、ジャネの催眠と多重人格理論を大幅に取り入れた治療論を提示し、この時期の異常心理学と精神病理研究の先鞭をつけた。プリンスの心理療法とは、下意識の記憶とその意味を探り、記憶が結びついた特定の文脈と切り離しながら他の無害な文脈につなぎ直すという、ジャネの枠組みに沿ったもので、「治療的暗示」と呼ばれ、もちろん催眠が多用された。一方パトナムは、一九〇九年のクラーク大学招聘講演時フロイトを、同伴のユングとフェレンツィとともに山荘に招き、これ以降精神分析にさらに傾倒し、のちにアメリカ精神分析協会の初代会長に就任する人物である。パトナムは、しかし、ニューイングランド特有のピューリタン的な宗教的基礎を捨てることがなく、フロイトから終始批判を浴びることになる。プリンスはタフツ大学、パトナムはハーヴァード大学の神経学講座の教授であった。

この時期、アメリカでの心理療法や力動精神医学の潮流は刻々と変化を遂げ、一九〇六年のジャネのハーヴァード大学におけるヒステリーをめぐる講演（Janet, 1906）や、この年プリンスによって創刊された雑誌「異常心理学雑誌（The Journal of Abnormal Psychology）」、さらには多重人格ビーチャム嬢をめぐる主著（Prince, 1906）、アメリカ精神病理学会の結成が続き、この年を頂点に、ジャネ＝プリンス的な視点がアメリカの心理療法の中心的なパラダイムを形成しつつあった。

アメリカでは以前から「マインド・キュア運動（Mind Cure Movement）」（James, 1925）と呼ばれる伝統があったが、一九〇四年頃から、パトナムらの医師と教会の牧師が協力して、神経衰弱や機能的神経障害に苦しむ市民に「宗教的信念と科学的知識との融合」を提供する公衆衛生的・心理療法運動である「エマニュエル運動」が立ち上げられた（概略はCaplan, 1998; Gifford, 1997 参照。）この運動で採用された治療論も、ジャネ＝プリンス的な枠組みの教育法であった。医師と聖職者が協力した実験的な試みには、結核の屋外療法を含め、「クラス・メソッド」と呼ばれる集団療法や、コミュニティ療法も開拓され、市民からの幅広い支持を得た。この運動が、専門性を唱える医師の反対と撤退によって短期で挫折した後、中心メンバーであったパトナムはその反動のように、「科学的な」枠組みを主張する精神分析運動に傾き、その導入の橋頭堡の役割を担うことになったと言われる（Caplan,

1998）。

フロイトとジョーンズとは、早期よりパトナムを中心に合衆国の精神分析運動を展開する計画を抱いており、そのため、心理学的治療は複数のパラダイムを許容する折衷的なものであってよいとするプリンスやジャネの、当時ボストンを中心に有力だった主張に批判を集中した。プリンスは、精神分析理論を唯一の科学的理論と主張する新興勢力と、さまざまな場所で論争せざるを得なかったのである。

その後、第一次大戦によってアメリカとヨーロッパとの知的交流が制限されたことや、さらには戦時神経症への精神分析的アプローチが重なって、戦後の好景気に沸くアメリカで精神分析が興隆し、その隆盛は一九八〇年のＤＳＭ－Ⅲの登場まで続くことになる。

一八八〇年代から第一次大戦後までの心理療法の歴史をたどると、四半世紀の比較的短い間に、ヒステリーや神経衰弱症や催眠や暗示や説得など、診断や治療や解釈をめぐる視点を大きくシフトさせながら変化してきたことがわかる。こうした流行と衰退を支配しているのは何か。理論に内在する科学性や治療効果なのか。それとも多様な外的要因なのか。この流れの中で自らの理論を形成した研究者は、誰しもこうした疑問を持ったはずである。

五　ジャネとその『心理学的治療』

ジャネが、全三巻計一、一〇〇ページを越える大著『心理学的治療（Les médications psychologiques）』（Janet, 1919）を上梓したのは、一九一九年であり、シャルコー、ベルネームから、デュボワを経て、フロイト精神分析の本格的登場までの、力動精神医学史の曲折を経験した後のことである。パリ講和会議が開かれヴェルサイユ条約が締結された年にあたる。

心理療法の総覧ともいえるこの著作で、ジャネは自らの理論と立場を鮮明にしている。それは、一八八〇年代にすでに姿を現していた、サルペトリエール、ナンシー学派のいずれでもない「第三の学派」で、ジャネはこれを「リシェ（Richet, Charles）学派」と名づけている［Janet, 1919, tome I: p.182］。この学派の視点を簡単に言えば、心理学や生理学や心霊研究を取り込み、感覚や記憶や人格の変容、夢、夢中遊行、暗示、下意識的行為などの現象に関わるもので、一言で言えば多様な「心理学的自動症」に関心を払う学派と考えたらよいだろうか。そこには、マイヤーズやガーニーやメービウス、ビネやフェレやフォレル、スタンリー・ホールらの名が挙げられている。

ジャネのこの著作は今日、「外傷的記憶」概念を詳述したものとして有名であるが、外傷的記憶は、「精神的清算（liquidation morale）」という、経済学的視点との関連で扱われ、外傷的記憶の想起よりも、忘却による非外傷化を薦める治療論であることは強調されてよいだろう。ジャネはさらに、説得や教育といった、当時流行の治療論にも批判を加えている。心理療法における教育と再教育という議論は、デュボワやデジュリヌの独創ではなく、セガン（Séguin, E.）にはじまりシャルコーの脱麻痺に至る多くの先達があると指摘している。

一八八〇年代後半に、ヒステリー患者の遠隔からの透視や催眠下の自動書記をはじめとする実験を重ね、学位論文『心理学的自動症』（Janet, 1889）を携えて登場したジャネは、シャルコーの大ヒステリー論を骨格に自論を形成したが、その後、九〇年代以降催眠に対する懐疑派からの批判の矢面に立たされた。さらにそののち、北米で自説のヒステリー論が大きく紹介され、その影響が頂点を迎える一九〇六年頃には、本国の長らく在職したサルペトリエール病院でデジュリヌからの批判を浴び、さらにさらにそののちは、北米の市場を狙う精神分析学派の戦略的な批判のターゲットに据えられるのである。

ジャネはこうした一連の逆風を契機に、心理学や精神医学の既製の枠組みをさらに打破るような、哲学や社会学や人類学と繋がる独創的な理論を形成したのではないか。それは、ヒステリー患者の催眠や解離を核にして、人間一般の人格や記憶の発達を見ていくという独特な視点である。その全体像が凝縮されたのが、記憶と行為と物語ることを結びつける「ふるまいの心理学（psychologie des conduites）」と呼ばれる理論であり、「存在とは人が信じるものであるが……、出来事とは語るものであり、出来事は語られるが存在するものではない」［Janet, 1928, pp.288-289］といった表現に収斂する視点である。記憶が、個人の感情状態に即して扱いやすい物語として加工されるという「現実化（réalisation）」や、その場その場の語りに現在という時間概念を結びつけ、整合的な物語として一連の記憶を整序する「現在化（présentification）」、さらには、先の〈存在ではなく〉出来事を創り出す物語機能としての「想話＝仮構機能（fonction fabulatrice）」といった斬新な視点を追うと、今日のナラティヴの流行を半世紀以上前に確実にとらえ、しかも治療関係の内部のみに矮小化しない、ポストモダニスト・ジャネの面目躍如たる部分が見える。ジャネ自身こう述べている。「医者は科学に関しては少なくとも五〇年は遅れている。……五〇年遅れて考えを発見する」［Janet, 1929 邦訳 p.33］。この予言どおり、ジャネの業績は半世紀を経てやっと、少しずつその姿を現しつつあるといえよう。

このような視点から、改めてジャネは、盛衰著しい心理学的治療の諸潮流をこの時期すべて列挙しながら、再検討しようとした。その視点の一部は、一九二三年に刊行された縮刷版の『心理学的医学』（Janet, 1923）でも見ることができる。ジャネは、いわばオペレーション・システム（OS）である心理療法の基礎〈modus operandi〉についてさまざまに語ろうとしたが、その具体的な治療技法や臨床については多様性を認め、単一の視点に収斂する言説を強調しなかった。その中であえて心理療法的な精髄を抽出するならば、エランベルジェが論じた「ジャネの心理療法」（Ellenberger, 1950）のように、心的エネルギーの収支と節約という経済学的な比喩に連なるものになる。しかし、ジャネの本領はあくまでそれらの基礎にある人間観であり、治療理論は理論的展開のごく一部に過ぎないことは強調しておかなければならない。

こうして見る時、ジャネは、精神疾患や治療をめぐる「ニッチ」について明確に意識していたことがわかるだろう。古代の治療的寺院や、奇跡の泉、クリスチャン・サイエンスや催眠療法によってそれぞれに治療や癒しがなされることを挙げながら、彼は以下のように記した。「これらの療法がすべて奇妙な経過を辿ったこともまた容易に認められる。いっときに登場し、あたかも唯一の全能で有効な治療のごとくあらわれ、疫病のように世に蔓延し、そして物笑いの種となって忘れ去られてしまう。これが動物磁気、催眠術、金属療法、その他の治療法の運命であったし、精神分析の運命であるかもしれない」[Janet, 1923 邦訳 p.83]。これは決して、二〇年代隆盛の緒についた、「唯一の全能で有効な治療」を主張してやまない精神分析運動への揶揄だけではないのである。

六 『無意識の発見』と心理療法の文化依存性

心理療法の総体を検証しようとしたジャネの『心理学的治療』から、約五〇年を経た一九七〇年に、力動精神医学史をさらに俯瞰するエランベルジェの『無意識の発見』(Ellenberger, 1970) が刊行された。本書は、ジャネを含むすでに忘却の淵に沈む治療者や研究者、さらには無名の患者に光を当てながら、治療者側の「創造の病い」とそれに沿って形成される理論や運動という視点までも取り入れて、力動精神医学史を塗り替える画期的な著作となった。

著者のエランベルジェは、あるインタビューでこの著作の意図を問われた際に、社会経済的・文化的背景との関連で心理療法が変化した歴史を書こうとしたと述べている (Mousseau, 1973)。加えて、力動精神医学の歴史は社会階級と密接に関連しており、たとえば、精神分析医を持つことは有閑階級の財力誇示の一形式であるとまで言っている。こうしてエランベルジェは、力動精神医学を、社会史や文化史という文脈から浮かび上がらせようとする。その視点は何よりも批判的で、ある時代の心理療法を形作る「ニッチ」の存在を見据えたものであった。『無意識の発見』の終末部では、次のように記されている。「精神分析による分析を受けた者は「フロイト派的」

な夢を見，自分のエディプス複合を意識するようになるだろう。ユング派の分析を受けた者は元型的な夢を見て自分のアニマ像と対面するだろう。ゆくりなくもタルドの格言が思い出される。――『天才とはみずからの子孫を生む能力である』」［Ellenberger, 1970 邦訳 ㊦ p.560］。これは，治療者側の理論的枠組が患者の経験や語りをかたどり，再生産する機能を記述した部分であるが，批判的に言い換えれば，悪魔憑きから動物磁気を経て転移に至る，宗教的迷信から「科学的」言説へ脱神話化されたとする経過に，じつはその逆の，治療者の独特な理論に引寄せる，暗示的で模倣的作用があることを述べたものであろう。

エランベルジェは，力動精神医学史と並んで文化精神医学を重視したが，歴史と文化はともに，日常的な治療行為を相対化し，既知の障害や疾患を多元性や多声性という文脈に据え直す。心理療法の歴史をまとめたジャクソン（Jackson, 1999）も，多様な流派の共通点を，話すこと，聴くこと，治療者と患う者の関係形成の三要素であると指摘しながら，心理療法的実践が文化依存的性質を持つことを述べている。多くの心理療法家が文化に限りなく接近するのは，中井久夫の『治療文化論』（1990/2001）にその典型例を見出すことができるように，心理療法の根底にあるこうした文化依存性や，その理論を成立させる社会的・歴史的「ニッチ」へのアンテナ感覚ゆえである。

パリで，おもにアフリカからの移民を対象に「エスノ精神分析（ethnopsychanalyse）」を展開するトビー・ナタン（Nathan, T.）は，たえず心理療法の根拠を問い続けている理論家＝治療者である（Nathan, 1998）。ナタンは，狭義の心的装置や「心の理論」を放棄し，治療の中心に，出自社会の説明に結びつく（憑依，呪術，タブー侵犯，通過儀礼といった）「伝統的病因論」と，母語を話す複数の治療者とを据え，個人や家族や状況を変化させる広義の治療的影響力を考察するように促す。伝統的病因論を取り込んだ治療とは，具体的で物質的根拠をもち，患者を治療者の理論の奴隷にしない，「自己治癒」に至る治療装置を構想するものである。

伝統社会の治療儀礼をはじめ，文化精神医学が提示する治療過程で顕著なのは，患者と治療者が，治療儀礼的枠組みに双方から流れ込むようにして治療的関係を形成する部分であろう。個人の問題がより大きな伝統的図式の中で再解釈され、共同性の中に外在化される経験になる。「ニッチ」に治療者と患者とが入り込むことで、先の治療過程が作動し、人間の行為、さらには共同体自体の変容が生じるのである。

さいごに――無意識の神話産生機能にふれて

『無意識の発見』の中で、エランベルジェは、「無意識の神話産生（mythopoetic）機能」についてくり返し述べている。神話産生機能とは、マイヤーズの用語と言われ、「幻想《ファンタジー》をつむぎ出す無意識の傾性」[Ellenberger, 1970 邦訳㊤ p.362] と言い換えられている。神話や物語や筋《プロット》という意味を含むミュートス（mythos）と、詩作に通じる産出や制作の含意があるポイエーシス（poiēsis）が結びついたもので、この両者がアリストテレスの『詩学』の中心概念であり、ミメーシス（mimēsis）つまり模倣や再現（representation）に直接繋がるものであることに注意を払いたい。

エランベルジェは、神話産生機能の好例を、マイヤーズとフルールノア（Flournoy, T.）の方法に求めているが、それは何も彼らが没頭した、心霊研究による死後の世界の人との対話（Myers, 1903）や、霊媒が語るインドや火星の描写（Flournoy, 1901/1994）を重視しろというのではあるまい。そうした人間の想像力の帯域を拡張させる創造的な部分に無意識が関与していることを強調したかったのであろう。無意識は人間の創造性や可能性そのものの根底を形成するものなのである。一九七四年に書かれた、『無意識の発見』の日本語版への序では、さらにこの機能が強調され、心理療法はこれをもとに再検討され、多様性と科学的単一理論というジレンマを乗り超える鍵がここに隠されている旨が述べられている [㊤ p.xiv]。それは言い換えれば、ジャネが「リシェ学派」の共通点として挙げた「心理学的自動症」的部分と言えるだろう。

エランベルジェは、別の論文で、精神分析批判の中心にこの神話産生機能という概念を持ちだして、単刀直入に、「フロイトの誤りは無意識の神話産生作用の持つ力を過小評価したところにあると私は思う」［Ellenberger, 1966 邦訳 p.140］と記している。特定の理論によって従来の多様な議論や視点が脱神話化されたとする議論には、大いに警戒しなければいけないと言うのである。強い理論、つまり「唯一の全能で有効な治療」を保証するような科学的理論もまた、その理論自身の持つ「自己神話化が集団的無意識的神話化に行き着いて」しまう事実を自覚すべきだと書かれている。これは、特定の時代の形作る治療論の「ニッチ」というもの、それらを構成している文化的要素を、批判的に、「神話産生機能」として警戒しながら見つめ直すことにわれわれを誘う。

フロイトは、一九一八年、オーストリア＝ハンガリー帝国が崩壊する寸前のブダペストで開かれた精神分析学会で、「精神分析療法の道」（Freud, 1955）を読み上げている。これは翌年（ジャネの『心理学的治療』刊行と同年）に学会誌に掲載された。フェレンツィの述べる治療者の「能動性」に批判的コメントを加えた後で、フロイトは、国家的な規模で市民すべてに精神分析を施行する義務が生じる将来の国家像を描いている。「分析療法を大衆に適用するときには、分析という純金に、直接暗示という銅を合金するような技法の修正や工夫を行わざるを得なくなるであろう。そしてそのような場合には、催眠術的な作用も戦争神経症の処置の場合のように、ふたたび取り上げられることだろう」［Freud, 1955 邦訳 p.135］と。近代心理療法の歴史をたどり直す時、われわれはたえずこの純金と銅の差異の検討に逢着する。

一九八九年、フランス革命二百年を記念して開催された、催眠をめぐるコロックに顕著なように、ベルネームやデルベフの治療論を再評価して、心理療法とは畢竟彼らの切り出した催眠＝暗示＝模倣パラダイムを越えるものではないとする視点が現れている（Bougnoux, 1991）。これは、ミルトン・エリクソン（Erickson, M.H.）の催眠的相互交流の再評価とも連動している。こうした流れは、何も一九世紀的な催眠を復活させようとするものではない。そこには敢えて言えば、近代心理療法の淵源を問おうとする視線が含まれている。

これからの心理療法が可能ならば、それは、治療的影響や効果の検討と同時に、いやそれ以上に、自らの理論の根拠と、その文化・経済的、社会・政治的コンテクストを検討し、自己神話化や集団的神話化を再検討するところからはじめられるものになるだろう。それはわれわれがたどった一九世紀末からの四半世紀の、近代心理療法が誕生し、成長する、曲折に満ちた過程をもう一度見つめ直す作業に、たえずわれわれを引き戻すのである。

[初出] 村瀬嘉代子、青木省三(編)『すべてをこころの糧に――心理援助者のあり方とクライエントの現実生活』所収、金剛出版、pp.189-215, 2004.

冥婚考　臨床になぜ「文化」という視点が必要なのか

文化精神医学再考

はじめに

平成二九年（二〇一七年）三月に「医学教育モデル・コア・カリキュラム」二八年改訂版（文部科学省高等教育局医学教育課 2017）が文部科学省から提出され、そのB－4項に、医療人類学や医療社会学などの社会科学的な視点や方法を取り入れる必要性が明記された。それは基礎医学教育の国際基準化といういわば外圧による部分も大きいが、病いの文化・社会的文脈と患者や家族の多様なニーズに沿うような「医師に求められる社会性」が必要であることを改めて強調するものとなった。

筆者はこれまで、文化精神医学や医療人類学を精神科臨床の基礎に据える視点や方法を模索してきたが、こうした方法は、先端化、細分化する生物医学（biomedicine）に、社会科学、人間科学的な何か目新しい風味（理論的な視点）を添えるというレベルではなく、臨床の核心的方法として、つまり治療者のメチエ、一種の身体技法として骨肉化されるべきものと考えている。これまで何回か同様なテーマを論じてきたが、今回は前半でそれらを簡単にたどりながら、後半では筆者が近年関心を寄せている民俗学的な文脈、中でも東アジアや日本特有の死生観や他界観に直接つながると思われる「冥婚《めいこん》」という現象に焦点を当てた議論をすることで、臨床になぜ「文化」という視点が必要なのかというテーマにつなげていきたいと思う。

一　山村憑依研究の出発点

筆者のこの領域への出発点は、滋賀県の一山村における狐憑きとされた青年と叔母の事例（江口 1987）であった。紙幅の都合で詳細を記すことはできないが、これら事例は、もちろん入院を含む治療過程で薬物療法も奏効したものの、大枠で見るとその症状も治癒も、彼らの生まれ育った山村の文化的・宗教的背景、さらには南北朝時代以前に遡る歴史的系譜をもちながら、一九五〇年代にこの村が直面した——憑依という身体表現を通したある宗教教団の生成と変容を含む——近代化という側面の理解抜きには成立しないことが明らかになった。筆者は一種のフィールドワーカーとしてこの村に聴き取りに入ることになったが、彼らの症状やそれに関与した周囲の人々も、一皮むくと共通の「憑依複合」という民俗学的古層とでも名付けられるもののうえに描かれたストーリーをたどることに次第に気がついていった。

こうした事態を、狭義の精神疾患とその治療という文脈から離れて、集団的な出来事として見直す時、その基礎になったのがクラインマン（Kleinman, 1980）の医療人類学的解釈であり、柳田国男の民俗学的理解であり、中井久夫の治療文化論という発想だった。クラインマンの定式化した「疾患（disease）と病い（illness）の二分法」や関与者各自のもつ「説明モデル（explanatory model: EM）」という切り口を頭に入れながら聴き取りを重ね、この村で語られる出来事の重層性に直面することになる一方で、柳田がその初期に、とくに『山の人生』（1926/2007）で示した、文字通り狐憑き事例への理解、つまりそうした患者が出現する文脈では周囲の人も大いに症状発現に関与していて、「もしこれを精神病の一つとするならば、患者は決して病人一人ではない」[p.151]という相互行為的な現象としてみる視点に大いに助けられることになった。中井（1983/2001）からの「治療文化論」をめぐる大きな刺激についてはいくつかの論文（江口 2013b）で記したのでここでは省略することにする。

二　医療人類学・文化精神医学の系譜

その後筆者は、ロック（Lock, 1993）やヤング（Young, 1995）やカーマイヤー（Kirmayer, 2002）、さらにはバイロン・グッド（Good, 1994）ら、一九七〇年代に北米で開花した医療人類学による議論や翻訳に促され、生物医学の中に文化的布置を読みこんでいく「ローカル・バイオロジー」（Lock, 1993）という概念や、固定化して変化しようもない慢性疾患においても、それらを語り直す過程で、レジリエントな、あるいは耐えうる事態へと変容しうるという「現実の仮定法化」、あるいは「病いは物語である」（Good, 1994）という視点を得ることになった。

とくにアイセンバーグ（Eisenberg, 1977）やクラインマンやグッドら（当時ハーヴァード医科大学社会医学科グループ）の開拓した医療人類学は、なかでも精神科医であり人類学者であるクラインマンが台湾をフィールドとした研究が起点となり、その後の医学教育に大きなインパクトを与えるものになった。クラインマンはその著書『臨床人類学』（Kleinman, 1980）の結論部分で、長年不安や身体症状に苦しむ台北に住む男性（陳さん）を代表的症例としながら詳細に描いて考察を進める。陳さんが台湾のさまざまな医療機関を渡り歩いた末に、現地のシャーマン的治療者（童乩《タンキー》とよばれる）の廟に通い、安心感を得る過程が分析されている。そして、童乩は文化的な規範に準じた治療を行う限りほとんどの患者に癒しをもたらすが、一方で現代的医療ケアの専門家は、間違いなくこうしたケースの治療に失敗するという「驚くべき結論」を記すのである。

患者の病いや苦悩の全体を受け止め対処することができない、いわば部分的関与のゆえに、医療の質を大きく損なってしまう現代医療を何とか使えるものにしなくてはいけない。それには、患者や家族の病いの語りを中心に、その経験や世界に入っていきながら理解し、治療しうるものに変容させる必要がある。このような発想から、先の「疾患と病いの二分法」や「説明モデル」という、今日よく知られる、きわめてシンプルな定式化が行われ、医学教育や臨床へ導入されたのである。ナラティヴへの着目もここから始まる（Kleinman, 1988）。

さらにこれにとどまらず、精神医学の文化批評（Kirmayer, 2002）など、社会的・政治的な文脈へと視点は広がっていくが、医療人類学やそれと併行して展開した文化精神医学は、生物医学と人間科学といういわば二つの異質な視点＝方法を交錯させることで、患う者の理解や治療、つまり臨床の質を保つための不可欠のツールとなったのである。

三　民俗学的古層——お七夜を例に

以下の論考では、大文字の文化的議論ではなく、私たちの日常感覚と理論的な枠組との間の差異に焦点を当てたい。難しいのは、私たち自身の日常的で、慣習的ふるまいに関する理解が、近年急速に消褪しつつあるという点である。たとえば出産儀礼を例にとる。子どもが生まれ七日目にはいわゆるお七夜の行事があり、今日では多くの場合もう少し生育した時点で氏神に初宮参りにいくことになる。初歩きや初宮参りの際に、東北地方や沖縄では鍋墨で、関西では赤子の額に丸い朱印や大や犬の文字が書かれることが多い。なぜこのようなことをするのか、その呼称も理由もわからないまま通過儀礼がいわば自動的に行われている。

民俗写真家萩原秀三郎の『よみがえり』（1977）を見ると、お七夜を迎えた奄美大島の赤子の写真が大写しになり、額には鍋墨で黒丸が描かれ、赤子を抱く老女のものと思われる手には小さな蟹《かに》が握られている。これは、誕生し七日までリスクに富んだ産神《うぶがみ》の領域にいた者に、名前を与え、橋や竈《かまど》や厠《かわや》といった危険な場所の神を詣り、さらには脱皮（再生）する性質を持つ蟹を額に這わすことで世の中を元気にうまく渡っていくようにという伝統儀礼である。まじないとも祈りともとれるような文言とともに社会的デビューといってもいい行事が行われることが詳細に記されている。額に記された印も、『日本民俗辞典』（大塚民族学会 1972）によれば「あやつこ」という正式な名称をもつことがわかる。さらに斜めに交差する×印の「あや」のルーツをさらにたどると、「文〔あや〕」という漢字の原義に行き着く。『常用字解』（白川 2003）によれば、「文」という字は文身（入れ墨）の形をなす象形文字で、正面に向いて立つ人の胸部に、心や×やvなどの形の入れ墨を書き加えたものだという。「おそらく死者の胸に呪飾（まじないの飾り）として朱色などで一時的に描いたもので、死者の霊が死体から脱出するのを防いで死者の復活を願い、また外からの邪霊が憑りつくことを防ぐ意味のものであろう」[p.564]と説明されている。そもそも「産」の文字そのものが、文と厂と生という三つの部分から構成され、生誕時の儀礼そのものを示す文字だということになる。この例でも明らかなように、私たちが慣習的に行っている行為も、掘り進んでいくと、いわば民俗学的古層と呼びうる部分に至り、機会があればこうした部分が露呈してくるものと考えられる。

四　冥婚と背景の死生観・他界観

さて筆者は、こうした民俗学的関心の延長で「冥婚《めいこん》」と呼ばれる現象に関心を抱いている（概略は松崎（1993）、櫻井（2010）参照。）冥婚とは、死霊結婚、英語ではghost marriageと訳されるもので、未婚で、とくに事故死や早死や災害死によって亡くなった人に、あの世で婚礼を挙げさせ幸せな生活を送ってもらうという儀礼である。日本では東北地方や南西諸島で見られ、とくに前者では、独身の男性が若くして亡くなった際に、家族や同僚が、花嫁人形や夫婦人形、夫婦や家族の像を描いた絵馬を寺社に奉納することが行われることがある。代表的なものとしては、津軽の川倉賽《さい》の河原地蔵尊で見られる夫婦人形や、山形の黒鳥観音や若松寺で奉納されているムカサリ絵馬があり、下北の恐山や優婆《うば》寺《じ》などでも形式は異なるが同様な花嫁人形を見ることができる。遠野周辺で見られる供養絵額も同様なものであろう（佐藤 2018；遠野市立博物館 2001）。

冥婚に関心を抱いたのにはいくつかの要因がある。地蔵菩薩縁起などとも結びついてそうした習慣が残存しているにとどまらず、各地域では、この世とあの世を繋ぐイタコやオナカマや広くカミサマなどと呼ばれる巫者《ふしゃ》がその周辺に存在している点がまず挙げられる。巫者は多くの場合憑依状態に至り、相談者の望みに応じて亡き人を降ろして語ることが行われる。それともうひとつは、本論文の主旨とも重なるが、こうして一旦は亡くなった人たちが、霊としてどこか現実世界の周縁部に漂っており、そうした死者を長い間かけてさまざまな形で悼み、弔っていくという発想に、著者が深い共感を覚えるからである。

その契機となったのが以下の経験だった。恐山に限らず上記で挙げた冥婚の流布している霊場では、亡くなった人の所有していた大切なものが寺や堂に持ち込まれ、一定期間保管された後にお焚き上げされたり、あるいはそのままの形で保存されたりしている。和服や学生服などの衣服、帽子、ステッキ、ズック靴、ランドセル、サッカーボール等々その種類や数はおびただしく、たとえば恐山の地蔵堂には、亡き人の遺品が溢れるほど大量に運び込まれる。大切な人、あるいは幼い子を亡くした者が、その身の回りのものを機械的に処分できずにおり、思い余ってこの辺境の霊場まで持ち込むことになる。その亡くなった人がこの世にはいないことはもちろん理解できるが、生前愛着をもった品々は、お焚き上げをしてもらい、可能なら彼岸へ渡る際に身につけていってもらいたい。おそらく残された者はそのように感じ、行動するのだろう。通常の葬儀における、死者の、白装束や旅銭や草履や脚絆の着用もこうしたものと地続きの発想なのである。私たちはこのような現象をどう考えたらよいのか。

柳田国男は「涕泣史談」（昭和一五年の講演、柳田 1979）の最後に、江戸時代の旅行家菅江真澄が記した津軽で遭遇した盆の魂祭《たままつり》の光景を記した一節を引用している。それは天明五年（一七八五年）の東北大飢饉（弘前や津軽で人口の三、四割が死去したと言われる）の後の年のことだが、夕刻に人々は三厩《みんまや》の海岸に出て、灯をとり鈴をふり、金鼓を打ち鳴らし、南無阿弥陀仏を唱えながら、日が暮れても亡き魂を喚んだとある。亡き人の名を「最も声高く哭《こく》し且つ叫ぶ機会だった」のである。柳田はこの後を以下のように続けている。「是から遠くない外南部の恐山でも、七月二四日の地蔵会の晩に、幼い児を失い、盛りの男に死に別れた人々が登ってきて、今でも夜一夜、泣いては踊り、踊りを止めては賽の川原の岸に出て泣いているのである。日本海側の田舎では奥羽から山陰地方まで、盆や彼岸の後先には火を焚いて……（中略）……、高いかなしい声で喚んでいる。それをコナカリなどと称して、主として小児の役のようになっているが、とにかく生きた人ばかりか、死んだ眼に見えぬ人の霊にまで、やはり心のかなしみの声を、聴かせる必要を昔の人は認めていたのである」［p.268］と。

五　東日本大震災とその後の幽霊譚

ここで冒頭の問い、臨床になぜ「文化」という視点が必要なのか？に戻っていく。二〇一一年の東日本大震災は、津波とそれに引き続く原発のメルトダウンとともに、文字通り未曽有の大災害となった。その後に現地での数々の報告や体験談の聴き取り（たとえば畑中 2012; 石戸 2017; 金菱 2016b; 奥野 2017; パリー（Parry）2018）が刊行されているが、そこで決まって言及されるのが、被災地における幽霊譚や亡くなった人の現れる夢の話であろう。タクシー運転手が女性を乗せてある場所まで行ったが、言われた目的地でふり返ると乗客はいなかった。あるいは震災後遺体が見つからない親族が夢枕に立って自分を探してくれと話した、といった体験談である。それらは恐怖心をあおる物語ではなく、亡くなった人の霊魂がその地に漂っていて、そうした体験をすることで悲しみにも似た複雑な心境になったといった内容がほとんどである。

もちろんこうした背景には、大切な人を津波で突如失ってしまった衝撃や、その遺体を発見できないというやり場のない焦慮、見慣れた村や町の光景の徹底的な損壊という背景もあるのだろう。あるいは逆に、現代日本で通常直接目に触れることのないおびただしい数の死体を目撃するという許容閾を遥かに超えた体験も重なっている。かつては路辺《ろへん》で垂れた人や馬を目撃した時、どのようにふるまったらよいかという暗黙のルールがあった。折口（1966）によれば、聖徳太子片岡山伝説では、服をぬいで出会った飢人（行路死者）の死体に掛けたことになっていて、それが各地の「袖もぎ神」に連なり、のちにぬさ（幣）や米を授ける風習に変化したとされている。

しかし、亡くなった人が時々懐かしい場所に姿を現しながら存在し続けるという語りや、それをありうると感じながら聴いたり、読んだりするという経験の背後には、日本的と一般化するのははばかられるが、民俗学的古層につながる共通の死生観や霊魂観が顔をのぞかせているのではないか。東日本大震災以降、「臨床宗教師」の活動が注目され、「霊性」（金菱 2016a）が強調されるようになり、さらに、岩手県大槌町にあり、電話線ではなく風に乗せて不在の人々に言葉を伝える「風の電話」や、陸前高田市に設けられた亡き人に手紙を投函する「漂流ポスト」も話題になったが、これらも類似の役割を果たすものなのであろう。

六　遠野物語「福二」の物語

先のさまざまな震災体験の報告でもくり返し取り上げられ有名になったものに、『遠野物語』（柳田 1910/2007）第九九話に記された、明治期の大震災（一八九六年「明治三陸地震津波」）のエピソードがある。主人公の「福二」

とは、本書の語り手でもある佐々木喜善の大叔父（祖母の弟）に当たり、遠野から海岸の船越村に入婿になった実在の人物である。その地で明治二九年津波（海嘯）に襲われている。なおその際、船越村全一三八戸のうち一二九戸が流出。生存者三二五名、死者四八三名を数えたと『注釈遠野物語』（後藤 1997）には記されている。福二は、これによって妻と三人の子を失い、そしてその後生き残った二人の子としばらく屋敷跡に小屋を作って暮らしていた。報告の中には柳田の全文を引用しているものもあるが、第九九話の概要は以下である。

地震のあとの、夏のはじめ（新盆）の月夜の晩に、福二が浜辺のやや遠くにある便所に起きるとそこを歩く男女の姿が見える。女は亡くなった妻である。あとをつけて洞のあたりで声をかけると、妻はふり返って微笑んでくる。同時に同じ村で亡くなった（かつて妻が思いを寄せていたと言われる）男性と、今は夫婦になっていると聞かされる。（福二が）子どもはかわいくはないのかと問うと、妻は悲しげに涙を流すのであった。死者がものを言うのかと悲しみ、情けなくなり、自分の足もとを見ている間に二人は足早にその場を立ち去り見えなくなってしまった。追いかけてみたが、ふと死んだ者であったと気づき、夜明けまで道中に立って考え、朝になって帰った。この話の最後は、（福二は）「この後久しく煩《わずら》いたりといえり」［柳田 2007, pp.64-65］で結ばれている。

ここに記されているのは、東日本大震災のあと頻回に報告されたものの原型となるような幽霊譚である。それに加えて先に記した冥婚という文脈も読み取ることができる。こうした事例を、欧米のキリスト教文化圏と比較して考えるとはっきりするかもしれない。かの文化圏では、死者はあくまでこの世にはいない彼岸の人である。そして死者はよほどのことがない限り（教義的には）復活する存在なのだ。一方日本においては、死者の霊はしばらく残された者とともにこの世とあの世の間を漂うことになる。宗教学でいう殯《もがり》や荒城である。今日の葬送における通夜もこの名残だと言われている。日本では、初七日、四九日、百カ日にはじまり、その後三三回忌まで細かい年忌法要が定められており、亡くなった者はゆっくりと祖霊に融合してゆく［萩原 1977 解説部参照］。こうして、供養さえすれば死者は恐怖の対象ではなく、年に二回は残された家族がその魂を迎え入れ歓待する行事が各地でとり行われるのである。

おわりに

私たちが喪の過程やグリーフケアを考える時、通常心理学や精神医学の枠組みを用いて理解する。多くの場合は精神分析の定式化した悲嘆や別離、あるいは死の受容の段階論が持ち出される。しかしこうした視点からは、精霊を定期的に迎え入れるといった行事や、死後一連の回忌をへて三三年以降ホトケからカミ（祖霊）になるという死生観は思い浮かばないだろう。さらに言えば両墓制や洗骨、日本特有の現象に帰せられる死者の骨へのこだわりといったものは一種の病理現象と見なされかねない。

しかし一方、死者がリアルな存在として日常性の中に滲み出し、立ち上がってくる場合がある。死別や服喪や哀悼という普遍的な現象を扱うようでありながら、私たちは理論と心情との間の微妙な差異を感じることになる。震災後被災地の人が語る幽霊譚は、異常で病理的なものなのだろうか。未曽有の災害によって、おびただしい数の死体を目撃し、大切な家族を失い、そうした霊がさまざまな折に出現することを不思議なことではないと考えるとしたら、その古層には、通常は忘却されているが、しかしある程度掘り進むと突き当たる、共通の死生観や他界観が横たわっているに違いない。そしてこれは、死者への弔いや悼みを形成する、きわめて文化的なものなのである。

精神医学、とくに文化精神医学や社会精神医学は、普遍的に見える現象の中にローカルな文化を再発見し、それらを病理化するのではなく、個別的で多様な解釈が可能なものへと拡張していかなければならないだろう。これはきわめて重要な臨床的視点をもたらしてくれる。そうでないと、山村の憑依や被災後の幽霊譚を、グローバルな規格に合わない非科学的思考として視野外に押し出してしまうことになるのではないか。先端化する生物医学だけではなく、もう一つまったく別の、文化を視野に入れた社会科学・人間科学的理解や解釈の枠組みが私たちの日々の臨床に必要なのは、こうした理由によるのである。

[初出]「日本社会精神医学雑誌」27 (4) : 316-322, 2018. ここでは論文のメインタイトルに「冥婚考」を付け加えた。

文化を掘り下げる
土居健郎の著作を再読する

はじめに

二〇〇五年に開催された日本精神神経学会総会において、「メンターに聴く――土居ワールドを味わう」（土居 2006）という企画があった。私（筆者）が、土居健郎先生（1920-2009）（以下敬称略）に約一時間のインタビューをするという内容である。この「ランチョン・ダイアローグ」と題されたものを、時々読み直すことがあるが、土居らしさが随所に溢れ出たとてもよい話が聴けたと思っている。その後活字になった対談にはすべてが再現されている訳ではない。冒頭私が、土居の信仰の師の名に言及したことも影響したのか、話の途中、自分と同世代の学友が戦争でたくさん命を落としたと語り、土居は声を詰まらせることがあった。

この論文では、土居の文化精神医学者としての側面に焦点を当て、「甘え」理論や日常語臨床、さらには、日本語使用をもとにした「オリジナル」な研究を主張した背景を明らかにできたらと思う。土居の議論には異文化（文化受容）の接点で、学び、生活する者すべてに問いかけるものがあると考える。また論文後半では、西洋の精神療法もまた東洋からの影響を少なからず受けてきたこと、さらにはオリジナルな方法論にこだわった柳田国男の民俗学にも触れたい。文化を架橋することと文化を掘り下げることがどの時点で交錯していくのかを、見ることができたらと思う。

一　土居の思想形成とその時代背景

先の学会企画の数年前、私は『土居健郎選集』のある巻の解説（江口 2000a）を書く仕事を引き受けた際に、その著作を再読しながら、もう一度土居その人を理解したいと考えた。というのも、土居の書いたものをつなぎ合わせていくと、『「甘え」の構造』（土居 1971）に代表される（言葉は適切ではないかもしれないが）押しも押されもしない保守主義の論客という一般の（そして私自身当初抱いていた）イメージとはまったく異なる、若き日の土居の姿が立ち現れてきたからである。なかでも土居にしては珍しい、自らの信仰の問題について率直に述べた「キリスト教と私」（土居 1990）という一文に私は釘付けとなった。細部は直接原文に当たっていただくのが一番だが、以下に私の要約を記す。

土居は、一九二〇年東京に生まれる。敬虔なクリスチャンであった母親の影響を強く受け、幼い頃から教会に通い、温和な父親と前後して本人も、一九三四年（昭和九年）中学三年のクリスマスに洗礼を受け、その後日曜学校の先生も積極的に引き受ける生活を送っている。このように記すと平和に聞こえるが、しかし時代背景を重ねる時その印象は一変する。一九三二年に五・一五事件、三六年に二・二六事件、三七年には日中戦争が勃発している（それぞれ土居が一二歳、一五歳、一七歳の時のことである。）二・二六事件の頃（つまり一五歳の頃）、土居の住む麻布一帯は半年ほど戒厳令が敷かれていたことになる。この頃は急速に皇国思想が隆盛し、すべてが雪崩を打つように戦時体制に向かって進んでいく時代であった。十代の多感な少年であった土居は、かつて内村鑑三が日露戦争の最中に公然と非戦論を唱えたことを知り、自分の通うメソジスト教会が来るべき戦争に抗議もせず、逆に聖戦として容認しているように思え、疑問を持ちはじめたという。一九三八年（昭和一三年）思い余って牧師館に赴き、このような現状では礼拝に出席できないと抗議をすると、牧師は土居を説得することも引き留めることもなく、逆に日曜学校の教師も辞めるようにと一方的に告げるのみであった。

二　その後の苦闘と野営地での思索

こうして親しんだ教会から跳び出すことになった土居は、一九三九年（昭和一四年）一月、内村鑑三の唱えた無教会主義の魅力から、その系譜を引く当時の矢内原忠雄の主宰する集会や土曜学校に通うようになる。（なお余談だが、私が敬愛する医師の中に、当時この集団に加わり、以降戦時中も戦後になってからも、信仰の灯を絶やさず、生涯にわたってその臨床や研究姿勢の中にそうした信念を骨肉化させていった人たちが多くいることを記しておく。）この年は、土居が東京大学の医学部に入学した年でもあった。さまざまな信仰上の疑問を抱いた土居がそれを直接投げかけようとすると、最終的に矢内原への無批判な忠誠と、一緒に死んでもいいという誠実さがなければ入会できないと言われたという。当時は、矢内原は大学教授職から事実上追放され（「矢内原忠雄事件」）、出版物はすぐ発禁になる状況下で、こうした覚悟のもとで凝集せざるをえないのも理解できないではないが、土居はそこにいわば個人中心のカリスマ化を嗅ぎ取ってしまい、一九四〇年（昭和一五年）クリスマスの祝会の後、長い手紙を書いて矢内原のもとからも去ることを決意するのである。土居二〇歳の冬のことだ。「このようにして、私はメソヂスト教会を出たあと入会した無教会の集会からも跳び出し、それこそ一匹狼となってしまった」［1990, p.180］と土居は記している。翌一九四一年（昭和一六年）の末にはいよいよ真珠湾攻撃が行われ、太平洋戦争へ突入していく。

戦時下に大学を前倒しで卒業させられ、戦地に送られ、おそらくは死ぬことになるだろう、と多くの学徒同様土居も当時覚悟していたに違いない。

土居は、その後さまざまな宗教関連の書物を深く読みながら学生生活を送り、一九四二年（昭和一七年）四月（二二歳時）、大学の野外教練で習志野演習場に赴き、野営最後の日、三八式銃を担いで国府台方面に行軍する折に、長くわだかまっていた問題、つまりプロテスタント対カトリックという問題の解法の糸口を見つけだす。土居はその時の気持を、「私は長い眠りから覚めた者のごとく感じた」［1990, p.193］と記している。こうして引き続く四月末、麹町教会を訪ね、生涯の師となるホイヴェルス神父と出合うことになるのである。この年の秋、大学は繰り上げで卒業になる。その後についてはさまざまな著作に記されているので知る人も多いだろう。

三　土居の教育分析と留学体験――ある「転回」

ここで冒頭の、日本精神神経学会「メンターに聴く」の対話場面に戻ることにする。土居が、大戦前から戦時中を回想して声を詰まらせたのは、先ほど記したような言葉にならない、幾重にも複雑に積み重なった当時の苦しい経験の記憶が去来したからであろう。

さて、私はその時いくつかの質問を用意していたのだが、時間の制限もあり、結局聴かずじまいのものが残った。なかでも尋ねたかった一つの疑問がある。

土居は、戦後内科医として出発したのち、一九五〇年（三〇歳）から二年、そして一九五五年（三五歳）から一年米国に留学した経歴を持つ。最初のものはメニンガークリニックにおける心身医学と精神分析の習得が、二番目のものは米国での教育分析が主要な目的であった。しかし結果的に、それは日本と米国での教育分析からの訣別を含んだものとなった。土居は、精神分析の技法について論じた『精神療法と精神分析』(1961) のまえがきで、フロイトやエクスタインからの影響を挙げ、さらに一旦は教育分析を受けたがのちに訣別した古澤平作とライダーに言及し、その「教育分析のお陰」と記している。しかしそれに続けて「もっとも初めは私はそれほど教育分析によって教えられたとは考えず、却ってそのために傷ついた獣のごとき心境に陥ってしまった」[1961, p.2] と述べている。そして土居は、この教育分析挫折後の自己分析の完成に、本書を書く「最大の苦闘」があったとするのである。

土居は確かにこの時期から、他の言語に翻訳しがたい、日本語独特の語感をもつ、いわば感情の襞に染入るような語に注目しながら理論構築へと向かう。「甘える」「すまない」「いけない」「すねる」「ひがむ」「こだわる」などがそれである。とくに冒頭の「甘え」は、欧米の精神分析の伝統では、依存という否定的な意味合いで用いられることがほとんどであったが、土居はこれに肯定的・治療的な意味を含ませるという、きわめて挑戦的な試みを行う。のちに「amae」が精神分析の語彙に取り入れられ、土居の「甘え」理論に結実する過程はすでにご存知であろう。

私が尋ねたかったのは、精神分析の本場に留学したのち、あえてこうした日本語を中心に据えた臨床への発想に至るまで心の動きについてであった。もう少し言えば、何が「傷ついた獣のごとき心境」へと導き、何がそこから脱け出す契機になったのかという部分である。土居の理論の転回点には、かつての教会から跳び出し「一匹狼」になった時と同様な、「傷ついた獣」になることが必要だったのか。土居は、その後次第に、フロイトとフリース、フロイトとユング、そして古澤と自分の間で生じた葛藤を同質のものつまり「同一化の葛藤」ととらえ、「甘え」を同一化 (identification) の問題と考え、それを解決できないフロイトの精神分析の理論的・組織的盲点へと批判的思考を広げるに至るのである（土居 1994, p.216)。

土居は自らの教育分析の過程で大きな違和感を抱いたはずである。そしてその率直な気持を分析者に問うたに違いない。土居はのちに良寛の言葉を引きながら「すべて言葉をしみじみといふべし」（土居 2000）と記した。つまり言葉と思索とが乖離してはならない、「言葉をこころのアリバイにしてはならない」ということを自らにもまた周囲にも言い聞かせたのである。土居が尋ねた時に、古澤やライダーは、自分の言葉で「しみじみ」と納得のいく説明はしなかったのであろう。のちに土居は（フロイトの直系ともいえる）古澤について、患者をはじめから「呑んでかかり」、あくまで救済者としてふるまい、しかもその基底には仏教的なものがあった、と記している（土居 1980）。こうして土居は既成の関係からの自立を決意し、先の日本語を中心に据えた治療論へと向かったと考えられる。しかも、逆説的なことだが、それらの視点を国外に向けて発信し続けるのである。文化精神医学者としての、あるいは精神分析家としての、さらにはよき治療者としての、土居の本領を我々がはっきりととらえるのは、こうした「転回」を経たあとの話なのである。

四　臨床や学問の核心

欧米の力動精神医学や心理学に通暁した者が、母語との違和感をもとに、彼地由来の治療的視点や基本概念に異議を差しはさむことが、こののち続いていく。フォーカシングの紹介で有名な村瀬孝雄（1930-1998）は、欧米の心理療法の治療ゴールが「自我（ego）文化」の確立を前提とするのに対し、日本のとくに内観療法や森田療法におけるゴールは周囲と協調して安定する「すなお（sunao）文化」であるとして、その比較文化治療論を論じたことはよく知られる（Murase, 1982）。

また河合隼雄（1928-2007）が、一九九三年に米国でのフェイ・レクチャーの招請を受け、自分が行ってきた心理療法を欧米の聴衆を相手に発表しようとする時、日本人と西洋人の自我意識の差を強調するに当たり、「そこに仏教的な要素が深くかかわっていることにあらたに気づき、愕然」［河合 2010, p.18］としたと記している。これは河合の著作の中でもひときわ刺激的な『ユング心理学と仏教』（1995/2010）に結実していく。

私が土居から聴きたかったのは、翻訳できない母語の微妙なニュアンスにまで遡って論じようとした部分に、たんに日本の独自文化の強調や一時流行した「日本人論」という枠ではくくることのできない方法論をめぐる重要な鍵が隠されていると思われたからである。実際土居は、「甘え」概念をテコに、精神分析運動そのものの批判的検討まで議論を進めた。もう少し見方を変えると、土居の視点には、専門分野の個別テーマをめぐる独自の見解というレベルを超えて、やや大上段に構えて言えば、何のための学問なのか、何のための研究なのか、私たちは研究や臨床と称していったい何をしようとしているのか。そしてそれはどこまで普遍的で、どこまでローカルなものなのかという、きわめて基本的で、率直な問いが一貫して問われているように思われる。そしてこの部分が、われわれにとって他人事《ひとごと》でなく重要なものになる。というのもわれわれは、ほとんど海外で定式化されたものを体系的に学び摂取しようとする者だからである。そうした者が踏み出していく通過儀礼的なプロセスは、これまでの世界との分離―過渡―統合（van Gennep, 2012）という段階を含む。分離や過渡は、魅惑であるとともに、それまでの地位や立場からの断絶を含む著しい不安や危機を伴う時期だとされる。立場と役割をめぐる不安を伴いながら、われわれがあまねく逢着する問題でもあるからである。

五　多文化間精神医学会における土居の特別講演

それを再確認できるのは、一九九九年二月に高知で開催された多文化間精神医学会における土居の特別講演「文化受容と精神医学」（土居 2000）である。この講演の中で、土居は、家制度の崩壊や日本語の解体に象徴されるように、戦後個々の人間はもちろん、日本という国自体が大きな文化受容過程に直面していることを指摘する。それはある面で西洋のものは無批判に摂取してきた、輸入超過型の我国の従来の体質に向けられた言葉である。学問も同様で、われわれは西洋の学問を学ばなければいけない。「ただ、しかし、学んでいるだけではつまらないのではないか。われわれもまたオリジナルな仕事をしたいと考えるのは当然」［2000, p.277］ではないか。学問というのはそもそもどこかのものに追従するものではなく、「オリジナル」なものだからだ、と言うのである。

こうした点にもっとも敏感だったのが夏目漱石ではなかったか、と土居は続ける。土居が漱石の作品を一冊の書物（土居 1969/2000）で論じているのはこのような関心からなのであろう。漱石は明治末の講演で、日本人がかつては中国を模倣し今度は西洋に追いつこうと、過去を捨て、ただ前へ前へと、そればかり考えて躍起になっている事実を指摘し、そのままでは神経衰弱になるしかないと論じた。「日本の現代の開化を支配している波は西洋の潮流で、その波を渡る日本人は西洋人ではないのだから、新しい波が寄せる度に自分がその中で居候をして気兼ねしたような気持ちになる」という表現をしている。これを引用しながら土居は、新たな文化を取り込む「文化受容」というものは、それまでの安定した居心地を大きく揺さぶる「ステイタス不安」を惹起するばかりか、さまざまな要因の脆弱性を抱えた者を神経衰弱や精神病の発病へと追いやることのあるきわめて危機的な状態であることを指摘する。これには移民や海外渡航や留学ばかりではなく、より広義の、目に見えない文化受容過程も含めるべきであろう。最後に土居は再び甘え概念に触れ、文化受容に躓かないためにはあくまで日本語に根を持つ臨床、さらには情緒的なものも含めた日本語の使用に自覚的でなくてはいけない、と結ぶ講演だったのである。

土居はこの講演でも、文化受容が危険に満ちた時期であることを指摘し、神経衰弱や精神病の発病に至らないのは、運が作用するとしか言えない独特で微妙な期間であることを指摘する。今日でこそ、欧米からの圧倒的な輸入超過という事態は変容しつつあるが、政治や学問・研究領域では、ほとんどその様相に変化はない。さらにこの講演においても、学問そのものをもう少し日常語に引き付けたものにしていかないといけないという提案が含まれているのである。

六　西洋もまた東洋の影響を受けている

ここで少し海外に視点を向ける。かつて紹介したことがあるが（江口 2009）、一九三八年、フロイトの亡命直後の自宅と診察室を撮影した『ベルグガッセ一九番地』（Engelman, 1976）という写真集がある。フロイトの診察室は、その机や棚から展示ケースまで、古今東西の美術品やそのレプリカで溢れ、さながら小博物館の様相を呈していることで名高い。なかでもフロイトが特別注意を払い、わざわざ主机（ここにも三〇余りの小さなミニチュア像が窮屈そうに並んでいる）の右袖の机のいわば特権的な場所に、ひときわ大きな東洋の老賢者の像が置かれている（写真番号26）。毎朝この書斎兼診察室に入る時、フロイトは並みいる像の中でもとくにこの中国の老賢者に挨拶を送った、という家政婦の証言（Engelman, 1976, p.64）が残されている。

フロイトのこの異国趣味は有名だが、私はそのルーツが、彼の若き日のパリ留学の際に目撃した「師」シャルコー邸の模倣にあると推測している。一九世紀末、ヒステリー研究と神経学で世界的名声を博したシャルコー（1825-1893）も、異文化への目配りを怠らなかった人物だった。モロッコへの旅行記（Gelfand, 2012）はユダヤ人居住区のスケッチを含み、こうした視線が彼の神経学的観察眼へとつながっている。若きフロイトは、古今東西の美術品や織物で溢れた「魔法の城」シャルコー邸を何度か訪れ、その壮麗な書斎を「博物館」と記し、婚約者マルタ宛の手紙で報告している（一八八六年一月二〇日マルタ宛の手紙）。

これと相前後してパリに留学し、日本の神経学の基礎を築いた人物に三浦謹之助（1864-1950）がいる。三浦もまた何回かサンジェルマン通り二一七番地にあったシャルコー邸の晩餐会に招かれている。三浦は帰国した翌年

「師」の訃報に接し、追悼文「一大硯學シャルコー氏逝矣」（三浦 1893）を記している。これは実際に見聞したことをもとに書かれたものであろう。

「氏能く独、英、伊の三語に通じ兼て畫を能くす書斎には釈迦の像を安置し名けて真の哲学者と称せり氏又古器物及び異邦の物品を愛玩し多く日本の物を蔵す……」［同 p.35］。シャルコーは机上に釈迦像を置いて「真の哲学者」だと語ったのである（この釈迦＝老賢者像はその後、ヌイイ＝シュル＝セーヌにあり、歴史的建造物になっているシャルコーの旧夏別荘に移され、今日でも存在している。）

さらに、フロイトの同時代の神経精神科医メービウス（1853-1907）の家の書斎にも老賢者の彫像があった。メービウスはヒステリー研究で有名であり、「病跡学」や「内因」という用語を鋳造した人物である。フロイトも精神療法の創始者の一人として彼の名を挙げている。その評伝（Schiller, 1982）によれば、彼は美しい家具や調度に囲まれ、審美的な生活を送った人物とされている。それに続いての以下の一節、「書斎には仏陀の大きな半身像が飾られていた」［p.19］が記されている。メービウスもかつてシャルコー邸を訪れていたに違いない。シャルコーへの心のこもった弔辞を記している。

あるいはもっと遡って一九世紀に広範な影響を与えた哲学者ショーペンハウアー（1788-1860）の名を挙げてもいいかもしれない。彼は『ウプネカット』を自らの聖典とし、東洋思想を大幅に取り入れた哲学を構築した。主著の『意志と表象としての世界』（Schopenhauer 邦訳 1980）における「マーヤーの面紗《ヴェール》」の比喩。実生活と夢とは同じ一冊の書物のページであるとする指摘。さらには最終部の般若波羅密多から導かれたわれわれの世界が無であることなど、重要な部分でそうした影響を見ることができる。そして彼の評伝にもまた「部屋の隅の大理石の台の上には金箔の仏像が立っていた」［同書 p.84］と記されている。

ユングの東洋思想やアメリカ先住民からの影響、さらには原型としての老賢者の定式化（河合 1967）、また釈迦や老賢者像ではないが、ジャネがメキシコに交換教授で訪れた際の、物語ることに目を開かされた、ある部族の出自を描いた絵画からの圧倒的刺激（Janet, 1928）、そして本学会誌『こころと文化』の特集〔東洋の英知と西洋的精神医学の接点〕のもとになったと思われるM・ボスのインド体験（Boss, 1972）など……いくつでも例を挙げられそうな気がする。それは単にオリエンタリズムの影響という一言で片づけられるものではない。

西洋で生まれた啓蒙と理性を中心とするものに抗うような一九世紀のこれらの思想。その思索の傍らに仏陀＝東洋の老賢者像が据えられていたことになる。これは理性の時代の行き詰まりを感じ、自らの文化を問い直す「他者のまなざし」を西洋もまたこの時期必要としたということなのであろう。かつて中井久夫（2001）は、ヨーロッパの近代力動精神医学の発祥地を、「平野部が森あるいは山に移行するところ、あるいは湖と森のはざまである」（p.149）と記した。つまり、キリスト教以前の伝統が残存する、狭隘な地形の「辺境」であるとした。これと同様に、時代を変えていく発想や視点も、その時代や文化の「境界」で育まれるのであろう。いわゆる西洋文化も一枚岩的なものでは決してなく、実は「他者」のローカルな文化をたえずその視界の片隅に取り入れながら生育し、更新されたものなのである。

七　柳田国男の「民間伝承論」にふれて

ここでもう一度視点を日本に戻す。欧米直輸入型の方法論ではなく、自前の「オリジナル」な方法で新しい学問・研究分野を切り拓こうとした類似の試みを探ると、柳田国男（1875-1962）の民俗学や今西錦司（1902-1992）の霊長類学が思い浮かぶ。ここでは前者について見ていきたい。柳田は、初期の『遠野物語』『山の人生』（柳田1910, 1926）が有名であり、日本の民俗学の創始者と呼ばれる。しかし柳田民俗学という名が流通するのはずいぶん後のことであり、当初はその研究領域を「民間伝承論」と名づけていた。

正確には一九三三年（昭和八年）九月、柳田は毎週木曜日「民間伝承論」という一連の講義を自宅で開始している。それは一講義三時間で一二回からなるもので、年末まで続いたとされている。当初木曜会という名称は、翌一九三四年日本民俗学会談話会と変更。この年講義録『民間伝承論』（柳田 1980）が刊行された。三四年と言えば、土居が中学三年で洗礼を受けた年、五・一五事件と二・二六事件に挟まれた日本全体が危うい時期に当たる。当時、一八世紀半ばに西欧で生まれたEthnography（土俗誌学）が発展してエスノロジー（民族学）と呼ばれるジャンルが成立したとされるが、それに先立つフォクロア（民俗学）との相違や類似点が論じられ、後者に近いとされる「民間伝承論」という学問の、目的、範囲、分類が論じられている。

この『民間伝承論』はのちの一九七〇〜八〇年代に、その冒頭の章の「一国民俗学」という名称によって、格好の批判の対象となった。しかしそこに示された民間伝承研究の三分類には、英仏独で展開している民族学を熟知しながら、この時期に日本仕様のオリジナルなものを創出するという、きわめて野心的な内容が示されていたことがわかる。この三分類を略述しておく（図参照）。

第一のものは生活外形（生活技術誌）と呼ばれるもので、目の採集、通りすがりの旅人でも採集できる「旅人学」と名づけられるもの。従来の土俗誌がこれに当たるとされた。

第二のものは生活解説というもので、目と耳の採集、その土地にある程度滞在し、土地の言語に通じて理解できる部門で「寄寓者の学」と名づけられる。モノの名称から物語まで、一切の言語芸術がこれに含まれる。

そして第三は、核心をなすもので、生活意識・生活観念。ここにはいわゆる俗信なども含まれる。同郷人や同国人でないと理解できない部分であるとされ、心の採集または「同郷人の学」と名づけられる。わずかな例外を除き「外人は最早之に参与する能はず」と記されている。この部分に地方研究が必須であるという根拠がある。柳田はこれら三つを順に体碑、口碑、心碑という呼び方で言い換えている。

こうした三分類を示したあとで、柳田は、来るべき学問は「心意諸現象」を扱わねばならず、それには三番目

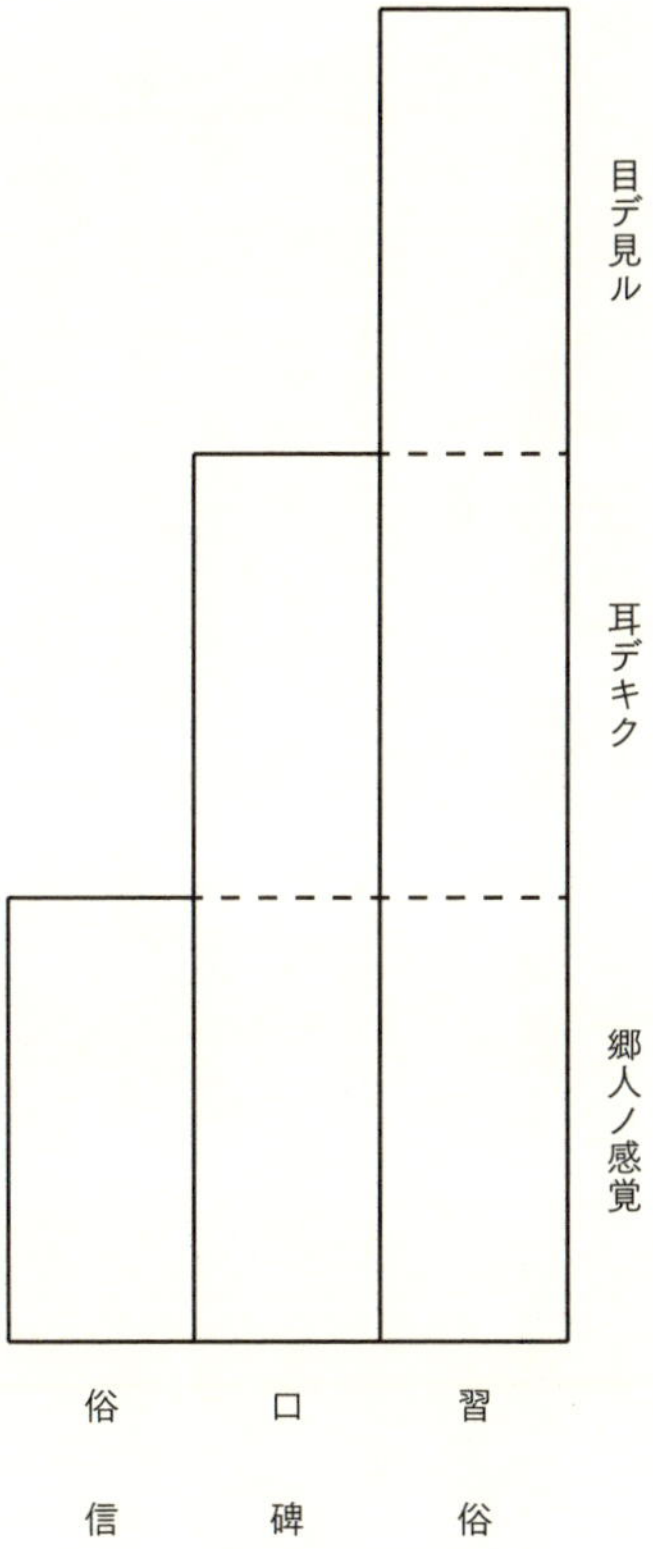

図　柳田『民間伝承論』122頁より引用

に示した、言葉はもちろん、心の採集ができる「同郷人の学」の総合化を構想している。それはのちに見るように夢語りなども含む、部外者では到底アプローチできない領域であり、地方に根差したいわばアマチュア研究者の育成と連携がめざされたのである。そしてこうしたことが可能な人物の代表としてまず想定されたのは、『遠野物語』を故郷の伝承として柳田に語り、その後『遠野物語拾遺』と併行して『老媼夜譚《ろうおうやだん》』（1927）『聴耳草紙《ききみみぞうし》』（1931）といった郷土の昔話をまとめて刊行し、この講義の行われた年に病没した佐々木喜善《きぜん》（1886-1933）その人であっただろう。彼はのちに「日本のグリム」とも呼ばれる遠野土淵出身の文学者（昔話研究家）であった。

八　「同郷人の学」の可能性

この三分類と佐々木喜善をめぐって、いくつかの重要な指摘がなされている。国文学者の益田勝実（1923-2010）は、佐々木喜善の『聴耳草紙』（2010）の解説（「聴耳の持ち主」）で、柳田と佐々木との出会いを先の三分類に重ねながら、以下のように記している（益田 2010）。

「旅人の学問」と「寄寓者の学問」と「同郷者の学問」は、「この日本を学問の対象にひきすえた近代の知識人・学者の宿命をも反映している。」それは日本近代の在郷の聡明な少年たちが歩まねばならなかった運命の一環であった。彼らは皆早晩、笈《おい》を負って上京し、故郷の「土」との訣別においてのみ身を立てることができた。学問と日本の土との乖離が、日本の「近代」であった、と。「文化・学問は、民衆の生活の場と結びついて、そこで発達することができなかった。」これは一三歳の少年松岡（柳田）国男が歩んだ道でもあった。そして益田は、柳田国男は佐々木喜善の遠野とつながることで、「旅人の学問として出発しつつ、佐々木との出会いにおいて、その旅人性を止揚する可能性をつかみえた」と記している。喜善のような「同郷人」による本当の学問への道が垣間見られたのだというのである。結局柳田の構想は頓挫し、「〈心の採集〉の企ては、未来永劫に延期されつづける。遠野と佐々木の意味の探究は、〈日本〉研究の未来像と、その意味で深く結びつている」［益田 2010, p.526］と記した。

また岡安裕介は、最近の論考（2018）において、柳田が分類する三番目の「心意諸現象」の中に、呪術や禁忌、さらには卜法や呪法ばかりか、精神分析とも重なる夢の分析（夢語り）が扱われようとしたことを紹介している。柳田は、佐々木喜善の見た、亡くした娘についての三つの夢の分析を、フロイトの名に言及しながら行っている。ここでは岡安も指摘する通り、夢語りを、心意現象における無意識的感化から集団的神話に、つまり柳田がその後「固有信仰」と呼んだ日本人の他界観・宗教観の解明へとつなげる糸口が探られていることが分かる。柳田の民間伝承論の核心をなす「同郷人の学」においては、心理学とも精神医学とも重なる領域を含みこみながら、集団心理の一端を明らかにすることが計画されていたことになる。

さいごに

土居のインタビューから出発し、文化を架橋する／掘り下げるというテーマをたどったが、柳田の「同郷人の学」の構想を経て、我々自身の臨床や研究や思索の根拠にまで行き着いてしまった。誤解のないように記しておくが、私は、日本語の論文がすべてであるとか、同郷人でないと「心の採集」ができないと言いたいわけではない。その逆である。しかし、文化を架橋するという「他者」に開かれた視線と同程度に、それを掘り下げ自らの根を張った同一性を探究していかない限り、土居や柳田が苦闘した、共感や情動を伴いながら心の領域（心意諸現象）にまで踏み込むということに至らないのではないか。それは学問や臨床の根拠にわかち難く結びついている部分だからである。

土居はその臨床方法（『方法としての面接』1977/1992）に、いくつかの方法論的自覚を刻み込んでいる。「ストーリを読むように患者の話に耳を傾ける面接者」は、もちろん読者反応理論を含む、解釈学的転回以降の精神分析学をあくまで柔らかな言葉で記したものであろう。また、「関与しながらの観察」や「共感」と並んで、進んで「わからない」感覚を保持すること、「不確かさ、不思議さ、疑いの中にあって、早く事実や理由を摑もうとせず、そこに居続けられる能力」［土居 1977/1992, p.36］を、詩人キーツの“negative capability”という語を引用しながら記した部分もいかにも粘り腰の土居らしい部分である。こうした方法は、おそらく先に見た土居の若き日の思想形成と無縁ではないであろう。いや、それがあったからこそ、このような「精神医学の文化批評」（Kirmayer &

Minas, 2002）と呼んでもいい強固な視点が鍛えられたと考えられる。

土居の試みも柳田の構想も、さまざまに形を変えてはいるが、それは解決済み問題としてではなく、未完成のまま今日のわれわれの目の前に置かれている。文化を架橋する／文化を掘り下げるとはどういうことかと自問する時、これらの問いがそのまま蘇ることになるのである。

［初出］「こころと文化」17（2）：149-157, 2018.

第II部

臨床におけるエスノグラフィー

病いの経験を聴く

医療人類学の系譜とナラティヴ・アプローチ

一　「語り」との出会い

心理学や精神分析学をはじめとして、人文、社会科学諸分野で語りあるいは物語の重要性が強調されるようになって久しい。これらを広く臨床場面に取り入れる視点をここではナラティヴ・アプローチと呼ぼうと思うが、それは従来の範疇的《カテゴリカル》な思考法や、客観的真理を前提とする視点を根底から問い直し、家族療法（McNamee & Gergen, 1992）はもちろん、生命倫理学（Nelson, 1997）や、一般の医療領域や精神医療（Hunter, 1991; Robert & Holmes, 1999）にまでわたる幅広い問題を提起している。小論では、医療人類学や臨床人類学からのナラティヴ・アプローチについて紹介し、後半では民族誌記述やジャネの議論を検討しながら、その歴史的な文脈や可能性、さらには問題点について見ていきたいと思う。

筆者（以下、私と記す）がこうした領域に関心を寄せるようになったのは、一〇年前に、総合病院に精神科医として勤務していた頃の経験に基づいている。当時、終末期とされる患者の不眠の改善や不安の解消、あるいは鎮静を目的とする診察を、他の診療科から依頼され行うことが日課だった。しかし、実際に病室を訪れ、ベッドの傍らで話に耳を傾けると、不眠や不安の軽減、鎮静薬の投与というレベルでは収まらないその人の人生の軌跡、ライフヒストリーが堰《せき》を切ったように語られるということが起こった。それは複雑なストーリーで、時には治癒した際の希望が混じり、時には同種の疾患で亡くなった肉親の病いと自分の病いが重ねられるように語られ、悔恨、希望、不安、医療への抵抗などが幾重にも編み込まれたものであった。

不安やせん妄といった身体科からのコンサルテーションにはすでに慣れていたはずだったが、とくに私を動揺させたのは、彼らの語りが往診という機会がなければ、まったく誰にも語られず、聴き取られないままだったかもしれないことを想像したからである。それに加えて、今にして思えば、当時の私とほぼ同年代の患者が青年期の終わりに早逝を迎えるといったことに、他人事ならず反応した部分が私の中に確かにあったと思う。そこで話された内容は、聴き取り手の私には、貴重でかけがえのないものを託されたようにも感じられたが、一方また、自分の中でどのように受け止め、どのように応えたらよいのか動揺や当惑を伴うものであった。

その時以来、狭義の医療行為へ至る手順として患者の話を聴くというのではなく、その物語を聴き取ることそのもののなかに意味を見出すように傾いていった。そうした患者本人がどういう考えをいだき、どういう生き方をしてきた人なのか、それが現在の状態にどのように結びついているのかという部分こそ重要なのであるが、それは、通常の医療場面でまったく扱われず、しかも時間をかけて耳を傾けるという行為が、通常の医療行為の残余としてしか扱われない構造に改めて驚かされることになった。自分の行う聴き取りが医療行為と呼べるものなのか。個人的な関心の延長なのか。それは「治療的」と呼べるものなのか。患者の語る貴重なストーリーをどのように扱ったらいいのか。そうした診察からの帰路、さまざまな疑問が押し寄せて足取りを重くさせたのである。

当時私はいくつかの関連書に当たったが、有効な答えを見出すことはできなかったことを覚えている。そのころちょうどクラインマンの『病いの語り』(Kleinman, 1988)が出版され、慢性疾患や終末期患者のケアにおいては、急性期治療と異なる視点が必要であり、とくに微小民族誌や語りそのものを傾聴することが重要であるという視点に出会った。以前に、ある山村の憑依を中心とする民族誌学的調査を行った経験があり（江口 1987）、しかもその際に、近代医療と民間療法などの関連を、両者の「説明モデル」と相互交渉を中心に丹念に分析したクラインマンの医療人類学の原点となる議論（Kleinman, 1980）を通してくり返し親しんでいたこともあって、民族誌学的《エスノグラフィック》な接近が現代の医療場面でも有効なことに強く引き寄せられた。私はその本を同僚と翻訳しながら、自分自身の葛藤も含めた当時の臨床場面の経験を何とかまとめたいと考えた。終末期の患者から聴いた話を、誰かに伝えておきたいと強く感じていたからであり、自分の聴き取りが意味のあるものかどうか改めて考えたかったからである（江口 1995a; 1996a）。私が臨床民族誌やナラティヴ・アプローチに関心を持ったのはそうした経過がある。

二　医療人類学と語り

当時私が当惑したのは、患者によって語られた物語が、たとえば「喪の過程」や「死の受容段階」といった医療の定式化された物語にはとうてい収まらず、その語りが代替がきかない個別性、独自性を主張していることに起因していたからであろう。ハンター（Hunter, 1991）はこれを「語りの共約不可能性（narrative incommensurability）」と呼んでいる。つまり医療場面で流通している会話とはあまりにも異なる、ライフヒストリーとしか呼べない個人的な経験が語られたのである。一九七〇年代より本格化した医療人類学がその後「語り」を重要なキータームとして展開していることについては、すでにいくつかの論文で紹介しているので詳細はそれに譲り（江口 1992, 1998）ここでは概略のみを記しておく。

医療人類学が当初その基礎に据えたのは、臨床場面における「疾患（disease）」と「病い（illness）」の二分法的視点である。「疾患」とは、医療専門職がその医学モデルに従って病気をいわば「外側」から再構成するものであるとするならば、後者の「病い」とは、患者や家族の当事者にとって、いわば内側から経験されたものと言うことになる。これらを普遍主義的でエティック（etic）な視点とローカルでイーミック（emic）な視点と言い換えることも可能だろう。

さらに前者が、生物医学のリニアな思考過程を経て単一の客観的な医学診断枠に収斂するものとするならば、後者は多様な塊状の語りを経て病いの独自な主観的経験に迫る人間科学的な方法論ということができるであろう。この二者を峻別することで、はじめて後者つまり病いへのアプローチが可能になるのである。

こうした視点に加え、臨床的なリアリティが文化的に構成されていること。つまり「疾患」は、医療専門職のカテゴリーによって構成された現実であって、それを唯一の実体的な「モノ」ととらえること自体が、西欧中心的な「カテゴリー錯誤」をおかすことではないかという自己省察的な視点が提示された。医療人類学の初期の視点はさらに、「人間の病いは基本的には意味論的（semantic）な、つまりは意味を持つ（meaningful）ものであり、そしてすべての臨床的実践は本来的に解釈を伴った（interpretative）つまり〈解釈学的（hermeneutic）〉なものである」というグッドら（Good & Good, 1981）の言葉に代表される「意味を中心とするアプローチ」へと展開したが、こうしたアプローチが、臨床場面における語りの重要性に行き着いたのも当然かもしれない。

このような二分法を経ることで、従来の精神医学が文化的事態を考慮する際に前提としていた、疾患の形式／内容や、病像成因的（pathogenetic）／病像形成的（pathoplastic）という二分法、つまり、病いの内容は文化によって異なるが疾患の形式は生物学的に規定されているという、すでにその中に自文化中心的な「カテゴリー錯誤」を内蔵した思考から脱け出る手がかりが見出されるようになった。「疾患カテゴリーから文化的コンテクストへ」というリトルウッド（Littlewood, 1970）の指摘はこうした一連の医療人類学の流れをまとめたものである。一九七〇年代以降にこうした視点が生まれた背景には、医学が描く疾患像と患者が具体的に苦しんでいる病いの経験の間に、文字どおり「共約不可能な」乖離があって、客観的な医学データをいくら集積しても、それは病いの経験を

表1　医療人類学の疾患／病いの二分法

■医療人類学の基本的視点：「病いの経験」を理解するうえで、当事者の誇るストーリーに耳を傾けることが不可欠。←解釈学的人類学（Geertz）《native's point of view》

●**疾患**（disease）：医療専門職能の医学モデルに従っていわば「外側から」再構成されたもの

□《paradigmatic（mode of）thinking》（J. Bruner）：
"if X, then Y" 個別性を越え抽象化を求める

□《chart talk》（Ch. Mattingly）：biomedical presentaion
→ "linear or serial time" ≒ "chronological time…………【scientific reasoning】

●**病い**（illness）：患者や家族などの当事者によって、いわば「内側から」経験されたもの

□《narrative（mode of）thinking》（Bruner）：
"The King died, and then the Queen died"：特定事例の個別的経験の理解

□《storytelling》（Ch. Mattingly）：experience of disability（illness）
→ "emplotted time" ≒ "narrative time" …………【narrative reasoning】
→①storytelling, ②story creation

描き出すことにはならないという認識が広範に共有されたことが挙げられる。マーフィー（Murphy, 1987）の『ボディ・サイレント』に代表される、自らの病いや障害の民族誌学的な「厚い記述」（Geertz, 1973）はこの時期の「病いの再発見」を刻印するものなのである。

心理学領域ではブルーナー（Bruner, 1986; 1990）が、医療人類学・理学（作業）療法領域ではマッティングリー（Mattingly, 1994; 1998）が、それぞれ大幅に物語的視点を取り入れ、先の疾患／病いの二分法を敷衍《ふえん》する思考様式・推論法を提示している（表1参照）。事例の個別的経験に迫るためには、抽象に収斂する「範例的思考様式」ではなくて「物語的思考様式」を、「診療録を見ながらの話」をもとにした「科学的推論」ではなく、「ストーリーテリング」による「物語的推論」が必要であるというのである。後者はいずれも曖昧で主観的で個別的であるという理由から、非科学的だとこれまで退けられてきた思考法・推論形式であるが、こうしたものがじ

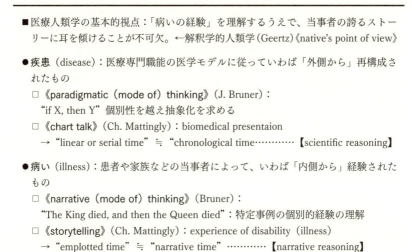

つは臨床的思考の根幹になるというのだ。さらにその際に、リニアなあるいは連続した計時的《クロノロジカル》な時間ではなく、プロット化された物語的時間が前提とされるという指摘は重要であろう。複数の言葉によって重層的に形成される医療の場の語りを、人類学者や民族学者が異なる社会に棲む人々の心性やふるまいを浮かび上がらせる民族誌学的方法を臨床に取り入れることで描き出そうという視点が、微小民族誌や臨床民族誌として強調された。

医療人類学における物語的視点の到達点を、グッドはその著書で列挙しているが、それらは「〈病い〉は物語的構造を持ち、閉じられたひとつのテクストではなく、複数のストーリーの集積から構成されたものである」[Good, 1994, p.164] という言葉に集約されるものである（なお、日本における臨床民族誌の成果については「文化とこころ」（二巻三号、特集「臨床民族誌：医療をめぐるエスノグラフィー」1998）を参照されたい。）

三　臨床民族誌とナラティヴ・アプローチ

マッティングリーらの重症麻痺患者へのアプローチ（Mattingly, 1994; 1998）や、グッドによるトルコのてんかん患者の聴き取り（Good, 1994）は、物語的思考を縦横に駆使したすぐれた臨床民族誌を形成している。それらはいずれも、臨床の場で前提とされる医学的リアリティの、周縁のさらのその彼方へとわれわれを連れ去っていく。そして過去の失意や喪失、将来への不安や希望、さらには伝統的な説明モデルや神話が多様に混じり合い、独特な脚色が施された「仮定法化された現実（subjunctivizing reality）」（Bruner, 1986）を形成することが強調されている。つまり語りは、語る者と聴き取る者との関係でさまざまに変化し、その時々変容し、周囲の者の多様な解釈をも含みこんで成長する生きた経験なのである。重要なことは、こうして形成されるストーリーにはグッド（Good, 1994）の指摘するように「空所（blank）・間隙（gap）」が存在して、それを節目にして大いに語りが可塑性を示す事実であろう。治療の場で語りに着眼するのは、この可塑的な語りのもつ治療的な重要性のためである。

グッドは読者反応論をもとに、語る者と聴き取る者が、情報の発信者と受信者という固定的な役割を果たすのではなく、相互に一体となって経験を能動的に構成し読み取る読者になると述べている。語る者は決まった内容を反復するのではなく、耳を傾けられることで、経験を間主観的なものとしてそのつど新たに外界に投げ出すとするならば、聴く者は、聴従し他者の現実に踏み込むことで既成のリアリティから離脱する契機をもつのである。

カッツとショッター（Katz & Shotter, 1996）は、「患者の〈声〉を聴く」という論文の中で、三三歳の女性と医師との外来診療場面の会話を分析している。彼らは、通常の臨床的質問への応答の間にふと漏らされた「それは私の故郷のようではない」という発言に注目している。ハイチから合衆国に渡り仕事をするこの女性の多様な訴えに差しはさまれた短い言葉に治療者が反応し、そこから患者のより深い社会文化的背景の聴き取りへと進展した過程が描かれている。こうした偶発的な発話やふるまいへの聴き取る側の態度や理解を、カッツとショッターは「社会的詩学（social poetics）」と呼び、このような過程で表出される「〈それ〉は私の故郷のようではない」の〈それ〉とは、話者のものでも聞き手のものでもなく、その診療に第三者として加わった調査者をも含む「私たち」に共有された意味を持つ言葉なのだとしている。臨床場面で現れる異質な位相の言葉への共鳴が、一段と深い「語り－聴き取る」関係にいたる「社会的詩学」の基礎になるのだ。

さらに社会学者のフランク（Frank, 1995）は、自らのがんの経験をもとに次のように書いている。つまり、病む人自身の病いの経験は医学の提示するストーリー以上のものであり、重症の病いとは、病む人の生活をそれまで導いてきた「人生の地図と行先」を失うことを意味することになるが、それは医学的な症状ではないのだ、と。フランクはさらに、病いが、回復、混沌、探求という三種類の語りに結びつくことを指摘して、重症の病いの者は、生残った者というより存在することをめぐる証人なのだと述べている。その証言を「語り－聴き取る」ことが、ポストモダンの倫理の中心をなすというのだ。「病いのストーリーを語ることの個人的な問題は、変容した身体がもう一度それらのストーリーにうちとけるようにするために、身体に声を与えることである」(p.2) とまとめている。フランクの言う「聴き取ることのエチカ (ethics of listening)」は、クラインマンの述べる「倫理的証人＝精神的に立ち会うこと (moral witness)」(Kleinman, 1988) 同様、「語り－聴き取る」というおよそこれ以上単純なものはないというやりとりのうちに、じつは人間の社会を構成するエチカの原基が横たわっていることを認めようとするものであろう。「独特な出来事 (unique events) の〈移ろいやすいささやかな細部 (little, fleeting details)〉へ焦点を合わせること」(Shotter & Billig, 1998) によって、通常の文脈から外れる偶発的な語りに視線が向かい、それが聴き取る側の自己省察的視点へと還流し、相互場面での言語を介した複雑な共同性、多層性を明らかにするのである。

四　精神医学・再現＝表象《レプリゼンテーション》・エスノグラフィー

精神医学的な事例を、その意味に満ちた文脈を削ぎ落とすことなく「厚い記述」のうちにすくいとることの可能性を探るために、二つの有名な民族誌を取り上げたい。それは、何回か紹介したことがあるが、人類学者クラパンザーノ (Crapanzano, 1980) による『精霊と結婚した男』(原題：Tuhami) と、社会学者中野卓 (1981; 1982) による聞き書き『離島トカラに生きた男』である。

前者はモロッコをフィールドとする、ポストモダン・エスノグラフィーの代表作と言われるものである。工場のかたわらにある物置小屋で孤立した生活を送る瓦職人の語り手《インフォーマント》、モロッコ人トゥハーミの、幻想世界や著者とのやりとりが物語風に描かれている。対象の語りに留まらず、記述の中に著者自身が大胆に登場し、語り手の世界に「治療的」にも深く関わる「自伝的民族誌 (auto-ethnography)」の構成をとっている。後者『離島トカラに生きた男』もまた、日本の口述生活史研究の代表作である。さまざまな地域を放浪したのちトカラ諸島の一島に入植した男性が、苦闘しながら開墾を進めるようすを、戦前、戦中、戦後という歴史的流れの中で語ったものである。実名の語り手吉岡氏が登場し、生活の細部を再現する多数の写真とともに、その語りが展開されている。

われわれが注目するのは、両者の中心を占めている、語り手の語る現実《リアリティ》と、聴き取り手、すなわち記述者の日常的な現実《リアリティ》との織りなす、微妙なズレや軋《きし》みの部分である。そこにはいずれも、幻覚や妄想ともいえる幻想領域に触れた、「狂気」と呼ぶしかない部分が含まれている。著作では、これらがいかなる経験として語られ、聴き取られたのかという点が詳細にたどられている。

トゥハーミの場合は、モロッコ特有の宗教教団やその伝統的病因論とも結びついているが、ラクダの足をもつという精霊すなわち女の魔物アイシャと結婚していることが語られる。彼女に性愛生活を完全に支配されていて、内容の多くは口外できない状態のまま、孤独な生活に閉ざされ、長引く心身の不調に苦しんでいる。そして人類学者の著者との対話のなかで、彼の棲む世界の細部が文字どおりアラベスク風の語りのうちにくり広げられてゆく。一方『離島トカラに生きた男』では、共同体ともいえる島に他所者として入植した語り手が、軋轢《あつれき》の果てに生霊に呪縛される経過が語られる。神や霊が訪れ、祈禱治療の末に座敷牢に半年間監置され、その後解放されて原因探究の旅に出て、開墾事業を続けながらついには宇宙論に至る壮大な説明原理にたどり着くというものである。呪いから回復に至るまでに、じつに二〇〇頁にわたる語りが展開されている。

調査者であるクラパンザーノや中野が、こうした語りに接した際の驚きや動揺は、われわれ読者にも伝わってくる。語り手の語る内容の信憑性に距離を置こうとしながらも、彼らはその語りに耳を傾ける。そうすることで、さらに語り手の世界のなかに足を踏み入れ、われわれが漠然と前提としている共通世界が途切れ、常識の壁が崩れる地点を敢えて越えようとするようにも見える。民族誌《エスノグラフィー》には、時にこうした「ひとつの言語の限界に向かって突進する」（ウィトゲンシュタイン）ような、「他者」との驚きにみちた遭遇の瞬間が記載される。一方、精神医療も見方によれば、こうした出会いを日常的にくり返しているということができる。しかし決定的な相違は、トゥハーミや吉岡さんが語る、経験の細部のもつ豊饒さや、それが結びついた意味や文脈を記述する方法を、精神医学がもたないことである。現実のものとは思われない幻影と戦う境界人トゥハーミの語りは、じつは現地の神話的な語りへ結びつき、それらをさらに豊かなものに変える可能性さえ示す。あるいは吉岡さんが入植し村長に選ばれた緊張の中での憑依は、宇宙論に発展し、その後の人生を支える一貫したストーリーを形成している。ある時代の社会的な背景が織り込まれた一種の狂気を、個人の内部の出来事に限局せず、文化的コンテクストに据えなおし、これほど意味に満ちた、他者と共有できる語りとして展開しうる可能性を、精神医学ははたして提示することが可能だろうか。精神医学は逆にこうした細部を削り取ることで、その核心である診断に至ろうとするのではないか。

ここで示したような異国的な民族誌学的な語りに、今日の臨床場面で出会うことを期待するのは間違いかもしれない。また日常性の極限にまで向かうことが治療上必要だというつもりもない。しかし、疾患が、病んだ個人の内面で生起し、治療し消し去らねばならぬ人生の欠落部分と見なされ、取返しがつかない経験とされがちなのとは反対に、先の二例のように、病いの意味を浮き立たせ、共通の語りへと開かれる道が確固として存在することは注目すべきであろう。そしてそれらは何よりも、聴き取りの質によって左右されているのである。一般に臨床場面で同一人物の口から語られるものであっても、疾患を有する「病者」が語るストーリーと、苦しみ患う経験をひとりの「患者」が語るストーリーとは、まったく別のものなのである。こうした「病いの語り」を精神医学が再発見したのは、「文化的感受性」を経た後のごく最近のことである。トゥハーミとの別離の場面のように観察者＝記述者が「声にだして泣く」ことはないにしても、理解や共感を越えて相手の生き方に踏み込み、こちらの考え方も変更を余儀なくされることが臨床場面でも起こる。だが、他者理解の根源に関わるこうした部分が、臨床記録や事例報告に再現されることはほとんどない。その部分を求めようとするならば、記載の断片をつなぎ、その欠落の痕跡をたどりながら、観察者＝記述者の語りからは排除されたもうひとつの語りを再現する、ミクロで民族誌学的《エスノグラフィカル》な視点が必要になる。

五　物語論とジャネの心理学的系譜

ナラティヴ・アプローチが治療技法にとどまらず重要なのは、それが臨床的現実を構成することで、記憶や再現＝表象《レプリゼンテーション》の問題に深く関わっているからである。リクール（Ricoeur, 1990）の「物語的自己同一性」や、ブルーナー（Bruner, 1990）の「ストーリーを語るものとしての自己」、さらにはスペンス（Spence, 1982）の「歴史的真実」に対する「物語的真実」は、いずれも一九七〇年代の「解釈学的・物語論的転回」以降の物語論の地平、つまり科学主義的な一元的現実とは異なる、多元的で重層的な、そのつど変化する口承的な現実をすくいあげようとする代表的視点といえよう。

以下に見たいのは、今日の物語論に半世紀先駆する形で、その原型を示したジャネ（Janet, P.）の視点である。ジャネの物語論についてすでに紹介したことがあるが（江口 1997a）、彼は、一九二八年の連続講義『記憶と時間概念の発達』の中で語り（narration）や物語（récit）にそれぞれ一講を当て、邦訳もある一九二九年の『人格の心理的発達』でも、語りとふるまいを中心にするその独自な議論を展開している。

ジャネは、一九〇五年頃よりそれまでの一九世紀的な自動症理論から離れ、「行動（ふるまい）の心理学（psychologie des conduites）」を構築しようとした。彼の後期の理論のエッセンスを要約すると以下のようにまとめられるだろう。人間には口の行為と肢体の行為、つまり言語とふるまいという二種類の生き方、存在の様式があって、それらは統一されず秩序だっていない。両者を統合することの困難から、ヒステリーを含む多様な障害が生じてしまうのである。ジャネ後期の理論を、ここでは「物語＝行動」理論と呼ぼうと思うが、そこでは、言語使用を重視し、身体と社会と時間の交差する点に構成されるいわば「語る主体」としての階層的な人格が中心に据えられている。ジャネを水源とし、今日の解離や心的外傷理論で大きく注目されている「外傷的記憶」とは、身体と言葉が結びつかない、言葉で再現することのできない――したがって厳密にいえば記憶と呼ぶことのできない――経験とされた（Janet, 1919）。二重人格と記憶をめぐるジャネの以下の記述は、こうした視点を端的に示している。

「記憶（souvenir）の消滅および再現……は、物語（récit）の特殊な疾患に基づいている。記憶の本質的現象は語ること（narration）である。われわれが自分の一生のある時期を思い出したということは、それをちょうど他人に語るように、自分自身にむかって語ることである。……二重人格の病気はこの話術の疾患である。物語と復誦の疾患である（un trouble de la narration et du récit）」［Janet, 1929 邦訳 pp.458-459］。

ジャネはさらに、記憶が、知覚されるままになされるのではなく、個人の感情状態に即して扱いやすい物語として、いわば加工されて記憶されるという「現実化」（réalisation）や、あるいは、その場その場の語りに「現在」という時間観念を結びつけ、斉合的《せいごうてき》な物語としての記憶を作り出す「現在化」（présentification）という重要な概念を導入している。ジャネは、言語の発達を、内言からではなく社会的言語を起点に構成されるものとし、意識の社会的構成と、記憶と語りが時間性と結びついていることを丹念に論じている。

ジャネの「物語＝行動」理論がよく表現されているのは、「ファビュラシオン（fabulation）」概念においてである。先に見た一九二八年の講義の中でジャネは、通常は「作話」と訳されるこの語を、「虚言（mythomanie）」と切り離し、子どもや未開人の語りを特徴づける傾向とした。一般に、時間と感情と語調が結びついて複数のストーリーがひとつの統一的な流れの出来事にまとめられるとするならば、「ファビュラシオン」は、その「語り（narration）」と「現在（présent）」と「行為（action）」とを完全に切り離す機能をもつものと考えたのである。ジャネはさらに、「存在（être）」と「出来事（événement）」を対比し、「存在とは人が信じるものであるが……出来事とは人が語るものであり、……出来事は語られるが存在するものではない」[Janet, 1928, pp.288-289] という大胆な定式化を行っている。この「出来事」を作り出す語りの機能を「ファビュラシオン」としたのである。のちにベルクソン (Bergson, 1932) が『道徳と宗教の二源泉』のなかで、個人を社会に結びつける物語としての宗教という重要な議論をする際に、この「ファビュラシオン」概念を取り入れ、新たな意味を付与して使用している。邦訳では「想話」や「仮構」と訳される「ファビュラシオン」こそ、語ることを通した共通感覚や社会的文脈や時間性を浮かびあがらせる中心概念なのである。

六　「過去の不確定性」とナラティヴ・アプローチ

ジャネの議論を紹介したのは、ジャネの視点が、人間の言語発達における外言から内言へというヴィゴツキー (Vygotsky, L.) 理論の水源として位置づけられるという心理学者ワーチ (Wertsch, 1985) の指摘を強調するためだけではない。ジャネの議論がじつは、今日の物語論、ナラティヴ・アプローチの可能性とともに問題点をもまた示していると思われるからである。それは、哲学者イアン・ハッキング (Hacking, 1995) によるジャネ批判に見ることができる。ハッキングは、北米で一九八〇年代以降急激に増加した多重人格を一種の流行現象や「運動」として捉え、そうした多重人格運動への強力な批判的活動を進めていることで知られている。実際、彼の「人間の魂の記憶の政治学 (memoro-politics of human soul)」と「過去の不確定性 (indeterminacy of the past)」による今日の多重人格理論への脱構築的議論によって、裾野の広い批判的な議論が可能になっている (Antze & Lambek, 1996)。ハッキングはその主著で、こうした運動の理論的源泉になっているジャネの解離や外傷性記憶をめぐる議論と治療法をくり返し批判している。

つまり外傷的な記憶を、催眠下で無害な記憶に置き換えるというジャネの治療法をとりあげ、倫理的な批判を加えているのである。ジャネは確かに、遷延化した外傷性記憶に悩む患者に対し、催眠下で無害な記憶に置き換える試みを記している (Janet, 1928)。しかしジャネは、それでも改善効果は少なく短期で再発しがちなこと、さらに、長期的には、時間が外傷を緩和するような日常ベースの心理的な支えが必要だと述べているのである。そしてじつは、ジャネの先の「物語＝行動」理論は、ハッキングの主張する「過去の不確定性」という議論と酷似した思考法をその根幹に含んでいる。私は、ハッキングのジャネ批判に限っては、あまりに一面的な議論であると考えざるをえない。

しかし重要な点は、ナラティヴ・アプローチをはじめとする視点がどこかで前提とするように、治療者が深く関与して、最終的にこれまでと異なるストーリーへ着地することに対する問題提起として、ハッキングの指摘を読みかえることができる点である。治療的に良好な結果がもたらされる時、それ以前とは大きく変化した語りが紡ぎ出される。そうでなければ治療効果は危ういし、広義の「病識」もここを問題にする。しかし逆に、何らかの治療的物語やプロットが治療者のあらかじめの前提となってしまうような時、そこにはハッキングの指摘するような批判の余地が生じないであろうか。さらには、ジャネが前提としたような語ることのもつ本来的な社会的文脈を軽視して、個人の中にもともと明確な形の経験が内蔵されているとするような、個人の心理的産物としてのみ語りを扱うことも問題となるであろう。心理学化や内面化は、社会もまた個人の内面を書き換えるという事実を見えにくくさせるであろうし、あらかじめ予想された定型的なストーリーからは新しい治療的展開は望めないからである。

ナラティヴ・セラピーは、通常の治療面接で前提とされるクライエントと治療者の非対称的関係、つまり前者が語る内容を後者の知識が解釈するという図式を意識的に括弧に入れ、社会構成主義的、平等主義的な視点から、クライエントの経験にねざした「声」を社会的な文脈へと引き出そうとするものであろう。それは従来の、既成の解釈枠をもってクライエントの語るストーリーを型にはめ込む傾向への有力な批判となっている。しかし、たとえばロジャーズ（Rogers, 1980）の、来談者中心のアプローチに至った有名な問題児の母親との面接も、その「声」の脱文脈化した聴き取りという点では同質の物語的真実を構成しているように私には思われる。ここで作動しているのは、さまざまなアプローチの治療技法、ないしはその基礎にある認識論上の優劣ではなく、「語り－聴き取る」という関係を媒介する、言語自体の内包する力なのである。それは初期のフロイト（Freud, S.）が、当時、催眠や暗示と同義で使用された「心的治療」（1890）を論じる際に指摘した「言葉の魔力」なのである。

やや議論の道筋をはずれるが、今日使われる「精神療法」や「心理療法」（つまりpsychotherapie）という語は、一八八〇年代のオランダで、催眠＝暗示療法を示す用語として鋳造され、当時の興行催眠術師の催眠術との差異を強調するために「催眠＝暗示療法」に代わって使用された言葉であるという歴史を想起すべきであろう（Bulhof, 1981）。二〇世紀に入るまで、サイコセラピーは催眠や暗示とほぼ同義だった。したがって、精神分析学的な精神療法が、その後の二〇世紀のほぼ全般を覆って支配的であったとしても、われわれが改めて「精神療法」を問題にする時、その用語が鋳造された時代のコンテクストをどのように扱うのかという問題も改めて問われていることになる。つまり「精神療法」とはいかなるメカニズムをもち、どのように人々に治療的な影響力をもたらすのかという問いである。そこでは、催眠や暗示が治療に果たす役割も問われているのである。したがってハッキングのジャネ批判は過去のものではなく、今日の精神療法家、心理療法家すべてに提起された問題と考えることができる。

私は、今日の心理療法家や精神科医は、自身が、心理主義や内面化に骨がらみに囚われている事実について熟知しておくべきだと考えている。というのも、治療場面に限らず、メディア、教育、社会構造を含めて今日すべてがそのように、つまりは心理学化や内面化を助長するように構成されていて、治療場面自体もそうした、個人の内面へと収斂する方向でメタフォリカルな設定がなされているからである。われわれはしたがって、――トビー・ナタン（Nathan, 1993）が指摘するように——既成の心理学的な治療の枠組みを見ないようにするのではなくて、じつはそれらの治療機能が、非西欧社会で機能している（呪術や憑依などの）「伝統的病因論」と同じ一連の治療メカニズムをもつことを、徹底して相対化しながら、熟知しておく必要がある。ナタンが述べるように、文化をもつということと心理構造（psychisme）を与えられているということは厳密に言って同義なのであり、われわれが前提とする「心的装置」は、伝統的病因論の行う説明と同じように、合理的で、効果のある、深く研究すべきものなのである。つまり、治療者もまた、その時代のローカルな視点に埋め込まれながら治療行為を行っている。そうした既成の枠組みと、患者の、個別的で独特な経験の間を行きつ戻りつしながら、相互の間を縫うようにして構成される空間の中に、臨床的現実ははじめて生まれると考えられる。

七　「語り－聴き取る」ことと経験

われわれは、一九七〇年代以降の医療人類学を起点としたナラティヴ・アプローチとその歴史的系譜を概観してきた。それは数多くの可能性に満ちた領域である。しかし一方、今日、そうした「語り－聴く」という、一見何より単純な関係がきわめて例外的にしか起こりにくい困難な時代であるということもまた事実である。ベンヤミン（Benjamin, 1936）は、かつて当時の「物語の衰退」についてくり返し論じてはいなかったろうか。じっと耳を傾けて我を忘れて聞き入る能力が、物語る能力の温床となること、それは手仕事のリズムにのってはじめて伝達される、と彼は論じた。ベンヤミンの指摘のように、精神的にくつろいだ（アンニュイな）状態こそが、語りを通して「経験という卵をかえす夢の鳥」ならば、語りとそれを聴き取る瞬間は、そうした「語り－聴き取る」ことのもつ時間と身体へとわれわれを還帰させる「言葉の魔力」をめぐる奇跡的な瞬間と言えそうである。

私が小論の冒頭で示した、ナラティヴ・アプローチや臨床民族誌への関心の契機となった終末期患者とのエピソードは、今日ふり返っても自分の中で十分に消化できたとは言い切れない。同様な状況では、依然として驚き、動揺し、当惑するように思える。われわれがナラティヴ・アプローチに求めるのは、いかなる場合でも驚かず、動揺せずに対処する技術なのではなく、その個別性の新鮮さに驚き、絶えず目をみはり、耳をそばだてる技術なのかもしれない。それは、「ひとりの人の声が他の人に話しかける時に何かとても特別なことが起こる」対話場面における、「存在の一回性の出来事」[Shotter & Billig, 1998, pp.13-14]を示すものなのであろう。

【初出】小森康永、野口裕二、野村直樹(編)『ナラティヴ・セラピーの世界』所収、日本評論社、pp.33-54, 1999.

臨床の記述と語り

はじめに

本稿では心理療法における記述と語りについての私見を述べる。あくまで私見であることを強調するのは、筆者にとっての臨床経験のほとんどが六〇〇床ほどの病床をもつ精神科病院に勤務する精神科医としての、外来と（慢性期の）病棟の治療に拠るものだからである。そうした条件のもとで何を記述するか、何を聴き取るかについての個人的覚書きと考えて欲しい。

ここでは、面接の記述や診察記録とはいったい誰のものなのかという問いには触れない。診療記録の開示などの重要な問題についてはまた別の切口からの探究が必要だろう。

一　臨床のエスノグラフィー

以下で中心的に扱うのは、心理療法や心理臨床、さらには精神科医療や看護場面の記述にいかに「厚み」のある「民族誌」的な方法を用いることができるか、そしてその際の語りや聴き取りにそれらを生かすことができるかということである。「民族誌」という見慣れない言葉にとまどう読者もいるかもしれない。民族誌とはethnography の訳であり、「特定の民族や集団の文化・社会に関する具体的かつ網羅的な記述」(『広辞苑』)ということになる。主要には人類学者や社会学者が特定の集団を調査し記述する際に用いる方法である。そのようなものがどうして必要なのだろうか。

臨床場面や臨床所見で得られた情報を簡潔かつ正確に記述することが必要なことについては言うまでもない。それらができたら十分であると言うこともできる。しかしあくまでそれは最低限の条件であると考えたい。それらを超えた何かが必要になる。その理由は、人間の行為や対人関係とは、単一の事実(fact)や現実(reality)ではなくいくつもの事情が複雑に交錯して成立しているものだからである。そのこみいった部分に着目しない限り治療は進展しない。既成のマニュアル的手順や精神薬理学のアルゴリズムで扱うことのできる領域はごく限られたものなのである。

ところで、もし心理療法というものを定義するなら、ジャネ(Janet)の指摘のとおり、その対象は生理学的な事態でも精神的な出来事でもいいが、それらに心理的な作用を期待してその効果をもたらそうとする何らかの思惑がなくてはならない。ジャネは緩下剤の投与に際しても、心理的効果を見込むならばそれは心理療法なのであると論じた(Janet, 1923 邦訳 p.259)。

二　厚い記述

私たちが民族誌的方法を用いて入り込もうとする現実は多元的であり、しかもそれを構成する事実や出来事は、時間の経過とともに変容する厄介なものである。当初のものとはまったく異なる様相を呈する場合も多い。それらを含めた全体を切り取ることを「厚い記述（thick description）」という。「厚い記述」とは人類学者ギアーツ（Geertz, 1973）の概念である。

私たちはある出来事を観察し記述する。ギアーツはこんな例を挙げている。たとえばある少年がこちらを向いて右眼をまばたいたとする。それは眼瞼《まぶた》の機械的なけいれんなのか、何らかの意味をもつ目くばせなのだろうか。軽侮や、あるいは愛情の意味合いをもつ動作なのか。その解釈は当人と観察者＝記述者である「私」との関係、その行為が行われる文脈、さらには文化的背景によって大きく異なってくる。

したがって出来事の記述とは、事実や出来事そのものを描くようでありながら、じつは観察者の視線や解釈がそこに紛れ込んでしまうものなのである。それは事後的なひとつの見方、ひとつの解釈だとも言える。こうした部分を十分に意識して、多様な解釈への余地を残した「厚み」をもつ記述をギアーツは「厚い記述」と呼んだ。この部分には民族誌学的記述のエッセンスである重要な問題が含まれている。

なぜ「厚い記述」が大切なのか。臨床の場ではしばしば逆の事態が生じるからである。精神科医のバレット（Barrett, 1988）は、一人の混乱した精神病状態を呈する青年が精神科を受診し、医師の診察を受け、入院して診療録に記録される過程でどのような「加工」がなされるのかを跡づけている。そこでは、多様な苦悩を抱え混乱した青年が、記述の過程で統合失調症の典型症例へと形成されていく。臨床的作業とくに鑑別診断・症例記述に至る過程で、さまざまな社会的・文化的・個人的文脈の「夾雑物」は削ぎ落とされ、医学的な「薄い記述」へと至ることは避けられないことかもしれない。しかしそこでは重要な何かも削ぎ落とされてしまうのである。それは簡単に言えば、患者や来談者（さらにはその周囲の者）が具体的に経験する「生きにくさ」や「苦悩」や「病い」である。その部分をどう保存ないし復元するかということが問題になる。

三　具体的事例

筆者がこうした視点の重要性を改めて強く感じたのはひとつの記述に接してからである。「民族誌」や「厚い記述」というと難しそうに聞こえるが、以下のような記述が可能か否かということに尽きると思う。

事例は一〇代からくり返し再発している四〇歳代の男性で、少しの心的負担で不安になり、精神病的混乱を呈し、これまでに十数回の入院歴を数える。過去三〇年間の診療録は五キロの重量と約一三センチの厚さを超える。日常的な記録（たとえば不眠不穏、落ち着かず徘徊、妄想言動があるなど）の記述の間に、その当時私の病院に実習指導に訪れていた精神看護学の教官が以下のような数行の記述を残している（江口 2003）。

「オレは長男。いいおやじだったよ。ケツたたかれたこともあったけどね。『オレが死んだあとちゃんとやってくれよ』って。いい思い出はね。妹の結婚式のこと。姪っ子がいるんだよ。その後に楽しい思い出として沖縄に行ったときの海の青さと、高校の修学旅行時の枕投げの話が……（中略）……生き生きとした印象を受けた」

前半は本人の語りがそのまま口語体で再現され、「その後に」からの後半は記述者による要約と文字どおりの印象になる。この何気ないように記された数行に、家族思いの本人の一貫した姿勢、早く父を亡くして方途を失った長男としての困惑、本人への父親の期待、本人が大切にしたいと思っているもの、たえず過去を想起し郷愁のようにそこに回帰しがちな心性などが端的に表現されている。そして何より、これらのことを聴き取り、本人の経験や心性の核心部分が語られていると感じ、精神病理としてではなく、肉声として記録しようと思った記述者の心の動きを読み取ることができる。

これが簡単に言えば臨床民族誌的センスというものなのである。診療録の片隅に書き付けられたこの数行では、他の部分では決して表現されない生身の人物が立ち現れて、まるで動画を見るように語りはじめている。この記述には特別な輝きが宿っているように思える。

四　民族誌的センスを磨く

民族誌的「センス」というと先天的な才能のように聞こえるが、大部分は実際の診療やフィールドワークによって培われ、身につき、磨かれるものである。近年の多くの民族誌的アプローチがそうであるように、この方法には既成の視点に沿いながらそれらをたえず相対化するという自己省察的で、解釈学的スタンスが内包されている。こうした経験の蓄積に加え、良質の民族誌的著作に触れることも不可欠である。筆者は以下の五つの著作を薦めている。臨床的な文脈から遠い順に並べ、最後は臨床民族誌の到達点二点を挙げる。

1　柳田国男『遠野物語・山の人生』(2007)

2　菅原和孝『語る身体の民族誌』と『会話の人類学』(1998)

3　Anne Fadiman『The Spirit Catches You and You Fall Down: A Hmong child, her American doctors, and the collision of two cultures』(1997)

4　松澤和正『臨床で書く――精神科看護のエスノグラフィー』(2008)

5　樽味伸『臨床の記述と「義」――樽味伸論文集』(2006)(なかでもこの論集に収められた「慢性期の病者の『素の時間』」と「『対人恐怖症』概念の変容と文化拘束性に関する一考察」)

もしこれらの著作にむりやり共通点を探るとすれば、他者に向かって開かれた圧倒的な関心と、それに近づいていく際の既成の枠に囚われない目の位置の低い持続的なスタンスであろう。もちろんこれらの他にもたくさんのすぐれた民族誌的著作があるが、上記のひとつを読み、その背景にある動機、方法を考え、自分がその場に臨んでいたらどう記述し再現するだろうかと、なかば書き手となることを想定するとさらに視点は深められる。

五　民族誌的な語りや聴き取りとは

さて「民族誌」という用語にも慣れたところで、(順序が逆のようだが)それが今度は心理臨床や精神保健や看護・医学の臨床の具体的場面にどのように作用するのかを検討したい。心理療法の領域では、精神分析の伝統から「平等にただよう注意」ということが指摘されている。対象ばかりかそれを取り囲む事象にもアンテナを張り、一歩下がりながらたえず注意深く(alert)あれということであろう。これとは逆のベクトルをもつが、少なからぬ治療者が、自らの耳朶にひっかかるローカルな言葉や、違和感を引き起こす語に接して立ち止まり、そこから改めてもうひとつのストーリーを聴き取り、さらにはそれらのもつ治療的な影響力について考えをめぐらしている。

慢性の咳嗽《がいそう》を中心に異郷での不調を訴える三〇代の女性患者の語る、「けれど、ここは私の故郷のようではない……」という一節に反応し、そこに「故郷」の生活の匂いや文化的な糸口を感じ、実際のその土地（ハイチ）の光景を思い浮かべ、長い複雑なストーリーを聴き出したカッツとショッター（Katz & Shotter, 1996）。あるいはクライエントの執拗に続く訴えを、内的な苦痛ではなく本人の実体的なランドスケープととらえたクッシュマン（Cushman, 1995）などがその好例である。その語りの一部分から、心的世界に限定されない、本人の生活状況や歴史までもがリアルに立ち上がり、ポップアップ絵本のように立体視できる瞬間が訪れることがある。

筆者もかつて夕刻の病棟回診時、経過の長い統合失調症の入院患者がたまたまその場で読んでいた本の話から、いつもの被害的で切迫した病的語りとはまったく異なる、若き日の輝かしいストーリーが溢れるように語り出されることを経験したことがある（江口 2000b）。それは煮詰まって微動だにしない辛く苦しい現実が、ゆるやかに可塑性を帯び、可動的なものへと変化し、やがては耐えうるものへと至る転回点をなす語りとなった。言葉や会話には不思議な力があって、時にはこうした治療的転回をもたらすことがある。

六　心理療法のもうひとつのルーツ

心理療法とは言語表出を通して当人も知らない無意識や下意識に至るものと一般には考えられている。しかし心理療法にはもうひとつの流れがある。それは一九世紀末から二〇世紀初頭に流行したデュボワ（Dubois）やデジュリヌ（Dejerine）の「説得（persuasion）」や「再教育（reeducation）」療法である。これを遡るとミッチェル（Mitchell）の、きわめて身体的なアプローチである「休息療法（rest cure）」に至る。これらはすべておもに非精神病圏の患者を対象とし、当時の神経学者によって実践された治療である。彼らは言語行為のもつ、今日でいう神経心理学的なバイパスの形成や再生を視野のどこかに抱いていたと思われる。心理療法のなかには、無意識・下意識に向う、いわば「向地的」治療と、デュボワやデジュリヌの「向日的」治療の流れがあることは記憶されてよい。そして後者のアプローチから、実は今日のインフォームド・コンセントや治療者－患者関係の平等化という重要な視点が切り開かれてきたのである。ここで前提とされるのは、率直なストーリーを語り合える友人のごとき関係であり、従来の、たとえば一八世紀末や一九世紀の磁気術＝催眠治療に見られるような、一方向的でカリスマティックな関係が批判的に検討されたのである（江口 2008）。

七　語りの可能性とそのリミット

物語＝語り（narrative）は、心理療法を含め広く治療や癒しにつながる基底部分で作動するものとして、さらには解離や外傷性記憶概念の流布に伴なって（「外傷性記憶」の対概念が「物語的記憶」と名づけられたこともあって）この二〇年ほどの間一種の流行現象にもなって注目された（Sarbin, 1986）。確かにこれによって、あまり注目されなかった苦悩や病態、たとえば慢性の病いや、回復の見込めない病状への援助も模索されてきたのである。

教科書的に疾患概念を学ぶのと同じ比重で、目の前の患者や来談者がじかに経験を語るのを聴き取ることは、臨床人類学の基本である疾患（disease）／病い（illness）の二分法という視点に繋がる。こうした視点は還流して「病いは物語である」（Kleinman, 1988; Good, 1994）とする独特な地平を切り開いてきた。

さてそれでは、語りをたどりながら、ジグソーパズルの失われたピースを寄せ集めるようにして、現実に接地するような全体像を再構成できたらよいのだろうか。それを治療のゴールに据えることができるだろうか。たとえば外傷性記憶や経過の長い統合失調症において、前者では物語的記憶として復元可能であり、後者では「病識」をともなった一貫したライフヒストリーの語りとして再構成できそうだからである。

しかしジャネがその主著（Janet, 1919）の、外傷性記憶を論じた「精神的清算」の部分で展開したように、そうしたアプローチの延長で直接治癒に結びつく場合はごく稀であり、多くの場合は外傷性記憶が癒えるまでの長い時間が必要となる。さらに付け加えれば、その間に有害な複雑化がさらに進まないように気づかうことが重要となるであろう。

八　統合失調症における物語

長期化した統合失調症の場合、このような直接的な物語的関与で病的体験の変容に関わることは可能であろうか。筆者は先に紹介した論文（江口 2000b）で、慢性の統合失調症患者が本当に稀に、予想もしない偶発的な契機、たとえば夕刻の回診時にかわした読書をめぐる話題などから、自らのライフストーリーを滔々と語り出すことがあることを記した。その状態が恒常化すれば現実に再び帰還することができるのではないかと考えるのは当然であろうし、たしかに統合失調症の晩発寛解と呼ばれるものにはそういう要素があると思う。

そうした語りが姿をあらわす特別な「時」を、樽味（2006）は「統合失調症者の『素の時間』」と呼んだ。だがそれをきっかけにして、先の外傷性記憶の場合のように、全体のストーリーが発掘され、その延長で直接治療に結びつくと考えるとしたら、樽味が緩やかに指摘するようにそれはミスリードであろう。樽味はこう記している。

それ（慢性の統合失調症者の「素の時間」の語り）は、「突き詰めてはならないようななにかのきっかけでこちらにふと向けられ……（中略）……少し名残り惜しい感覚をこちらに残してそのままふと閉じられていくように思われる。そして操作されるべきものでもないのかもしれない」［同上 p.40］と。

では、一体ここで語られているものとは何なのだろうか。それは当人にとってきわめて重要な何かである。発病時やその周辺の重大な葛藤を含む語りであることはまちがい。私たちはここで、精神科治療の、あるいは心理療法の重要な側面に出会っていることになる。それは言葉のやりとりを含みながら、それを超えた非言語的な部分で治療的なメカニズムが作動しているということなのである。さらに誤解を懼れず言えば、患者が「治る」のは理論や視点によってではないということである。治った患者はそのライフストーリーを語るかもしれない、病識を獲得するかもしれない。しかしだからといって、それらを語ること、あるいは合理的な認識を獲得することによって治癒にいたるのではないということなのだろう。そこにはジャネの言うように、時間という「治療の匠」(Janet, 1919, tome II, p.286）の、迂回した間接的な介在が必要なのである。

まとめ

他者の経験や内面を理解し、それらを記述するというのは不思議な作業である。時には当人もその事実をとらえられず、あとになって少しずつ出来事として析出してくることもある。臨床における理解や記述とは不可能に近いものだ。だから、と樽味は言う。その記述をさせてもらう感覚を大事にすべきだ。それゆえ記述はきちんとなされるべきだ、と。樽味（2006）の言う「臨床の記述と『義』」とは、そういうことなのであろう。それは方法でありエチカなのである。

正確で網羅的な報告的記述。これも重要である。しかしその中に当人の経験が生き生きと再生し、それに対する参与者の心の動きの重なるような記述（これを本稿では臨床民族誌的記述と呼んだ）を織り込んでいくことの重要性と可能性について記した。同時にこうした記述のリミットについても言及した。しかしその「リミット」としたものも、長いタイムスパンのなかでは、複雑な迂回路を経て、必ずや治療的な部分に結びつくものと筆者は考えている。

［初出］村瀬嘉代子、岸本寛史（編）『対人援助の技とこころ』（「臨床心理学」増刊第1号）所収、金剛出版、pp.54-59, 2009.

精神科臨床になぜエスノグラフィーが必要なのか

Without a historical and cultural perspective, the field can't see what it is doing.
The eye cannot see how it is seeing.

Philip Cushman（1995, p.300）

はじめに

今日精神医学はますますその関心を限局し、神経伝達物質や分子生物学、あるいは遺伝子レベルのミクロな領域に疾患の本質を見出そうとするかのように展開している。そして精神医学の臨床も、煎じ詰めれば操作的診断学と精神薬理学に収斂するものと考えられるようになりつつある。精神薬理学は、一九五〇年代の向精神薬の登場から半世紀間に飛躍的に進展し、一九七〇年代の抗不安剤「ヴァリウム（Valium）」の流行から一九九〇年代の抗うつ剤「プロザック（Prozac）」まで、北米では一種の流行現象まで引き起こして普及し続けている。デイヴィッド・ヒーリー（David Healy）が多くの精神薬理学者とのインタビューののちに、名著『抗うつ薬の時代（The Anti-depressant Era）』（Healy, 1997）で入念に描きだしたように、一九八〇年に登場した北米の精神医学的診断基準ＤＳ

M－Ⅲ以降、製薬資本の市場戦略と精神医学的診断基準は密接に連携しながら推移している。したがって、精神医学を志す医学生が卒後トレーニングを受け、新たな専門用語や診断枠を知識として身につける時、それはちょうど、乳児が新たに言語を獲得して、慣習的な身ぶりや思考法を身につける過程に似て、媒介する言語と分節化される対象とが一体となって吸収されるのである。特定の疾患に有効な特定の選択的薬剤の優先順位があり、それらは統計学的根拠《エビデンス》をもつという理由で、精神医学的に自明な「事実」になる。そこで分節化され可視化されることで、疾患は実体として画定され、それに効果をもたらす薬剤も、生物医学的《バイオメディカル》な根拠に基づく「科学的事実」として抽出され、社会的現象になって普及するのである。

ヒーリーはこの著作のなかで、オシェロフ（Osheroff）ケースと呼ばれる合衆国の判例を紹介している。これは抑うつと不安の症状に対して、精神療法を中心に長年治療され入院生活も強いられた患者が、のちに主治医を変わって抗うつ薬主体の治療に切替わり劇的に改善した事例である。その際に、精神療法のみによって長年の時間と医療費を空費させられたとして、以前の治療機関であるチェスナット・ロッジ（Chestnut Lodge）――われわれはサリヴァン（Sullivan）の名をすぐに連想するが――の責任を訴えた裁判である。ＤＳＭ－Ⅲ以降の流れを強力に推進してきた精神薬理学者であるジェラルド・クラーマン（Gerald Klerman）は、論文「効果的な治療への精神病患者の権利」を書き、この裁判の原告側の証言台に立って、もっとも「科学的に妥当」で説得力のある臨床エビデンスは、ランダム化比較試験（RCT: randomized control trials）をもとに得られるものでなければならないと論じた。つまり科学的に妥当な客観的治療評価が存在し、ある時代の妥当な治療が確定されるので、それから外れる治療形態を進めた被告側の責任は免れない旨の証言を行ったのである。結局実際は、責任をある程度認めた被告側が和解を申し出て裁判は終わるのだが、これはその後波紋を投げかけることになる。ハーヴァード大学の法精神医学者アラン・ストーン（Alan Stone）は、被告チェスナット・ロッジの説明不足などの問題点を指摘しながらも、精神医療においては、副作用が最小のまま有効な強制的治療が供給されうることはありえないとして、治療的アプローチをめぐって合意が得られないのには理由があると論じた。科学的評価法は一九九〇年にはいまだ確立されておらず、さらに精神分析も外科手術と同様にRCTの評価に該当するものであると述べる。そのうえで、抗うつ薬と精神分析の治療的比較から、前者が科学的に唯一の治療法だと確定する議論に疑問を呈し、クラーマンとの間での論争に発展したのである。

クラーマンは、一九九二年のその死の直前に、長いあいだの同僚であるDSM推進派の中心人物であったマイケル・シェパード（Michael Shepherd）に、このオシェロフ裁判での証言とその後のストーンと論争で、自分の展開した議論が精神科医の同業者たちから大衆的な支持を得られなかったことが打撃になったと告白したことをヒーリーは記している。

そしてこの著作の結論部近くで、著者のヒーリーは、こうした精神医学の今日的な問題点を省察し乗り越えるためには、現在医療界を席捲している観があるエビデンスをもとにした医療（evidence-based medicine）ではなく、個人の語りを医学的治療手段として再統合しようとすること――こうした声は医療人類学をはじめとする論考から発展してきていると彼は記している――の重要性を論じている。つまり「whyを問うことが少なくともhowを問うことと同様に重要であるという議論」［Healy, 1997, p.253］が重要だとして、治療の物語的側面に言及しているのである。このオシェロフ裁判をめぐる論争や、ヒーリーの議論には、二〇世紀後半から二一世紀の精神医療と精神医学のかかえる重要な問題のほとんどが凝縮されているように思われる。

一　西欧的「典型」と非西欧的「亜型」をどう考えるか

一九世紀の神経病学者、シャルコー（J.-M. Charcot）は、非常に複雑な病像を呈するヒステロ＝エプレプシー（hystéro-epilepsie）を記述する際に、その「典型像（type）」を抽出することにこだわった事実はよく知られている。典型像と非定型的な「亜型（formes frustes）」を識別し、その典型を描き出し可視化すれば、亜型病像もその応用としておのずから理解可能になるとした（Charcot, 1889）。こうした視点から、ヒステリーの四段階や、催眠の三状態を、電気生理学的差異を有した確固とした段階として図像化したのである。日本近代の神経学者や精神医学者、たとえば三浦謹之助や榊保三郎は、こうした西欧で描かれた典型病像を東洋のローカルな土地で観察される亜型と比較することに関心を抱き、比較文化的視点を形成したといえよう。パリ留学から帰国後の三浦は東北地方の「首下がり病」を調査し（三浦 1994）、ベルリン留学途上の榊がイムやラターを現地調査した（Sakaki, 1903-1905）のはこうした動機による。彼らの視点は、西洋の典型像をもって応用問題としてのアジアの非定型病像の謎を解くものであったが、この時代の研究者が今日と比べて、まだ広い視野に立つことが可能だったのは、彼らが専門の一疾患に限局されない総合的視点の獲得を要請されていたからであり、その記述に際して直接対面して観察し描写することを、つまりは一種のフィールドワークを前提とした点であろう。

二〇世紀の後半に精神医学領域でいくつかの新しい障害が提起された。なかでも一九七〇年代にはなかったもの、たとえば心的外傷後ストレス障害（PTSD）、解離性同一性障害（DID）、注意欠如多動性障害（ADHD）といった、いずれも英語の頭文字で短縮して表現される障害がすぐ思い浮かぶ。これらの診断枠の普及過程で顕著なのは、その診断に限局した多数の事例を集めた基礎研究であり、多くはそこから抽出した診断尺度《スケール》を用いて潜在例の診断に役立てようとする傾向である。そして特別な病因論と治療法を付加することでその専門的な治療技術を提供することである。この結果一般の臨床家が具体的事例と向かい合った際の、診断上の疑念や躊躇はスケール使用という間接性によって取り除かれ、それまで異なった診断をつけられていた事例への再診断で、その潜在的な症例数は飛躍的に多く見積もられるという経過になる。

精神科の臨床をした者なら経験するように、診断でも投薬でも本当に典型的に適合する例がある。十数年前、都内の繁華街で暴漢に襲われ、以降悪夢や睡眠障害を含む多様な症状に悩まされ就労もできなくなった女性の診断を外傷性ストレス障害としたが、当時はこの診断はほとんど流布しておらずまったく障害として認められなかった。今日だったら十分に考慮されたのではなかったかと思う。また、親からの虐待による典型的な解離性同一性障害と診断される人もいれば、まったくそうでない理由で人格の解離を呈する人もいる。あるいは、ＳＳＲＩが本当に奏効して、他の抗うつ薬で改善しなかった長いうつの曇り空が数年ぶりで晴れたと心底から感謝されることがある。その一方、どうしても眠けや倦怠感が残り、もとの三環型の抗うつ薬がやはりいいと言われることもある。典型像を手に入れたと確信すると、その図式で臨床事象のすべてを説明し、多様であいまいな諸症状のすべてをクリアに横断できるように夢想しがちである。精神疾患はすべてＰＴＳＤではないかという議論も生じることになる。しかし実際はそのようなことは決して起こらない。典型像の周辺の多様な事例に当たっていくと、隣接する疾患と混じりあい、複雑な亜型が数多いことに気づきはじめ、その典型像の根拠さえあいまいになっていく。個別的な事例群とはそうしたものではないか。

量的研究や統計処理、評価尺度や診断スケールなどの使用は、今日の臨床研究で説得力をもつ手段として標準化されている。それは自分の関わった具体的臨床例よりも「真実」に近いものを提供するものと考えられている。しかし本当にそうなのか。それは逆に他の障害との関連性を欠いた狭義の疾患を、対面状況で得られない一般性や間接性を強調するために、事例の多様性が促す反省的思考を切り捨てる結果になりはしないか。そしてさらに重要な点は、こうした基本的には生物医学的《バイオメディカル》な図式化を伴う定義がなされたあとで、やはり文化的・社会的視点が必要であることが付け加えられ、研究者はいくつかの修辞学的な操作を行おうとする。たとえば精神病理学領域で依然として支配的な、疾患の生物学的構成の核心部をなす、病像成因的（pathogenetisch）要因と、文化的・社会的で周縁的な病像形成的（pathoplastisch）要因の二分法（Birnbaum, 1923）がそれであり、近年ではこの二分法を横に引き伸ばしただけの、「生物－心理－社会的（bio-psycho-social）」（Engel, 1979）という、しばしばまったく無批判に使用される図式もこれに相当する。これらは、人類学者のギアーツ（Geertz, 1984）が批判的に描いた「生物学のケーキに、文化の粉砂糖を振りかけた」という図式を越えるものではない。つまり確固とした生物学的な疾患単位《エンティティ》があって、それを取り巻いて派生的な心理的・社会的問題という外皮が被っているというもので、リトルウッド（Littlewood, 1986）が「マトリョーシカ人形（Russian doll）」型あるいは「アーティチョーク（artichoke）」型の先入見《バイアス》と述べたが、基本的には生物医学を中心に置く視点であることを忘れてはならない。今日常套的に見られるのは、こうした特定の疾患図式を保持しながら、生物医学的核心に社会・文化的文脈を無理やり接木《つぎき》しようとする事態なのである。

典型－非定型の問題は、さらに複雑な文化的問題と結びついている。それは、典型例の示すふるまいが、その枠を超えて集団的なものへと伝播、拡散されていくことである。たとえば、マレイ地方で典型的に見られた文化依存的な驚愕反応とされる「ラター（latah）」やアイヌの「イム」において顕著である。これらの類似性はそれぞれ、今世紀はじめにジル・ド・ラ・トゥレット（Gilles de la Tourette, 1884）や榊（Sakaki, 1930-1905）が記述したものだが、特定の人物が刺激語や驚愕によって人格変換、命令自動、カタレプシー、汚言といった一連の症状をきたす反応である。こうした典型的な反応を呈する中核群を記述するのは可能であろう。しかしここで注目するのは、その中核群の周囲に典型像には至らない亜型群があり――たとえば「役割ラター（role latah）」（Simons, 1985）「遊びイム」（高畑・七田 1988）――、それらは典型像のふるまいを真似ているうちに真性のラターやイムの一連の行動を起こしてしまうという現象である。マトゥラーナとヴァレラ（Maturana & Varela, 1984）は、脊椎動物に特徴的な本質的能力である「模倣」について述べている。これは、相互行為が個体を超えて集団に広がる現象で、彼らはこの模倣を文化の原基だと主張する。典型像が絶えずその周囲の亜型群に作用し、この「模倣」を介して全体に伝播、拡散していく過程は文化理解の重要な側面であろう。シャルコー（Charcot, 1889）が、典型像の記述の際に、たえず排除しようと躍起になった「神経的擬態（neuromimesis）」や「模倣（imitation）」と呼ばれる現象こそ、じつは生物医学的《バイオメディカル》な疾患の「核心」と文化的な「辺縁」という図式を覆して還流するもっとも重要な部分だったのではなかっただろうか。

こうして考える時、臨床的リアリティとして重要な事実は、bio-psycho-social の各側面から接近すると、横断的な統一的理解が生み出されるということではなく、bio-, psycho-, social- のそれぞれの提示する像が、時には相互にまったく矛盾するリアリティとして、時には部分的に重なって切り出されるという側面なのである。単一のリアリティとして横断できない、相互に矛盾をはらむ複数の現実を、どのように全体性の中に取り入れて、折り合うようにさせていくのかが問題になるのだ。

二　文化精神医学再考

臨床と文化とはどの地点で交錯するのか。そして今日の医療とくに精神医療の領域で、ストーリーや語りに重点を置いた民族誌的《エスノグラフィック》な視点がなぜ決定的に重要なのか。以下ではこうした点に焦点を当てたいと思う。文化精神医学や民族誌《エスノグラフィー》といっても、エキゾチックな事柄を扱うわけではない。ここでは、臨床場面でのやりとりや会話の断片に凝縮して現れたり、あるいは臨床上の会話の誤解や齟齬のうちに端的に露呈される事柄が中心になる。

私の論点は、病いや障害が語られる場面で頻回に問題になる、医療者の側から見ると「異質」に見える論理やふるまいが、逆に肉体をもった、患う者の「声」に耳を傾け、医療者の視点を滑らかな臨床的リアリティにではなく、病いや障害という「ザラザラとした大地に戻る」（Wittgenstein, 1953）ことに向ける契機になるのではないかということである。現実の治療場面では、患う者が医療に対して抱く必ずしも肯定的でない感情や抵抗が引き出され、それによって医療者側のネガティヴな感情が増幅される場合が往々にして見られる。時には治療関係が寸断されることも生じる。これらは例外的な出来事ではない。医療現場の医療者－患者関係の現実を如実に反映した、本質的なものであるように私には感じられる。

近年、文化精神医学や医療人類学の分野で頻回に主張される「文化的感受性（cultural sensitivity）」や「民族誌的感性（ethnographer's sensibility）」（Kleinman, 1999）、あるいは臨床場面において語りやストーリーを重視するアプローチ（小森ほか 1999）は、通常の「自文化」とされる臨床場面や調査過程で、「whyを問う過程として」あまねく生かされねばならないものと考えられる。ここで論じるのは、こうした方法がどうして必要なのかということなのである。

これまで、自分の直接観察している病像が、特定の時代の文化・社会的背景をもとに成立したものではないかという疑問に、数多くの臨床家が逢着した。それは精神医学でいえば、疾患や症状を体系的にとらえようとしたすべての精神科医が出会った疑問であろう。目の前の「出来事」のどこまでが病理の普遍的な相で、どこまでが文化的・時代的なアーチファクトなのか。これらはエスキロール（Esquirol, J.E.D.）やクレペリン（Kraepelin, E.）をはじめとし、先に記した日本の近代神経学や精神医学の創設者がまず直面しなければならなかった事態であった。それは端的には、近代西欧の病理学体系という「典型」を基準に、土着の「亜型」の病態を再解釈しようとする、「迷信」や「憑依」を病理学化する戦いとなって現れたのである（江口 1987; 1996b）。

その後（比較）文化精神医学という領域が生まれたが、主要には異文化間における病像や経過の相違や、特異的でローカルな症候群の解釈が注目された。一九七〇年代になって、伝統的な二分法（pathogenetischとpathoplastisch）を基礎にもつ文化精神医学、比較精神医学は徐々に姿を換え、ウイットカウアーとプリンス（Wittkower & Prince, 1974）がトランスカルチュラル精神医学を提唱し、ドゥヴルー（Devereux, 1980）の民族精神医学（ethnopsychiatry）が出現し、七〇年代の人類学的精神医学に結びついていった。この時点で問題化されたことは、従来の生物学的基礎をもつ精神病理と、それを修飾する文化的夾雑物という図式ではなく、それらを観察し記述する「中立」とされた観察者が観察対象に与える影響についての省察であった。観察者の主観性が、観察することによって対象の系に与える影響を考えるべきであるとドゥヴルーが述べた時、あるいはマーフィー（Murphy, 1977）が文化精神医学はまず自国・自文化で行うべきだと提言した時、さらにはクラインマン（Kleinman, 1977）が、中国のうつ病をめぐる欧米の研究者の言説を取り上げて、そうした枠組がない場所に自文化の疾患カテゴリーを持ち込み、西欧中心的な解釈を加える行為を「カテゴリー錯誤」として批判した時、観察者自身がかかえた文化が問題になったのである（Gaines, 1992; Hahn & Gaines, 1985）。

三　臨床民族誌——なぜ臨床場面で民族誌が必要なのか？

私はこれまで、一九七〇年代以降開花した医療人類学によって、従来の文化精神医学の軌跡が大きく変化したことを何回か紹介した（江口 1996b; 1998）。それ以降の四半世紀間で、この領域はさらに発展を遂げ、単一の展望が不可能なほどに多様化している。当初の解釈学的な「説明モデル」や「意味を中心とするアプローチ」あるいは批判的医療人類学などの枠組みも急速に変貌しつつある。今日数多くの医療人類学者は、遺伝子治療や臓器移植をはじめ、医療の先端領域に深く進入し、生物医学《バイオメディシン》の批判的人類学や、科学的言説をめぐる人類学を展開している。

こうした多様化し細分化をとげる経緯の中で、私は依然として、「説明モデル（explanatory model）」アプローチ（1980）から『病いの語り』（1988）を経て『タナー講義（The Tanner Lectures）』（1999）にいたるアーサー・クラインマン（Arthur Kleinman）の道筋と、「意味を中心としたアプローチ」（1981）から『医療・合理性・経験』（1994）や「臨床的語り」（2000）にいたるバイロンとメアリー＝ジョー・グッド（Byron & Mary-Jo Good）の議論とを、二〇世紀の医療人類学が切り開いた画期的な視点として位置づけておく必要があると考えている。この両者に共通する視点は以下のようにまとめられるであろう。

①病いの経験の理解には、心理的理解の背後に、“sociosomatics”（Kleinman & Seeman, 2000）や「社会的苦悩」（Kleinman, Das, Lock, 1997）などを視野に入れた、社会的・政治的文脈に及ぶ「厚い記述」が必要であるとした点。

②当初の文化相対主義的で意味論的なスタンスから、物語論的視点を大幅に取り入れ、病いは物語的構造をもち、「臨床的作業はethnographicな語りにもとづいてモデル化できる」［Kleinman, 1999, p.416］とした点。

③関与者に自己省察的な“ethnographer's sensibility”を付与し、“moral discourse”として臨床的相互行為を考えるように誘う点（Kleinman, 1999）であろう。

私はこうした視点を「臨床民族誌（clinical ethnography）」（江口 2000b; Good et al., 1985）と呼ぼうと思う。それによって、臨床場面をとらえる際に重要な、複数の「異言語混淆的」（Bakhtin, 1981）視点を浮かび上がらせ、一見すると相矛盾する視点の間を縫うように往復することで、より「厚い」個別的な事例の臨床的リアリティに至ろうとするものである。これは、早急に単一の現実に着地することを回避し、迂回路をとる方法と思われるかもしれない。だがこうした迂回は、われわれが、つねに関係の函数として変化する対象の理解の途上にあり、そうした理解はつねに時間や共感の度合いとともに変化しうることを示すものだ。クラインマン（1995）が病いの経験の三角測量——つまり文化表象、集合的過程、主観性を三辺に据える全体としてとらえること——を提唱し、心理的＝主観的経験の背後に広がる身体性とモラルへの注目を呼びかけたのもこうした経緯がある。このような方法は、複数の異なった方法を媒介にしながら、批判的でもあり、また自己省察的でもあるような、つまりは臨床場面で〈語り－聴き取る〉ということが一種の臨床的方法でもあり、また医療者の姿勢を映し出すことにもなるものではないだろうか（江口 1998, 1999c, 2000b）。

【事例Jさん】入院治療に際し「問題」化する事例

私がこうした民族誌的視点の重要性に気づいたのは具体的事例を通してである。その一部はすでに紹介したが（江口 1993）、ここでは私が臨床経験の浅い時期に出会い、比較的長い治療経過の後、次第にこうした聴き取りに自覚的になっていった事例を示したいと思う。

Jさんは、一六歳から二四歳までの間に一〇回ほどの精神科の入退院歴をもつ女性である。私がはじめて出合ったのは当人がまだ高校生の頃であり、初回入院後の外来においてであった。初発時は高校一年の学期末で、同級生皆が自分を馬鹿にすると被害的になり、次第にひきこもった末に授業中に突如大声で怒鳴りだし激しい興奮状態が続いて入院になっている。前医は初発の統合失調症を疑っていた。初診時は診察室中を跳ね回り、かと思うと机の下に潜り込んで陶然と何かに耳を傾ける様子が交互し、対話性の幻聴、思考伝播、妄想気分、妄想知覚、夢幻様状態、精神運動興奮などの多彩な症状が記載されていた。その後もJさんは急性錯乱を思わせる激しい興奮状態で入院することをつねとしたが、数週間でいずれも急速に改善し、回復するともとのユーモラスで思いやりのある女性に戻った。

私は数回目かの入院時にJさんを非定型精神病〔いわゆる満田サイコーシス〕(鳩谷 1976) と考えるようになった。対人関係に敏感で攻撃的な性格、月経などによる身体的負荷の大きな関与、一過性・周期性の急性錯乱と夢幻様状態、人格水準の低下を残さない短期で急速な改善、容易な再発可能性などがいずれも典型的な臨床像として合致したからである。このように記すと治療者としてその都度いだいた葛藤は表現されないが、当初の数年間、主治医としてJさんの治療に当たることはかなり負担に感じられた。入院時必ず保護室隔離を要するほどの激しい興奮や医療者への攻撃性が吐き出されるのは仕方がないが、くり返し当惑させられたのは本人や家族の医療への姿勢であった。たとえば隔離を要する急性期に母親から奇妙な差入れが持ち込まれた。酵母入りのクリーム、飲料水といつわった神水などである。そして多少改善しかかると早急な退院要求が出された。そしてどうやら外泊時には医療者には内緒で宗教施設に通わせているようであった。

非定型精神病の特徴である再発可能性や、予防的な服薬の必要性についてくり返し説明したが、外来通院は長く続かなかった。そして家族も服薬の中断を勧めているらしい。しかもその後本人の再発に直接結びつくような重要な決定については何一つ主治医である私に知らされることがなかった。遠隔地の大学への単身の入学、そこでの恋愛と失恋、病歴をひた隠しにしての結婚など、まったく語られないのである。その都度本人の激しい再発に結びついて、しかも悪化してだいぶ経った頃、手におえないぎりぎりの状態になると突然時間外に病院に連れてくるのである。Jさんが急性期にひとしきり家人への攻撃を爆発させるのも理解できる気がしたが、鍵になる母親は教養ある女性であり、父親も周囲の農村社会とは異なる大企業に勤める会社員だったのである。

その頃私は、ある山村の憑依事例をめぐる民族誌的調査（江口 1987）を行っていた。それは叔母と甥にあたる事例で、二人の複雑な憑依症状のルーツをたどると、歴史的で文化的な文脈がその症状と分かちがたく絡みあっていることが明らかになった。病状には直接関係のない山村特有の宗教儀礼や山の民の独特な慣習や心性、あるいは中世の婆娑羅《ばさら》大名やその地ゆかりの狂言、さらにはそれ以前の土着文化と渡来文化の葛藤を反映した神話群が、この村人の心性や語りの原型を形作っていて、これらが目の前の狐憑き事例の症状や経過にしっかりと織り込まれていたのである。

こうした文脈から改めて考え直すと、Jさんの一連の経過も、症状なのか、家族の問題なのか、宗教的経験なのか判然としない複雑な事態であることに気がついていった。そしていずれの例も、医療の側から見るとこちらが当惑する誤解や齟齬、あるいは会話上の断片を手がかりにして、その重要な部分が徐々に明らかになっていくのが実感できた。それはたとえば他の事例もまじえて一般化するならば、入院時に隠されて持ち込まれる多様な護符や供物や神水に具現化され、いずれも病いに先立つ重要なエピソードは隠されたまま、家族は治療上の不満を述べ「もっと早く直せ」「まだ直らないのか」という要求がくり返された。頻回の外泊要求は宗教治療につながり、服薬・治療中断が奨励されるのである。こうして早晩医療スタッフが当惑する「治療コンプライアンスの悪い」「問題家族」となった。

数回目の入院時に、ほとんど偶然の会話から、母親に対して「Jさんはどうしてこうなったのだと思いますか」という質問をしたことがあった。すると予想もしなかったことだが、母親が突然涙を流して溢れるように語り出したのは、母親本人のライフヒストリーであった。それは夫の単身赴任時と重なるが、高い家柄だった母方祖母が脳溢血で倒れた話に遡る。近所の人の勧めで某新宗教を訪れ、患部に手をかざす「浄霊」という行為を習得しそれをすることにより祖母は改善したという。それ以来、祖母と母親とJさんはその教団に通いつめ、機会があると三人で交互に浄霊して穢れを取除いた。穢れがあると手掌が熱くなるのを皆共通に体験したという。母親は婚家で姑との関係も含め緊張が続き、夫からはつねに叱責され長らくやり切れぬ気持に苦しんでいたという。娘(Jさん)の不登校傾向も母親の責任だと責められ、すがるように教団へ通いつめた。それは祖母から「浮草信仰」と呼ばれるまでに発展し、A教団がよいと聞けばそこに行き、B教会がよいといわれれば娘をその合宿に通わせるものだった。頭皮にできものができた時は別の「お大師さん」に診てもらい、病院で切除するのがよいという「適切な」指示によって外科を受診し「一命を取り留めた」とのことである。祖母は何か重大事があるといつでも信仰の話をするほど宗教に傾倒していた。「一九九九年に何かが起こる。汚い者が滅びる大掃除が起こる。二一世紀はきれいになる」が口癖だった。母親の姉（Jの伯母）も熱心な信者になった。Jさんが中学三年の時その伯母の夫ががんで亡くなったが、祖母が中心になって病室で浄霊をして伯父が安らかに亡くなっていったのを家族皆で看取っている。Jさんの精神科の初診時も祖母は連日熱心に浄霊をしたのだという。

事例Jさんの考察と臨床エスノグラフィー

この事例について多様な考察が可能であろう。たとえば、この家族にとっての穢れと浄化という問題、かつての高貴な家系とその凋落、三代にわたる女性の葛藤の問題、現世否定と宗教的経験および救済という問題、これらは有機的に結びついているように思われる。あるいは非定型精神病としての典型的精神病理や、「メッセンジャーとしての母親」（小出 1992）という家族の類型化も可能であろう。

しかし何より重要だと思われた点は、本人の疾患とは直接関係のない話題から突然語り出された母親のストーリーによって、本人や家族の「治療抵抗性」も含む一連の事態が「ポップアップ絵本のように」(Cushman, 1995) 私の目の前に浮かび上がったことである。なぜJさん一家が医療をめぐって奇異な行動をとるのか、どうして治療抵抗的に見えるのか、なぜ再発を承知で予防策を講じないのかを、共感をもって聴き取ることが可能になった。彼女たちにとって、それはJさんの精神的な病いであることを越えて、三世代の女性にとっての葛藤と穢れと宗教的な救済という問題だったのである。

さらに注目すべきことは、そうした話を聴き、しばらく後に本人にも母親の語りの文脈を提供することで、それまで何回か試みたが、回想するだけで苦しくなり語りだすことができなかった初発時の経験をJさん自身が初めて語ることが可能になったことである。そして、一家の物語を含んだ、まとまったストーリーとして共有されることになった。

発病時の体験をJさんは以下のように語るのであった。

「顔の事を気にしたり、人間関係で悩んでいた。寝られないでいらいらして毎日浄霊してもらっていた。学校を休んで芸能人の自伝を読みながら、独りこたつにはいっていると背後の南側の窓からものすごい光が入って来た。すごい強い光なので振り向けなかった。五分ほどそれが続いたか、背中が焼けるように熱くなっていった。部屋の北の壁には光が当たって自分の影が見えた。自分にスポットライトが当たって急に声が入ってきた。その芸能人が実の父で今の父親は暴力団とか、母も違うと。自分が芸能人になったようで衛星中継されているようだった。身体が巨人のように大きくなったり、縮んで小人のようになったり、大小二人の自分になった。神から連絡があり自分が選ばれて神に遣え、二一世紀まで生き延びることを理解した。それからはうれしくなって踊って騒いだ。家族の写真をばらまいたりしたが祖母は黙って浄霊し続けた。家全体が中継搭なのでレコードをかけて騒いだ。怖いという感じよりもワクワクして何でもできそう、夢を見ていたようだった。」

ここで私が偶然に行ったのは、家族療法家の言う「リフレーミング（reframing）」といってもいいし、「ストーリを読むように」（土居 1977/1992）展開する精神療法過程とみなしてもいいものだろう。あるいはサービン（Sarbin, 1986）の編集による、八〇年代以降の物語論の嚆矢となった画期的な論集『Narrative Psychology』の副題が語るように、「人間のふるまいはストーリー化される性質をもつ」と言ってもよい。行為には多義的な意味、多様なストーリーの可能性が含まれているが、何らかの文脈を与えられることで特定のストーリーに結晶化し、前後の時間経過に結びついて語りうるものになる。Jさんは症状としてはストーリー化できなかったが、家族と共有された経験としては、言語化し物語ることが可能になったのである。

のちに気がつくが、クラインマンら（Kleinman & Seeman, 2000）が、病いの経験を引き出すために定式化した七つの基本的な質問と私の問い方は重なる。それは、「その問題を何と呼びますか」「それは何が原因で起こったと思いますか」をはじめとする簡単な問いかけである。母親の語りは、本人だけが特定の疾患を持つ患者ではなく、家族全体の「苦悩の慣用表現」の一部であるような重要なストーリーである。それは一種の家族神話のような宗教的物語となり、Jさん本人はこうした全体を調整する重要な役割を長い間果たしていた。そして、その皺寄せがいずれは本人に現れるのでないかと家族の中でも考えられていたというのである。

こうした過程をふり返る時、医療的関与によってJさんの症状はそのつど改善されてはいたものの、その病いに凝縮された一家の苦悩や変調という経験には何ら応えていなかったことがわかる。つまりJさんの「病状」でもあり、一家の複雑かつ多様な「苦悩」でもある全体を調整することが求められていたのである。そのためには、多様な問題を含み込む緩やかなストーリーを共有し、その中での「治癒」を考えることが必要だったのであろう。臨床経過で転回点となっているのは、家族の物語やそれらを取り巻くストーリーを共有することで、本人や母親の世界に入り込み、漠然とした医療への不安や抵抗という事態を含めて、ある程度「内側から」了解できるようになったことである。家族の「不可解な」ふるまいの背景がひとつのストーリー化したものとして見えるようになる時、頑なに見えた医療への抵抗的態度も変化し、それも含めた医療者側の共感の質も変わるように感じられた。つまり「コンプライアンスの悪さ」とされる問題は、相手の非合理性や無理解ではなく、相互行為的なレベルでの齟齬という物質的根拠があるということなのである。

エリック・キャッセル（Cassel, 1985）は、治療者－患者間の会話を論じた著書の中で、患者の話にはしばしば相矛盾する主張が含まれることに考察を加えている。同一の会話においてさえ、自分の症状を全否定したかと思うと、かなり苦しいのだと言ったりもする。あるいは病気ではないと主張することもある。キャッセルはそうした相矛盾する言表が語られる場合、そのいずれをも論理的で、一貫し、道理にかなった（legitimate）ものとして、注意深く傾聴する必要があると述べている。あるいは松澤和正（1998）の挙げた、入院を拒絶しながらも長い説得の末に、ふるまいとしては入院を認めている事例などもこの例であろう。精神科の治療では、文字にはなりにくいこうしたレベルの相互行為が重要な位置を占める。患者の自律性や、診療記録や文書を軽視するのでは決してないが、この文字にならない相互行為のレベルに治療の主要な契機が隠されているように思われる。

今にして思えば、Jさんの治療でさまざまな齟齬が明らかになった初期から、医療とは異なる「もうひとつの文脈」が露出していたことがわかる。それらを有効に聴き出すことができず、医療に抗する問題行為としてのみ片付けてしまっていたに過ぎない。こうした齟齬や軋轢こそ逆に言えば臨床民族誌的アプローチが有効に機能する出発点なのである。

四 「難民」問題の重層性

臨床上の齟齬がさらに顕著に生じるのは、エスニシティや言語を異にした臨床場面においてであろう。DSM－Ⅳの文化診断の項をめぐって、文化精神医学者や医療人類学者がくり返し警告しているものに、少数民族集団への過剰診断（over-diagnosis）という重要な問題がある（Mezzich et al., 1996）。一九七〇年以降、精神医学の領域で頻繁に取りあげられるようになった難民問題も例に事欠かない。難民キャンプや異文化環境下の生活を強いられる苦境についてはすでに数多く論じられているが、具体的に臨床場面に「難民」が現れる時、はるかに多様で深刻な、複雑化した問題が持ち込まれることになる。

アン・ファディマン（Anne Fadiman）はラオス山岳部のモン（Hmong）の人々のサンフランシスコへの難民のケースを、民族誌的手法を用いて一冊の書物をまとめている。『精霊が取憑いておまえは倒れる（The Sprit Catches You and You Fall Down）』（Fadiman, 1997）は、その副題が表すように、「モンの子どもとアメリカの医師、そして二つの文化の衝突」についての詳細な記述である。モンの難民である一家の乳児リア（Lia Lee）が生後三カ月から発作を起こし、医療機関では難治性てんかんと診断され、さまざまな誤解や齟齬に取り囲まれ、入院や救急や再入院をくり返し、その重積発作や瀕死の状態をも含む、錯綜した過程が描き込まれている。そこでは難民や異文化間医療をめぐる問題のすべてが示されている。モンの人々の自然観や疾病観、彼らのことばや心性、何らかの契機で魂が失われて（soul loss）生じるという伝統的な病因論と現代医学の対比、彼らの北米の医療や服薬への当惑した態度などである。

一方で、合衆国の医療者側の医療観、そして相互の齟齬が次第に拡大して、際限のない不安や苛立ちを生みだす過程も、その診療録や関係者の発言、さらには具体的な処方内容まで含めて綿密に再構成されている。見知らぬ土地の医療制度にただただ当惑し、英語もわからず、「soul loss」によるものと考えながらも発作に苦しむ子どもを黙々と救急に連れてくるラオス難民。病状や服薬の説明を何回説明しても何ら手ごたえがなく、容易に抗てんかん薬を中断され、重積状態の発作を引き起こすことをくり返す親にごうを煮やし「幼児虐待」だと提訴して患児の公的保護を申し出るまでにいたる医師。実際にリアの保護が施行された後での後悔や悲嘆。どちらも言語的な交流と相互理解の欠乏から、お互いの虚像ばかりを肥大化させてしまう。一方は北米の医師が患者の脳を採集しているのではないかと疑い、他方は正確な年齢さえ確定できない難民に当惑し、彼らの伝統的な習俗を知るはずもなく、ラオスの難民は産後の胎盤を家に持ち帰り、調理し食らう者だという観念を培うまでに至る。相互の理解を超える「絶対的な他者」として現れていることになる。

こうしたさまざまな誤解の障壁をくぐりぬけて、ファディマンのインタビューが成功し、読者を揺さぶる「厚い記述」（Geertz, 1973）を可能にしているのは、著者が彼らの世界の中に入っていこうとする際の敬意に溢れた姿勢と低い視線であろう。ファディマンはいくつかの民族誌にあたって、彼らの生活や心性を理解し、敬意を失わずに接近しようとする。それは着座、挨拶、食物への態度にまでわたっている。そしてこの少数の難民である部族との会話から、大きな意味や影響を受け入れることを厭わないばかりか、そこに歓びと新しい知のあり方を見出そうとまでしているのである。これが「民族誌的感性」というものであろう。相手を分類するのではなく、そのもの自体の独自な価値のなかに入っていこうとすること。私はこうした視点が、今日の精神医療の場においてもとりわけ重要だと思うのである。

五 物語ることの諸機能——今日の精神医療の「心理学化」と「社会化」

さて今日、語りやストーリーを中心に据えた治療論が数多く提出されている。それは従来の固定的な医療者−患者関係を中心に据えた治療技法を超える、多様性、横断性、個別性を有するものとして特徴付けられる。しかし一方で、語りもまた類型的なものに凝縮する傾向をもつことも事実であろう。ウィリアムズ（Williams, 1984）の慢性関節リウマチ患者の典型的語りや、アーサー・フランク（Frank, 1995）の再建、混沌、探求という語り、ロビンソン（Robinson, 1990）による多発性硬化症患者の regressive, progressive, stable な語りという類型化がある。医療人類学者マッティングリー（Mattingly, 1994; 1998）の提示する「プロット化」も、特定の治療的プロットを単に外側から与えるものと受け取られかねない危険をはらんでいる。

一九八〇年に発表された北米の診断基準ＤＳＭ−Ⅲの普及への反動形成のように、社会的な視点を臨床に大幅に取入れる議論も広がっている。ＤＳＭ−Ⅲ以降登場したＰＴＳＤをはじめとする「新心因論」は、こうして従来注目されなかった問題や障害に焦点を当てることで、新たな対象に救助の手を差し延べることを可能にした。それは一方で、さまざまなメディアが後押しする「政治的に正しい」社会通念を摂取する形で推進され、「暴虐に満ちた社会」というイメージを流布させつつある。そしてその際に多くの治療場面で、当事者の自発的な語りや自己表出が治療の糸口として大幅に取り入れられている。ナラティヴ・セラピーをはじめとする治療技法としての物語論（小森ほか 1999）の普及も、これまでの、治療場面の力関係に無関心な、実証主義的、科学的パラダイムへの強固なアンチテーゼとして提出されたものである。

物語ることはこうした可能性をもつ一方で、出来事を覆い隠してしまう傾向をもつ。物語ること自体、じつは語ってはならないものを身につけることから成り立っており、言語はしたがって、表出機能と同時に抑圧機能を有するのだとビリグ（Billig, 1999）は主張する。そしてその際に描かれ、解釈され、語り出される多くの物語は、個性的な物語と銘打ちながら、その画一的な語り口や解釈に行き着いてしまう危険性をもつ。語りのもつ可能性と同時に、その抑圧機能をどう回避するかが問題となる。今日流布する物語的治療論の限界は、治療関係の外側に対抗すべき諸悪や暴虐に満ちた社会を想定するために、治療者のあらかじめ所有するイデオロギー的な部分はまったく疑問に付されない点にある。これにはさらに政治的・倫理的な正当化による補強が必要なために、中心的な部分では伝統的な精神医学と軌を一にする戦略をとってしまうことになる。つまり狭い専門領域に自らを限局化し、その疾患特異的な病因論と治療論を記述し、ＤＳＭをはじめとする世界的な市場でのその「典型」概念の流通を押し進めようとする。治療的な関係こそが唯一の「自由な空間（free space）」（Herman, 1999）なのであって、その外部には多くの害悪をもたらす社会が蔓延しているという図式である。

こうした視点ははたして、クラインマン（Kleinman, 1995）が二〇世紀末に支配的で、回避すべき三つのイズムとして挙げた、ethnocentrisn, medicocentrism, psychocentorism のうちの、後二者の問題を超えることが可能だろうか。われわれが先に見た文化精神医学の問いを満たすものだろうか。とくに今日支配的な精神療法的前提、つまり精神療法が、催眠＝暗示という歴史的文脈から派生してきた経緯を十分に越えた理論になっているのだろうか（江口 1999a）。フランスで主要にはアフリカ移民の民俗精神医療を進めるトビー・ナタン（Nathan, 1998）は、精神分析を含めたこうした「心的装置」を前提とする治療を、憑依や呪術などの伝統的な病因論と比較しながら、

「心的」治療とは、治療者の信奉する特定の議論に患者を「洗脳」することに他ならないと批判したが、まさにそうした側面が抜け落ちてしまうのである。精神療法はどのような形のものであれ強固な副作用をもつ。その「洗脳」や暗示と背中合わせの精神療法を脱構築することがこの時代の精神科治療を論じる際の核心になるであろう。

クッシュマン（Cushman, 1995）は、今日までの北米の心理療法の歴史を批判的に論じた後で、従来の二者関係をもとにした心理療法が社会的文脈へと脱け出そうとする時、——先に見たように、心理療法でも生物学的精神医学でもどこかで社会に脱け出ようとする論理を必要とするのだが——その際につねに激しい歪曲が生じたことを論じている。そして、そうした隘路を切り開く、新しい解釈学的構想として「三者間心理学（a three-person psychology）」の必要性を提示している。つまり、個人と、対話する相手と、歴史・文化的文脈という三者が密接に結びついたものとしての心理療法を構想することである。彼は「モラル・ディスコース（moral discourse）」としての心理療法について述べ、その時代その時代の「文化の開墾地（cultural clearing）」として治療や症状を見ることを勧める。それでは先の、物語ることが含む横断性と特定のプロットへの類型化との間の矛盾を、われわれはどのように考え、越えていったらいいのだろうか。

六　「文化遂行的機能」としての物語

われわれは再びここで二項対立的なジレンマに直面することになる。疾患の普遍性と病いの個別性、あるいはその形式と内容、パターンと個別、エイドスとエートスなどの構造主義的議論に連なる古典的な問題に、である。そうでないと臨床的語りを論じながら、治療的プロット化という議論をする過程で、何やら脱構築的方向と反対の構造的プロットに着地する試みになる可能性さえ出てきてしまう。

哲学者のミシェル・ド・セルトー（de Certeau, 1980）は、その主著の一節で、「文化遂行的機能」としての語りについて論じている。彼は、物語には分配と遂行（語ることを行う）という二つの機能があるのだと論じている。行為の境界を一旦設定し、それを踏み越えることを権威づけること、つまり境界設定と外部を橋渡しする行為という二つがあるという。有名なテーゼ「地図が分割するところを、物語は横切っていく」とはこうした語りの二分節的機能を示したものである。それに先立つ章でセルトーは、言語学者のリンデとラボフ（Linde & Labov, 1975）の研究、つまりニューヨーク在住の人々の居住空間の叙述法の研究を紹介している。調査結果では、居住空間の叙述には、「台所のとなりに娘たちの部屋があります」という「地図（map）」型と、「右のほうにまがると居間になっています」という「順路（tour）」型の二種類のものがあるというのである。リンデとラボフは、圧倒的に多くの叙述が「順路」型に属し、前者の「地図」型は全体の三％にすぎなかったと述べている。セルトーは、こうした叙述が、鳥瞰図的な「見る」（場所の秩序の認識＝観察による全体的平面図化）と、動きを組織する「行く」（空間をうみだす行為＝言説による操作の系列化）のいずれかの二者択一であることを示し、さらにこれらが日常言語の中に並存している意味を、経験の二極化として考察しようとする。「順路」型から「地図」型叙述への移行が、「日常」文化から科学的言説への移行なのではないかと敷衍している。「物語は空間の遍歴であり」、叙述とはひとつの「旅の物語の構造」をもった「行為（faire）」であると言うのはこうしたことなのだ。

ここで注目したいのは、「順路」型の叙述には、標識となる「地図」型の叙述が必要になり、「地図」型叙述をひとつの標識にして前者もまた新しく展開するという視点である。地図だけでは経験に達しないが、ストーリーもそれを支えるプロットという枠組みを必要とするのである。この両者のダイアレクティックな関係が重要な部分なのである。

われわれがクラインマン（Kleinman, 1980）にしたがって「病い」と「疾患」という二分法で示したもの、あるいはマッティングリー（Mattingly, 1994）やブルーナー（Bruner, 1986）に従って考えた二分とこれらは重なる（詳細は江口 1998; 1999cを参照)。しかしセルトーの指摘する重要な点は、日常会話においては「順路」型言説が圧倒的に多いという事実である。これを臨床場面に敷衍すると、観察的な平面的描写ではなく、行為を伴う空間化という言語行為が行われているということになる。医療者と患者は知らず知らずのうちに「順路」型の言語をまじえて双方の共有する空間を形成する。そこでの言語行為によって治療という「旅の物語の構造」をもった言説を形成するのである。そこでは、巧みな呼称変化をはじめ、丁寧語や敬語に専門用語、あるいは日常的でローカルな話し言葉をまじえて、こうした空間が形成されていく。教科書的で「地図」型の疾患の説明を伝え、その医学的説明のコピーを渡したらことが済むわけではないのは、臨床がそうした複雑な物語行為によって成立しているからであろう。医療者は、こうした行為遂行的なさまざまな言語を取り入れて、多様なレベルの「治療」にあたっているのである。

通常は地図的な言説のやり取りだと暗黙のうちに考えられている臨床的な対話が、そうでないものだとわかる瞬間こそ、「臨床の詩学」(Katz & Shotter, 1996)とよばれる瞬間である。それはじつは臨床場面でさまざまな驚異や齟齬によって医療者がそれまで自明としていた平面的な叙述が打ち破られ、患う者の経験が予想とまったく異なる社会的・文化的背景をもったものであることが判明する瞬間である。臨床的会話において「経験を交換するという能力」が奪われることが多いことに自覚的になるべきであろう。そしてファディマン(Fadiman, 1997)が描いたように、相手の文化への無知を自覚し、視線を低くして敬意を払い、自らの脆弱性や謙虚さを意識しながら、つねに理解への途上にある迂回路をたどることが必要になる。それがまさに通常同じ言葉を話しているように見える医療者と患者との会話でも要請されるものなのである。

まとめ

時として著しい齟齬や誤解を生じ、時として相手の経験が「ポップアップして」見えることもある、臨床的な会話という複雑な領域に目を向けてきた。事例の背景に横たわる、医療とは異なる文脈を探り、多様な物語を病いの語りのなかに取り込む迂回路をたどることで、観察者自身の枠組みの再考にいたるという、文化精神医学の存在根拠を浮き立たせる議論を見た。多様な「異言語混淆的」リアリティを認め、その相互間を往復することで厚みを増す理解が、じつは患う者ばかりではなく関与する医療者を、肉体を持った存在として浮き立たせ、《embody》し、語り手と聞き手という固定的関係を超えた相互行為的経験を強調するのである。

今日臨床と研究はますます乖離しつつあり、メアリー＝ジョー・グッド（Mary-Jo Good, 1998）の言うように、臨床における「技芸（art）」は近代医療の要請する「能力（competence）」に、そして、多様な直接的臨床経験は間接的な尺度《スケール》やそれを用いた計量的方法にますます凌駕され、まったく時代遅れの概念として過小評価されている。研究用の言語は日々の臨床を成立させている「ことば」とはまったく異種の文法体系をもった一種の記号学として成立しつつある。しかし、そうした臨床の日常言語の厚みに着地しない医学や研究とはいったい何なのかと、改めて問うことも必要であろう。

近年、関連諸領域から医療や臨床に言及した議論が多い中で、出色の刺激的著作である『「聴く」ことの力』において、哲学者の鷲田清一（1999）は、「臨床哲学」について思考をめぐらしている。臨床哲学とは以下の三点として要約されるものだ。つまり、①論じたり書いたりする（つまり主張する）哲学ではなく〈聴く〉という営みとしての哲学を模索すること。②（普遍的な読者にではなく）誰かある特定の他者に向かってという単独性ないしは特異性（singularity）の感覚を重視すること。そして、③所与の原則の適用ではなく、そうした一般原則が一個の事例によって揺さぶられる経験としての哲学の経験をとらえること、である。この三者は相互に密接に結びついているが、とくに注目したいのは最後の点である。これは次のように言い換えられている。「〈臨床〉が『哲学する』者としての臨床の場面にのぞむ者の経験の変容を引き起こすひとつの出来事でもあるということ。」臨床哲学は、こうした特質により、従来の哲学に対して「非－哲学」「反－哲学」的色彩をもつというのだ。

臨床は哲学ではない。しかし臨床場面の滑らかと思われる相互行為に齟齬や軋みが生じ、多様で複雑な問題が生まれ、それにぶつかり当惑する時、「哲学の問題は『わたくしは途方にくれている』という形をとる」(Wittgenstein, 1953) という一節が脳裏に蘇る。それは医療の問題でありながら、哲学の問題に触れることなのではないか。こうした当惑は、医療者にその臨床の場で——冒頭でヒーリーの言葉として引用した——「whyを問うこと」を強要しはしないだろうか。医療の場に臨むものの経験に変容を起こす出来事、それらを経た後に、つまりは新しい経験の「驚異」の経験の後に、——グリーンブラット (Greenblatt, 1991) の言葉にしたがえば、対象の「占有」に至らずに——世界の枠組みを広げることが可能であろうか。

それにしても、〈聴く〉ことを基礎に据え、ローカルで個別的な事例を中心にたどり、一般原則が一個の事例によって揺さぶられる経験としての臨床哲学の経験とは何と魅力的な規定であろうか。それは、心を打ち破ることのない人類学はもはや行う意味のないものなのだと記した人類学者ルース・ベハール (Ruth Behar, 1996) と共通の主張になっている。臨床場面にエスノグラフィーが必要なのは、今日医療者と患者の間に入り込み、流行し普及している観があるあらゆる間接的な尺度や統計的数値化を超えて、——あるいはそれらを通しながらも——聴き取る者を揺さぶることがありうる直接的なダイアローグをめざした医療を取り戻そうとするためである。時代錯誤と言われようと、われわれはささやかだが、細部に宿った真実に耳を傾け、そこから数多くの異なった声を聴き取るような、そうした精神医学の構築される次世紀の精神医療を夢見たいと思う。

［注］この論文は一九九七年七月、田辺市で行われた文化精神医学コロックにおいて、同名の報告として発表したものをもとにしている。コロックでの議論がおおいに刺激になって、その後新たに考察しなおす契機となった。根幹部分は「病いの語りと人生の変容――『慢性分裂病』への臨床民族誌的アプローチ」（江口 2000b）と並行して一九九九年の秋に書かれた。両者は相互に補完する内容なので参考にしていただけると幸いである。なお文中の事例は特定の人物が特定できないようにいくつかの重要な点で変更が加えられていることをお断りしておく。

［初出］酒井明夫、下地明友、宮西照夫、江口重幸（編）『文化精神医学序説――病い・物語・民族誌』所収、金剛出版、pp.19-43, 2001.

臨床場面における物語と声

ジャネの「想話機能」を手がかりに

はじめに

一九八〇年代に広く人間科学の領域で「語り《ナラティヴ》」が強調されるようになってから四半世紀を経る。かつて筆者（以下、私と記す）はこうした流れを簡単に紹介しながら、自分が影響を受けた医療人類学と力動精神医学史経由のナラティヴ・アプローチについて記したことがある（江口 1999c）。その時点からさらに約一〇年を経て、語りは着実に医療領域に浸透している。今日医学界を席巻している感があるEBMと平衡をとる意味でNBM（Narrative Based Medicine）が強調されるようになり、それを論じた著書や医学雑誌の特集も刊行されている。さらに米国ではNarrative Medicineを医学部のプログラムに据える大学まで登場している。

小論ではこうした議論から、物語ることが臨床にもたらすさらに広い文脈、それを聴き取ることで照らしだされる臨床実践的スタンスというものについて考えたい。というのも大きな理論や既成の物語から溢れ出した細部や、その物語的構成を強調する視点は、再び史実とその加工をめぐる人文社会科学の記憶をめぐる論争の一部を形成しているからである。ここでは、物語ることの根源にある「声」へと遡りながら、外傷性記憶あるいは解離の提唱者であるジャネのテクスト、とくに文字通り「語り」やそれに直結した「想話機能」、さらには彼が心理学的治療の一領域に据えた「清算」という鍵概念を再検討し、再度なぜ語りなのかを考えたいと思う。

一　読み書きのできない患者からの手紙

私はかつて読み書きの十分にできない患者から手紙をもらったことがある。それは四〇歳前半の女性で、周期的に激しい解離と転換症状を呈し、時には著しい幻覚が出現し何回か入院歴もあった。当時の診断はヒステリーないし非定型精神病であったと記憶する。本人はまるい体型の面倒見のよい主婦であり、夫と二人農村地帯のはずれの山裾に暮らしていた。四季折々には山菜を摘み、美味しく料理しては病院に持ってきてくれるのである。長年子どもがなかったことや、小柄で病弱な夫への不満も多く、それが葛藤の底流をなしているようだった。

ところでその家には、時折山岳信仰の行者が訪れ、魔除けの九字切りなどをしていくのだが、ある時その力強い祈禱の際に本人は家中に稲妻のような光が走った経験をしたということだった。本人はその時の緊張と解放感を増悪時にくり返し再現し、病室や時には廊下に正座したまま熱心に拝み、合わせた両手が次第に上下に動き出し、次第に激しさを増してさいごは千切れんばかりに両腕をふり回しその場に倒れこむということが行われるのである。時には尿失禁を伴い、同伴の夫とともに何度かモップをもってあと片づけをすることになった。それと重なって本人は失立失歩、失声、視野狭窄などの症状を呈し、それが短期で回復することもあれば、また長びくこともあった。

その失声が長く続いた際に、本人は筆談にたよらざるをえず、読み書きがほとんどできないにもかかわらず時間をかけて文章を綴り、主治医である私に手渡すのである。そこにはたどたどしい文字で書かれ、さまざまな身体症状を含む苦境が記されていた。私が心を動かされたのは、おそらく本人はこのような長い文章をはじめて書いたことが推測されたからだ。文字は大小不統一のひらがなで発音のままに綴られ、濁点や読点は省かれていた。また、「は」や「ま」の最後の円をなすカーブ部分は躊躇しながら反対方向に曲がっていることもあった。そして何より衝撃的だったのは、手紙全体は便箋となる紙の右上から始まり縦書きで書かれているのだが、改行がなされず、行の下まで来るとそのまま左に曲がって文章が終るまで続くことであった。次の文章も同様で、すべての文章が大文字の〈L〉を左右鏡像反転した形のまま積み重なる形になる。読みづらい文章ではあるが、ゆっくり文字を追うと本人の訥々とした話し言葉がそのまま再生され、息づかいや肉声までもが聴こえるようなじつに不思議な感動を覚えたのである。

私はその手紙を貴重なものと思い診療録に貼って大切に保存していた。しかし回復した後の診察の途中で、かつての失声時に書いた手紙が、主治医が開く診療録に貼ってあるのを見とがめた患者は、急に黙り込み、やにわに手を延ばし、前後のページごとむしりとるようにしてびりびりに破いてしまったのである。本人は拙い文字や文章をひどく恥ずかしいものと感じたのであろう、なぜこのようなものを捨てないで貼ってあるのかと怒り、涙ながらに私に抗議したのである。私はこうした激しい反応を引き出すものとは考えていなかったので、茫然としながらも謝るほかはなく、本人の書字に対する緊張とためらいと羞恥の大きさを改めて知ることになった。

私は、「物語」というと二十数年前のこの患者とのやりとりをどうしても思い出してしまう。しかし、文字の書けない、あるいは読み書きに習熟していない人が切迫した状況で書く一見稚拙にみえる文章は、滑らかに綴られたものよりもどうして人を動かすのだろうか。その力の源泉はどこにあるのだろうか。じつはこのあたりに、医療における語りの意味を探る手がかりも隠されているように思われるのである。

二　「声の文化」のもつ力

われわれはこうした例を、大本教の開祖出口なおが、明治二六年座敷牢から出て、「艮《うしとら》の金神」の命によって書きはじめ、大正七年に亡くなるまで二七年間、半紙約一〇万枚の分量を書き、のちに『大本神諭』としてまとめられた直筆の「お筆先」に見ることができるだろう（伊藤 1984, p.61）。あるいは野口英世の母シカが、明治四五年、米国から戻らぬ息子にむけて「はやくきてくたされ」という字句を重ね、自らの思いを切々と綴った有名な手紙に見ることができる。シカ自身が自筆の手紙のその後を今日みたらどのような反応をするかは別にして、この手紙には読者の心を確かに打つ何かがある［註1］。

さらには、ルリア（Luria, 1976）の『認識の史的発達』の有名な部分を思い出すかもしれない。それは一九三〇年代初頭にウズベク共和国の読み書きのできない農民を調査したもので、こうした人たちの自己分析と自己評価を雑談の中で聞き出すことが行われている。「あなたはどんな人間ですか？」という問いに、三六歳のある農民はこう応えている。「自分で自分の心はこうだなんて言えないよ。自分の性格はこうだなんて人に話せると思うかね。ほかの人にきいてくれよ。連中なら、おれのことをあんたにいろいろ話せるだろうから。自分からはなにも言えないよ」［Ong, 1982 邦訳 p.119］。個人の性質の分析に向けられた質問にはまったく応答できず、外的な経済状態や日常生活の具体的場面の描写に終始してしまう。こうした発言は、今日自己の内面や性格について、当事者が雄弁に、時に過剰なまでに語ろうとする傾向に慣れた聞き手には、潔いさわやかささえ感じられる。それは虚飾のない率直さといったもののせいばかりではない。そこに個人の「声」を聴き取ることができるからなのである。ここで言葉はその人の思考や感情の総体を後から慎ましく追う形で表れている。「心のアリバイ」（土居 2000）にはなりえない言葉の有り様、つまり言葉はふるまいの代替物として現れているのである。

それは今日の臨床における、いわば「文字の文化（literacy）」（Ong, 1982）を中心にしたものに移行しつつある談話場面と比べる時さらに明らかになる。たとえば以下の例がすぐに思い浮かぶ。ひきこもりの長男を心配した母親が相談に来る。初診時に取り出されるのは、自室で寝起きする中年になろうとする長男との間で携帯電話を介してていねいな言葉でやりとりされたメールの履歴である。あるいは、本人の性的外傷体験をかつての主治医が詳細に記した書物の一章のコピーを本人から手渡されたこともある。その末尾には主治医が本人にその文章を見せ、了承を得たことへの謝辞が記されている。

三　臨床記述と同意をめぐって

ところで今日、患者やクライエントを症例として記し発表する場合、その内容を相手に伝え同意を得てからするべきだという議論がある。事例を記述する時はできるだけ細部を削ぎ落とさずに記載したいと思う。それは樽味（2004）の述べるように、せっかくそのような機会を与えられているのだから正確に記述しなければならないという、臨床記録の（「情」ではない）「義」という部分である。さらに、「切り詰めた」記述ではなく、後日まっ

［註1］「おまイの○しせにわ○みなたまけました○わたくしもよろこんでをりまする○なかたのかんのんさまに○さまにねん○よこもりを○いたしました○べん京なぼでも○きりがない○……」と続く息子英世に対する熱い帰国要請の手紙（野口英世記念会 1996, p.92-93）は、今日でも母親が子に宛てて書く愛情の溢れた手紙の代表と考えられている。実際猪苗代町にある野口英世記念館ではこの手紙の複製品が販売され、さらにここ数年、この手紙にちなんで、「母から子への手紙」コンテストが同町同記念館主催で開催されている。

たく別の解釈が可能になる余地を残したものにしたい。しかし、このようにしても記述は自ずと限界に突き当たる。以前の精神医学の教科書に必ず掲載された典型的病理を示す患者の写真は論外としても、居住地のローカルな生活空間の描写になるとためらいがでる。私は、抽象化や加工は最小限にして、本人の姿態やふるまいが眼前に浮かび上がるような記述に近づけたいと考えるが、記述における抽象化や加工はどの程度まで許されるのだろうか。逆に言えば、どこまでが加工不能なその人の固有の領分と言えるのであろうか。

しかし一方で私は、そうして記したものを本人に読んでもらい了承を得るべきだという考えには疑問をもっている。理由は、そうすることが治療的であるとは思えないからだ。同意を得た事例記述に、本人にとっての否定的な要素、あるいは治療者が抱く疑念や逡巡といった要素が入りこむ余地はない。したがって治療者と患者は一種の同盟のもとでテクストを制作することになる。それは治療関係や臨床場面を、逆に「聖域」として閉ざしたものにしてしまわないか。このようにして良好に推移する治療関係もありうるだろう。しかし一方、こうした関係で構成された自己像を、たえず侵犯し裏切る形でふるまわれることが生じることがある。テクストのもつ拘束力は強く決定的な形で本人の生活史を枠づけ、そのことが別の抵抗を生むのである。だから、ほとんど法的な文書を取り交わすようにして合意された症例報告は書くべきではない、と私は考える。それは一見「政治的に正しく」「倫理的」に見えるかもしれないが、臨床的物語からは遠く法律上の記録に近いもので、描かれた個人の生活や経験を不動のものとして固定しかねないからである。それが虐待や著しい外傷体験である場合、そのテクスト自身が当人を逃れようもなく原体験へと導いてしまう。

病いやライフストーリーは語られるものである。それは何よりも「出来事」をめぐるものだからである。重要なのは、語りは絶えず語り直しが可能だという点である。語りは、何かの契機でまったく別の、時には正反対の解釈に向かう大幅な余地を残しているから「治療的」なのであろう。ブルーナー（Bruner, 1986）が述べ、グッド（Good, 1994）が強調した「現実の仮定法化」とは、とうてい好転の見込めないような病いや苦境であっても、語り直されることでそこに次第に「空所・間隙」が形成され、固定的に見えた現実が可塑的、可変的になることである。慢性疾患の治療や終末期のケアにおいて、厳しい現実であっても、時とともに何とかやり過ごすことのできるものにするのはこうした部分なのである。

四　ジャネの「想話機能」

私はこれまで、『病いの語り』(Kleinman, 1988) やグッドの著作を中心に、医療人類学が切開いた物語論に大きな影響を受けてきた（江口 1999c)。ここでは、語りや物語を別のルートから、つまり力動精神医学史、とくにフランスの心理学者ピエール・ジャネ (Pierre Janet: 1859-1947) を手がかりに考えていきたい。

ジャネがヒステリーや解離をもとに人間全般の記憶や人格を構想した「ふるまいの心理学」、あるいは「物語＝行動」理論については、以前その骨格を紹介したことがある（江口 1997a)。以下で焦点を当てるのは一九二八年刊行のコレージュ・ド・フランスにおける講義『記憶と時間概念の発達』(Janet, 1928) である。ジャネはこの講義で、メキシコ・プエブラの美術館に収蔵されている一五世紀頃に描かれた一枚の絵画について言及している。「トトミワカスの大移動」と題された作品であるが、その素晴らしさを絶賛しながら、折り込みページにして講義録に所収している。この絵画では左上の七つの洞窟に数人のインディオが描かれており、そこを起点に部族が移動した旅の行程が描かれている。よく見るとさまざまな出来事や、さらには実在するふたつの火山が描きこまれた地図のようでもある［註2］。

ジャネはこの絵画に、人間が描き物語る機能、彼の言葉によれば「想話機能 (fonction fabulatrice)」の原型を見ている［註3］。それは虚偽の内容を話して止まない「虚言症 (mythomanie)」とは異なり、簡単に言えば、人間は時に現実との間にずれが生じても、真偽を離れて、語りに語ってしまうという独特な行為を行うということである。ここから逆にジャネは人間の、整合的な語りと行為とを結び合わせる性質に思考を膨らませている。人が整合的な話をする時、時間と空間とが混ぜ合わされる。語りと現在（という時間）と行為とが結びつけられるのだ。「想話」とは、それらを完全に切り離すことである。ジャネはさらにこう述べる。「存在」とは人が信じるものであり、一方「出来事」とは人が語るものである。「想話」とはこの「出来事」を創り出すものである。問題はこの「出来事」と「存在」とが一致しない、混ざり合わないことが生じる点だ、とジャネは指摘する。ジャネは、こうした、人間が物語り表現する行為のもつ意味を、子どもや「未開人」や病者のふるまい、そこに典型的に析出する「想話機能」に見出すのである［註4］。ジャネはさらにこう述べる。行為とは現在に他ならない、一方記憶とは過去と未来である。「語る者（fabulateur）」には過去と未来とがふんだんにあるが、現在が欠けている。つまり、「想話」においては現在が固定されず、そのストーリーからは現在の行動があらかじめ除外されているのである。

［註2］この講義は一九二七年一二月から始まり翌年三月まで続く計二五回の講義である。全体は三部構成で、「持続」、「基本的記憶」、「時間の組織化」と続き、この絵画は第二部「基本的記憶」に所収されている。この第二部は、全体の第八講から一七講までにあたり、具体的には第八講から一一講まで、「記憶の問題」、「物語（Le récit）」、「物語の多様性」、「語りの方法」が論じられ、それに続く第一二講「想話（La fabulation）」の中で登場するのである。これ以降の第一三講から一七講は、「現在（Le présent）」、「既視（déjà vu）という幻想」、「現在化（La présentification）」、「遡及的および順及的健忘」、「局在的健忘」と続き、以降は「現実」と時間を論じた第三部に移行していく。このジャネの物語論の中の、もっとも重要な部分の「想話」の中で、この絵画が姿を現すのである。さらに視点を広げると、この講義録の刊行された一九二八年には、『苦悩から恍惚へ（De l'angoisse à l'extase）』下巻が刊行され（上巻は二六年に刊行）、翌二九年には邦訳もある『人格の心理学的発達』（Janet, 1929）が刊行されている。

［註3］「fabulation」は、ジャネのこの概念を引き継ぎ、後日さらに展開したベルクソンの『道徳と宗教の二源泉』(Bergson, 1932) で論じられ有名になる概念である。「仮構」（白水社全集版）や「想話」（岩波文庫）、英語版の「myth-making」という訳があるが、ここでは「想話」に統一して記すことにする。

［註4］ジャネのいう「想話機能」とは実際どのようなものか具体例を紹介しよう (Janet, 1928, tome II, pp.277-279)。

一例目は、サルペトリエール病院の、知的障害をもつ少女が入院している病棟での出来事である。少女たちは、面会にきた訪問者やそのお土産についての見事な話を際限なく語る。かわいい犬が病棟に入ってきて、皆がその犬と遊んでとても楽しかったと語るのである。ジャネは、犬など病棟に入るはずがなく、見舞客も土産もないことは明白な事実だという。しかし子どもたちはその矛盾を気にかけない。ジャネはそうした少女との会話を紹介する。――「でも君、その犬はいないね。」「ええ先生、犬はいません。」――「君は私に皆で犬と一緒に遊んだと言ったよ」「ええ先生、犬と一緒に遊びました。」……これが続くのである。

二例目は、メランコリー性のうつ病の二五歳の女性である。父親は再婚を望みそのことで口論が続いた。その女性は深刻な希死念慮ののちに、混乱状態のまま奇妙な話を語る。ひとつは、ある王子が毎晩来ては自分に思いを打ち明ける。まもなく結婚し、美しい馬車で迎えられ出発するなど。あるいは、当時の戦況にあまりに没頭して、天からの啓示を受け、戦略を綴った文書をしたためて、ジャンヌ・ダルクとか王女の名を署名する。これらはばかげたことであるとジャネは言う。しかしその女性はその事実に頓着しない。これが永遠の想話なのである。

以上の二つが「想話機能」の実例であるが、これはもっと一般に見られ、小さな子どもの場合に、しばしばこうした語りに出会い、さらに「未開人」の語りやホメロスの叙事詩などもこれに属するという。事実には一致しないとりとめのない話を語りはじめる時、それは無自覚のまま開始される。ただうまく語ることが重要なのである。やがてそこに「統一した感情」「統一した語調」が必要になる。はじめと終わりがあり、時間と空間とを混合した記憶というものが必要になる。

そのほとんどの著書が復刊された今日においても、ジャネは依然その全貌をとらえることの難しい横断的な臨床家であり研究者である。テレパシー研究から始まり、ヒステリー論を論じ、それを敷衍した人間一般の心的階層構造をもつ人格論や、感情さらには疲労の研究にいたる足跡も、あるいは哲学から医学・心理学に進み、さらに人間科学一般へと架橋していった軌跡も同様である。師シャルコーの死後皆がその大ヒステリー＝大催眠理論を否定した後になっても、彼はヒステリーや催眠の実在と重要性とを主張して譲らなかった（江口 2004）。

五　「外傷性記憶」と「清算」

ジャネは、読者を特定の治療的定式化に囲い込むのではなく、心的治療の多様性を示しながら、それらがいずれも特定の時代や場所で有効に機能したことを明らかにする。その上で、それらを治療メカニズム別に分類し、その一部に自らの治療論を位置づけようとしたのである。したがってジャネの治療論の核心を抽出しようとすると、その網羅的記述に迷い込んでしまう。科学主義を掲げ、第一次大戦後唯一の治療法のごとく登場した精神分析学の台頭を眼前にして書かれた『心理学的治療』（1919）全三巻や、その縮刷版の『心理学的医学』（1923）の読みづらさはその点に起因する。この事実が、ジャネは精神分析学を理解しなかったという、わが国で長く続く否定的な評価に結びついたのである。

さらに重要なのは、一九八〇年以降登場した心的外傷後ストレス障害や解離性同一性障害をはじめ、解離や記憶が問題になる際、しばしば「外傷性記憶」が論じられ、その始祖にこの概念を鋳造したジャネの名が挙げられたことである。「記憶は、信念やすべての心理的現象と同じように行動なのであり、本質的にそれは語るという行動（l'acte de raconter）からなるのである」［1919, tome II, p.272］とジャネは述べた。外傷性記憶は、ジャネの「ふるまいの心理学」、つまりその言語＝行動論の核心的部分なのである［註5］。

ジャネは「外傷性記憶」について論じたが、外傷的出来事を想起し物語ることで治療に導こうとしたわけではない点には注目すべきであろう。ジャネの治療法は、レイス（Leys, 2000）が指摘するように「忘却」に近いものである。忘却という語が不正確ならば、ジャネ自身の用語を使えば「精神的清算（liquidation morale）」ということになる。「清算」とは、経済的概念で、人が同化できない、つまり返済できないほどの心理的負債を背負い込んで破産しないようにするための、一連の心的治療の総称である。ジャネは心理的節約とも訳すことができる「経済論的心理学（Les économies psychologiques）」という項目に、休息療法（repos）や隔離療法（isolement）と並べてこの清算を挙げ、自らの治療も、さらには精神分析もこの中に含めた。もちろんここでも外傷的体験について述べられているが、それは破局的な出来事に限らず、ごく小さな事件によっても生じうるものであった。それを経験した時に喜びや達成感に結びつかない場合、人はその出来事をそれまでのライフヒストリーに同化することができない。そうした未消化な経験の積み重ねが心的疲弊になり心的破産に至るというのである。

重症事例の場合、ジャネは催眠下で特定の外傷的記憶を人為的に同化させようとした。出来事自体を消去したり受容できるものに加工したりするのである。しかしそれは一時的には奏効するが、容易に再発する。もちろん

［註5］通常、ある出来事の記憶は言語化され、それまでの生活史に埋め込まれて語られうるものとなることでいわば「物語的記憶」となるが、過剰な情動や衝撃をともなう出来事は言語化されず「外傷性記憶」となって固着観念として反復的に現れるというものである。ここから二〇世紀末の解離論者の多くは、そのもとにある経験の言語化を促し、それを支え、乗り越えることで新たな主体を立ち上げさせようとする。その典型はハーマン（Herman, 1992）の『心的外傷と回復』における定式化である。こうした議論は、外傷的な出来事をファンタジーが混じった心的産物であると見なしたフロイトの精神分析理論を批判し、ジャネの「外傷性記憶」理論を典拠にしたが、その背景には北米の精神医学の診断基準ＤＳＭ－Ⅲ以降の、精神分析的枠組みに対する徹底した排除という全体的指向性がうかがえる。なお「外傷性記憶」の対語である「物語的記憶」は、ジャネ自身の用語ではなくのちの解離論者による造語である。

出来事を直接物語ることも考えられるが、そもそも語られる経験とは無害化され既成の体験に同化され、清算されたために語られうるのである。こうした事例を挙げながらジャネは結局、「記憶の解離（dissociation des réminiscences）」という用語で、外傷的体験がそうでなくなるためには時間がものをいうことを記している。日常ベースの関与によって、過去には外傷的だった出来事や固着観念が、語られうる非外傷的経験に（換言すれば物語的経験として）清算されうるのである（Janet, 1991, pp.268-292）。これは想起・物語化・服喪追悼・再結合という〔ハーマンの提示する〕経路ではなく、時熟・同化・忘却・清算という治療ルートの重要性を強調しているように思われる。ジャネの、迂回と試行錯誤とをはらんだこうした記述は、彼の臨床哲学的思考法や臨床実践的スタンス、言い換えれば「もののやり方」（de Certeau, 1980）をそのまま反映している。臨床家はさまざまな方法を試みる。そして治癒への道も多様なルートがあることを明らかにするだろう。その中で敢えて言うならこの部分こそ、ジャネが考え抜いた末にたどりついた領域なのである［註6］。

六　臨床的物語論の政治的文脈

臨床的語りからはやや唐突な感があるが、物語論の政治的な文脈について触れておきたい。二〇世紀後半、とりわけ欧米で、外傷性記憶を物語ることで得られる「回復記憶」の重要性を主張するものと、そうした記憶に基づいた裁判証言や訴訟がしばしば治療者の引き出した「虚偽記憶」であると主張するものとの間に、大きな論争があったことはよく知られている。「記憶をめぐる戦い（memory wars）」（Crews, 1990）と呼ばれるものである。

こうした経緯についてはいくつもの著書があり（たとえばHacking, 1995; Antze & Lambek, 1996）、われわれは欧米の「多重人格」や「回復記憶」という文化流行の問題点として眺めることができる。しかし私が医療人類学経由の物語論の到達点を、「病いは物語である」という言葉で要約する時、それは対岸の火事の如き事態ではないことに気づくのである。

それは野家啓一の『物語の哲学』(1996/2005) をめぐってなされた、高橋哲哉や上村忠男からの批判であり、その一部は「歴史／修正主義」論争と名づけられている。この論争は文字通り歴史とその修正をめぐるものであり、とくに第二次大戦時のホロコーストや日本軍の慰安婦問題などに焦点を当てている。それらをなかったものとする否定論に対し、さまざまな歴史の語り方があるといった「歴史の物語論」では何も批判にならないというのが高橋の議論の骨子である (高橋 2002)。一方上村は、歴史の中で証言も残さずに埋もれていく「歴史の他者たち」の視点に立ったところからの〈歴史のヘテロロジー〉が必要であり、「このヘテロロジー＝他者にかんする言説としての歴史そのものを『歴史の他者たち』との関係のなかで異他化するような〈歴史のヘテロロジー〉」[上村 2002, p.81] が野家の議論には見られないと批判を加えている。

これは歴史や史実をめぐる論争であり、医療や臨床とは接点がないと思われるかもしれない。しかし高橋の『歴史／修正主義』第二章「歴史と物語」を読む時、臨床物語論に惹かれる読者は、にわかに緊張を強いられるだろう。そこでの議論の基礎には、ハーマンの、「トラウマ記憶」に依拠しながら、「証言」を通して「語りえぬものを語ることの力」を支え、「物語」の「再構成」を行うことが据えられているからだ。ジャネの「物語的記憶」や二〇世紀末の解離論者の議論がその理論的根拠になっているのである。一方の野家も、『物語の哲学』の増補部分で上記の批判を検討しながら、著者の関心は物語の方法論を歴史科学から科学哲学の方向へと拡張し、「科学のナ

[註6] エランベルジェには「ジャネの心理療法」(Ellenberger, 1950) という論文がある。これは弱力症候群や低緊張症候群と呼ばれるものへの「経済論的治療論」のエッセンスを示している。こうした治療論は、背景にあるジャネ独特の物語論つまり言語＝行動理論とともに理解する時、一層刺激的なものになるだろう。

ラトロジー」を構想することにあるとしてこう続けている。「それは同時に、『ナラティヴ・セラピー』や『ナラティヴ・ベイスト・メディスン（ＮＢＭ）』などの動向を見据えながら、『臨床哲学』の試みと切り結ぶ領域でもある」［野家 2005, p.370］と。

ここで呈示されている問題が、さきに記した「記憶をめぐる戦い」のヴァージョンであることは明らかだろう。その淵源にはジャネの「外傷的記憶」が据えられている。臨床の論理をそのまま社会的・政治的な文脈で再現することは誤りであろうし、逆に政治的な論理を臨床の場に直結するのも間違いである、と私は思う。私が初期の医療人類学の定式化に魅入られたのは、それらが批判的医療人類学を掲げた人たちから激しい批判を浴びながらも、社会批評に流れず、つまり医療者を外側から批判的に変容させるのではなく、その内側から変化させることにこだわった点である。臨床民族誌的視点は政治的正邪や社会的善悪という、わかりやすい、つまり人々の求めている二分法的物語を容易に通り抜けてしまうから貴重なのである。もちろん臨床は没政治的なわけではない。逆にきわめて政治的な現場でもある。しかし決してそれだけではないということをここでは指摘しておきたい［註7］。

ジャネの「外傷性記憶」にはもともと今日のような政治的含意はなかったが、二〇世紀後半、「トラウマ」の臨床的・政治的根拠を示す際にくり返し引用され、否応なくそうした意味合いをまとわされるようになった。しかし何より重要なのは、ジャネがそれぞれの論陣の基底をなすロジックを包含する広範な視点をじつはすでに提示していたという事実である。

たとえば、ジャネの著作が回復記憶論の論拠になっていることから、ハッキングが行ったジャネ批判については以前も記した（江口 1999c）。ハッキングは催眠下で有害な記憶を消去する暗示をあたえることの倫理的妥当性を問うている（Hacking, 1995）。ジャネは、その限界を承知していて、生命にかかわる重症事例に限り施行したと論じたであろう。さらに重要なのは、ハッキング自身が論じた「人間の魂の記憶＝政治学《メモロ・ポリティックス》」や「過去の不確定性」とほとんど同じ内容を半世紀以上も前にジャネがすでにさきの講義で論じている点である。

さらには高橋哲哉をはじめ、政治的文脈における物語論批判者が反応するであろう「清算」や「忘却」こそ、ジャネが重視した心的治療の鍵概念であることも強調したい［註8］。高橋は、自著の巻末で、かつて記載したトラウマ記憶の証言例の事実性に疑問を抱き途中の版から削除したことを記している。この「証言の事実性、虚構性、『真実性』等をめぐる……複雑で困難な問題」［高橋 2001, p.122］こそ、ジャネの「想話機能」が真正面から扱った問題であることがわかるだろう。

［註7］私が長らく気になっているのは、クラインマン（Kleinman, 1988）の『病いの語り』第六章に描かれた一人の中国人女性症例である。その女性は、知識人の家庭に生まれ育ち、文化大革命の最中に追及され、あらゆる社会的地位を剥奪され、以降長らく辺境で回復することのない神経衰弱症を患う生活をおくっている。彼女が本格的に希望を失い下降に向うのは、慢性の体調不良から地方の病院を受診した時、彼女を「腐敗した知識人」であると集会で糾弾した看護師に、注射を拒否されることを契機にしている。われわれはこの医療者のふるまいを超える論理や倫理をどのようにして獲得したらいいのだろうか。それは政治的なロジックや文脈からは決してでてこないような気がする。

［註8］私は、すべて清算し忘却すればよいという治療ゴールを主張しているのではもちろんない。しかし人類学者のオージェ（Augé, 2004）が指摘するように、記憶と忘却とが本当に対立する概念なのか検討する余地があると思う。オージェは、刻一刻と新たに記憶を更新するための、忘却の重要性を論じている。「史実」と「語り」にしても、そもそも「史実」を否定し捏造しただけの「語り」は生命をもち得るであろうか。

七　「無意識の神話産生機能」と想話

さてこの「想話機能」という概念に近いものを挙げるならば、ジャネの再評価に大きく貢献したエランベルジェの述べる「無意識の神話産生機能（mythopoetic function）」であろう。『無意識の発見』の著者は、この大著の中で、日本語版序文から結論までの部分で十数回この概念に言及し、著書全体を読み解く鍵概念のように使用している。それは、マイヤーズ（Myers, F.W.H.）の概念であり、「幻想をつむぎ出す無意識の傾性」［Ellenberger, 1970 邦訳 ㊤ p.362］であると定義されている。エランベルジェ自身、ジャネからベルクソン経由の「想話機能」とこの概念の類似性を指摘している箇所もある［同邦訳 ㊤ p.412］。

エランベルジェはこの概念の典拠をマイヤーズとフルールノアの著作に求めている［註9］。マイヤーズ（Myers, 1903）は、閾下（subliminal）意識と自動症現象を論じ、人間の肉体的死後の存続や死者との会話に生涯をささげた心霊研究家であり、一方フルールノア（Flournoy, 1900）は一人の霊媒の女性エレーヌ・スミスの研究に没頭した心理学者である。この症例は自らをインドの女王であると語り、のちには火星その他惑星の探訪者であると述べて、その土地の文字や風景を詳細に記しては物語った。エランベルジェは、今日では「荒唐無稽」とされるこうした二人の研究に力動精神医学の本来の可能性を切開く萌芽を見ようとしている。一体それは何故なのであろうか。

それはおそらく、ある時代の研究者や治療者の理論を先取って、しかもその事実の真偽を疑わせない形で、患者や被験者が、特定の語りを展開することがあるという不思議な現象に大きな関心を寄せたからであろう。時代の文化流行と深いところで通底するこの物語る機能に注目したのである。そもそもエランベルジェは、力動精神医学が、代表的な精神科医や心理学者だけによって形成されたものではなく、その対象となった典型症例の力によるものでもある点を強調した人物ではなかっただろうか。ジャネの「想話機能」や、エランベルジェの「神話産生機能」は、こうした深い領域から今日流布する「科学的」論理や欧米の自文化中心的思考のもつ問題性を射程に入れるものであることがわかるだろう。

八　空間の遍歴としての物語——ジャネの絵画とセルトー

再びジャネの絵画に戻る。先のメキシコの絵画を含む『記憶と時間概念の発達』（Janet, 1928）の「想話機能」と「ふるまいの心理学」を正確に評価したのは、おそらくセルトー（de Certeau, M.）ただ一人だったのではないか。セルトーは邦訳もある『日常的実践のポイエティーク』（1980）の第三部「空間の実践」九章冒頭にジャネからの引用「人間性を創造したものそれは語りである」を掲げ、「物語とは空間の遍歴《パルクール》である」という魅力的な議論に読者を引き入れる。

セルトーは、リンデとラボフ（Linde & Labov, 1975）が論じた言語と空間把握の関係、つまりニューヨークのアパート住民を対象に、住まいの空間叙述の仕方を研究したものを取りあげ、ジャネの視点に結びつけている。こ

［註9］「神話産生機能……は、意識の閾下にある自己の〝中心領域〟であり、内面のロマンスの何とも不思議な制作がここで恒常的に行われている。この領域を探求した主要な人物は、ヘレン・スミスをはじめとする霊媒たちを研究したフルールノアである。この概念においては、無意識は物語や神話の創造に恒常的に関与しているとされる。〔……白昼夢、夢遊病、催眠、憑依、霊媒のトランス現象、常習嘘言症、あるいは一部の妄想という形態で表現され、ヒステリーのように特定の器官に現れることもある……：引用者〕しかし無意識の神話産生機能という観念はきわめて将来性があると思われながら、意外にも十分研究されなかった」［Ellenberger, 1970 邦訳 ㊤ p.366］。

の研究をもとに、一般住民の空間の描写には、「地図（map）」型と「順路（tour）」型という二つの陳述の型があり、それは人間の経験の二極性を反映している、とセルトーは述べる。リンデとラボフの資料を分析すると、「台所の隣に娘たちの部屋があります」というような「地図」型の叙述は全体の三%に過ぎず、残りの大多数九七%は、後者の、「右のほうへ曲がると居間になっています」というような「順路」型叙述であった。日常生活で使われている「順路」型叙述とは、動作や操作などの行為をともなういわば「空間を生み出す行為」であり、一方「地図」型叙述とは、観察に基づき、全体化し平面図化する「場所の秩序の認識」行為ということになる。ジャネの「ふるまいの心理学」とセルトーの「もののやり方（arts de faire）」がこの部分で節合しているのが理解できるであろう［註10］。

さらにセルトーは、これら二つの叙述法が一文中に入り混じった場合（たとえば「右に曲がれば……があります」など）を検討する。そこでは、「順路〔道しるべ〕」型叙述が優勢な語りの生地に、「地図」型の叙述が織り込まれていることになる。それは空間を生み出して行く順路的操作の連鎖に、ところどころ地図的な杭が打たれているようなものだというのだ。こうして旅の物語の構造ができあがるのである。「すなわち、歩みと身ぶりのたどってゆく筋〔話《イストワール》〕には、ところどころにそれらが結果としてうみだす場所、またはその筋を権威づける場所の『引用』の標柱が立っているのである」［de Certeau, 1980 邦訳 p.247］。

セルトーはなおも視野を広げ、昔の地図や海図に見られる、順路型から前者の地理学的形態への移行が、一五〜一七世紀の、近代の科学的言説の生誕とともに生じ、道しるべから科学的表象へと変容を遂げたのだと述べる。歴史＝物語的操作を示す「説話的な」絵図を地図が凌駕し、その空間を植民地化し、その地図をうみだした日常的実践の絵画的形象化〔道しるべ〕を排除していくというのだ。そして、セルトーの書物のこの部分で、ジャネのメキシコ絵画が言及される。それは「道」の見取り図などではなく「旅日記」なのだ。「その日記には、歩いていった足跡が規則正しく歩幅どおりに描かれており、旅路のあいだに相次いだ出来事（食事や戦闘、渡河、山越え、など）が絵に残されている。それは『地図』ではなく『歴史書〔物語の書〕《livre d'histoire》なのである」［邦訳pp.248-249］と［註11］。

セルトーはこの直後さらに、空間編成における物語の重要性に触れ、物語が分配機能と遂行機能（つまり語ることと行うこと）の両者をもつことを指摘し、言説という閉じられた空間で物語が交錯する二つの動き（境界設定とその通過：境界線と橋）を創り出すと述べる。これこそまさにジャネの言語＝行動論の核心である。私たちが、今日「語り」に注目するのは、こうした日常的実践としての、ふるまいや行動そのものの力を浮き立たせるような、語りの可能性をもう一度考えたいと思うからであろう。この部分に、読み書きのできない人が記した手紙がなぜ読者の心を打つのかを解明する鍵が隠されているのだ。

［註10］この二極化をまとめて要約すると以下のようになる。

①「地図（map: carte）」型　「台所の隣に娘たちの部屋があります」という叙述法＝観察にもとづく全体的な平面図化

「見る《voir》」（場所の秩序の認識）

「図《tableau》」であらわす（……「があります」）

②「順路（tour: parcours）」型　「右のほうへ曲がると居間になっています」という叙述法＝ディスクールによる操作の系列化

「行く《aller》」「おこなう《faire》」（空間を生み出す行為）

「動き《mouvements》」を組織する（「入っていって、通りぬけ、曲がってゆくと」……）

［註11］なお先に見た歴史物語論への批判で、上村が言及している「ヘテロロジー（hétérologie）」とは、歴史記述と近代医学が共有する、描く主体と、それを支える物言わぬ身体との間の分離を示した、セルトーの刺激的視角を提示する用語で、この著書に先立つ著作『歴史のエクリチュール』（de Certeau, 1975）で言及されている。

さいごに

われわれはジャネの講義、なかでもその「想話機能」を中心に、物語ることの意味について見てきた。今日それが記憶をめぐる論争に結びつく重要な領域であることをたどった。

臨床における物語《ナラティヴ》の意味は、逆説的であるが、語ることが困難な、つまり読み書きの不自由な人のコミュニケーションが逆に照らしだすような、「声の文化（orality）」の、表現や表出行為の淵源へをわれわれの思考を遡らせる。それは先にみた、セルトーの言う平面化された「地図型」の認識行為ではなく、動きを組織し空間を生みだす「順路型」の行為を強調する。これは、「疾患」と「病い」の際にも当てはまる人間の経験の二極化ではないか。今日われわれが、「病いは物語である」という時、それは生物医学《バイオメディシン》の提示する「客観的」「科学的」認識を地図的な標識として、その「地」をなす多様な物語空間が生み出されていくことになる。それは「肉声」をともなう「行為」を誘発する。そして「病い」にはその遍歴をたどるための独自な「もののやり方」、つまり民族誌的な接近が必要になるのである。

今日の医療現場は、圧倒的に科学的言説や技術的知識が支配する領域である。オング（Ong, W.J.）は、「声の文化」と「文字の文化」とを対比しながら、とくに前者の世界に棲まう者が、例外なく言葉に魔術的な力があるとみなしている事実を指摘する。言葉とは、話されるものであり、音としてひびくものであり、それゆえ力によって発せられるものだという感覚があるからだ。一方文字の文化に浸った者は、この事実、つまり言葉が声であり、出来事であり、必然的に力によって生みだされるものだということを忘れている、と述べる。言葉をある平面に「なげだされた」モノのように思ってしまうのである。そうした言葉は、魔術的なものとはなりえず、活動性を失った、根本的な意味で死んだモノものなのだ（Ong, 1982 邦訳 p.75）。われわれが臨床における語りに注目するのは、このような表現や言葉の、根源的で魔術的な「声」の力を、どこかで信じ、その再生を願っているからなのであろう。

〔注〕この論文は、「病いの経験を聴く」（江口 1999c）の続編として構想され書かれたものである。医療人類学的物語論についてはほとんど触れなかったが、そのあたりに関心のある方は前著に当たっていただければ幸いである。なお小論後半部は、一部「なぜナラティヴか」（江口 2006a）における議論と重なる部分があること、また文中の〔　〕はすべて筆者（引用者）によるものであることをお断りしておく。

【初出】江口重幸、斎藤清二、野村直樹（編）『ナラティヴと医療』所収、金剛出版、pp.31-48, 2006.

ジャネと解離

はじめに――ジャネ研究の活況

ピエール・ジャネ(Pierre Janet: 1859-1947)の再評価に大きく貢献したエランベルジェ(Ellenberger, H.F.)は、『無意識の発見』(1970)のなかで、当時ほとんどが絶版になっているジャネの著作の復刊の可能性をある出版社主に尋ねた際の挿話を記している。「ジャネの著作が将来再刊されることは決して《ジャメ》ありませんよ」〔邦訳㊤p.481註177〕と断言されたという。それから約三五年を経た現在、アルマッタン(L'Harmattan)書店からの心理学の古典書籍の復刻を中心に、ジャネの主要な著作の復刊ばかりか新たに編集された論文集までが刊行され、二〇〇四年にはパリにピエール・ジャネ研究所(Institut Pierre Janet)が新設され(かつてSociété Pierre Janetがあった)、研究誌『Janetian Studies』を発行して、そのサイトからはジャネの主要著書がダウンロードできるようになっているなど、世界規模のジャネ研究のネットワークが形成されつつある(http://pierre-janet.com)。またベルリンにもピエール・ジャネ協会(Pierre Janet Gesellschaft e.V.)が設立され、ジャネ研究はかつて誰も予想しなかった活況を呈している。

こうした隆盛の原因には、ジャネ独自の裾野の広い「心理哲学」(Prévost, 1973) を探ろうとするものも含まれるが、しかしその大部分はDSM－Ⅲ以降の、精神分析の枠組みとは異なる仕方で解離と心的外傷を定式化をした人物としてジャネを称揚するものである。代表的な解離研究者は皆こぞって、解離理論の源流にジャネを据える論文を記している。このような中、一九八八～一九九七年に刊行された雑誌「Dissociation」がいったん終息し、二〇〇〇年からは「Journal of Trauma & Dissociation (JTD)」が新たに刊行されるなど、解離は心的外傷とさらに緊密に結びつくようになっている。二〇〇六年にベルリンのジャネ協会から出版された論集も、『トラウマ・解離・人格 (Trauma, Dissoziation, Persönlichkeit)』という題名である。

実際二〇世紀後半からの精神医学や心理学における解離は、記憶や外傷や多重人格をめぐって激しい論争を喚起するテーマになった。小論では「解離の法則 (loi de dissociation)」(Janet, 1887/2005) の発見者ジャネの解離概念を紹介し、その意味を検討したいと思う。

一　ジャネの解離モデル

今日ジャネといえば「解離」概念を創作した人物と考えられ、その解離モデルは外傷性記憶理論に結びつけられている。しかしジャネが力説しようとしたのは、解離や外傷性記憶に限局されたものではなく、その主眼はあくまで「ヒステリー」であり、とくにその催眠下の「夢中遊行状態」であったといってよい。現在の精神医学や心理学において過去の遺物のように扱われ、注目されることのないこうした状態の理解こそがジャネ心理学の中心であり、その際の思考の骨格はシャルコー (Charcot, J.-M.) やリボー (Ribot, T.)、哲学者の叔父ポール・ジャネ (Paul Janet) をはじめとする当時の神経学や精神医学や心理学や哲学の理論からもたらされたものである (Carroy

& Plas, 2000)。

今日の「解離」概念にもっとも近い図式は、ジャネのハーヴァード大学での連続講義をもとにした英語版ヒステリー研究に見ることができる。その図式も、「解離」ではなく「単一観念による夢中遊行（monoideic somnambulisms)」のセクションで示されている。

このなかでジャネは彼の代表症例の一人イレーヌ（Ilène）を紹介する。イレーヌは二〇歳の女性で、屋根裏部屋で死にゆく母親の看病をしながら、貧しい暮らしを支えた事例である。母親の死は緩徐な経過をたどり、咽喉を詰まらせ、吐血し、他にもさまざまな劇的症状を呈した。イレーヌはこの母に六〇日間寝ずの看病をし、合間にミシン縫製でわずかな生活費を稼ぎ、酒飲みの父と争わねばならなかった。そして母の身体がベッドからずり落ちた際には抱えて戻すことができなかったのである。こうして母が亡くなり葬儀が終わると、イレーヌの様子が変わり独語や幻覚などさまざまな症状が生じるようになる。長い間泣き伏して発作に至り、母の死の様子をひとつ残らず詳細に再現するのであった。加えて希死念慮も出現し、自分が列車に轢かれて死ぬ様子をありありと何度も演じることになる。そこではかつて起こった出来事が、詳細に、際限なくくり返された。こうしてイレーヌは、入院した際、母の死に先立つ三カ月間のことをまったく思い出せない健忘を呈していた。看病や不安についても、さらには母の死に際しての悲しみといった感情さえ想起できない放心状態を示したのである。

ジャネは、このイレーヌの例を典型的な夢中遊行状態であるとして、簡単な図で解説している（図1）。図の右の小さな多角形はいくつかの要素が結びついて「単一観念」を形成していることを示す。この場合、Sは死んだ母の顔の光景（sight）、Vはその声（voice）を、もうひとつのMは母の身体を抱き上げたりした際の運動（movement）の感覚を示すが、これらは相互に密接に関連して一塊の観念を形成している。この観念を示す小さな多角形は、通常はこの女性の健康時の全人格とそれまでの人生で生じたすべての記憶を示す左側の大きな円P（personality）の一部として有機的に機能している。しかし、それが強烈な出来事や事件によって分離すると、別個の体

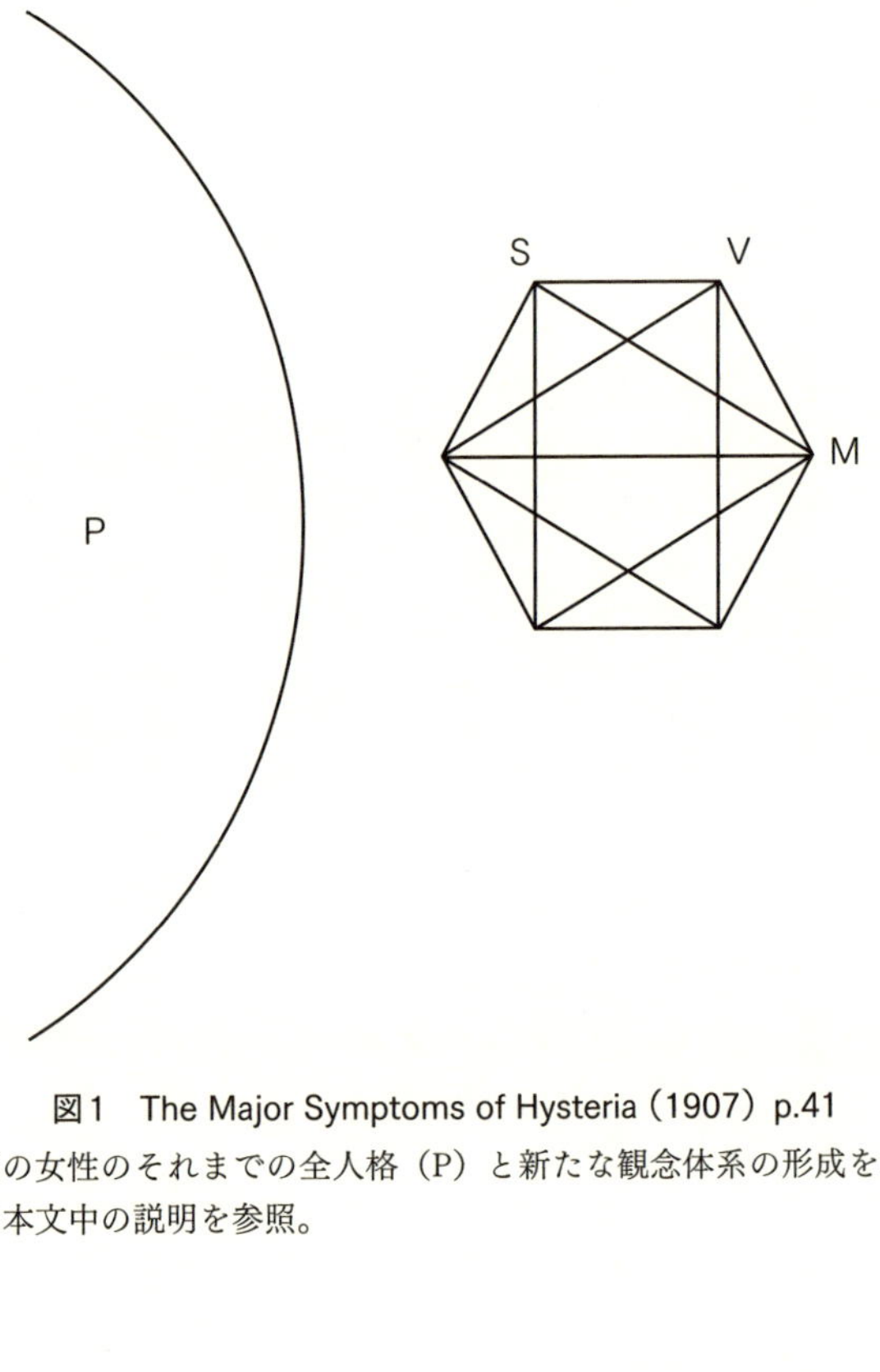

図1　The Major Symptoms of Hysteria（1907）p.41
夢中遊行状態の女性のそれまでの全人格（P）と新たな観念体系の形成を示す図。S、V、Mについては本文中の説明を参照。

系として動き始めるのである。これがイレーヌに典型的な逆行性の健忘と、独特な人格の二重性（dédoublement）を伴う夢中遊行の本質である、とジャネは説明する。

ジャネは、ヒステリーのスティグマである暗示（suggestion）と放心状態（absent-mindedness）と感覚の変換（alteration）の三つを要約して、これらが「意識野の狭窄」という鍵概念でとらえられると述べている。こうした状態は、心的な疲労のために諸現象を自分の従来の人格の中に統合できない時に生じるのである。そのうえでジャネは、以下のように「ヒステリー」を定式化している。つまり、「ヒステリーとは、個人の意識野の狭窄によって特徴づけられる精神機能の低下の一形式であり、人格を構成する諸観念や諸機能体系の解離（dissociation）や解放に向かう傾向である」［Janet, 1907, p.332］と。

二　解　離——désagrégation か dissociation か

この英語版のヒステリーの定義にみられる「解離」は、もちろんdissociationであるが、ジャネの原著を読んでいくと、二種類の「解離」があることに気づく。それは日本語訳のある『心理学的医学』でも同じく「解離」と訳されているdésagrégationとdissociationである。

今日「解離」は英語圏ではdissociationとして広く定着している。ハッキング（Hacking, 1995）によれば、dissociationという用語の英語圏での最初の使用は一八九〇年であるとされている。それはウィリアム・ジェイムズ（William James）とモートン・プリンス（Morton Prince: 1848-1929）の二人によって、つまりボストン学派と呼ばれる研究者によって使用されたことになる。とくにタフツ大学の神経学教授だったプリンスは、ジャネの諸概念を骨格にして北米で異常心理学とその治療論の基礎を形成しようとした中心人物であり、米国に精神分析を導入することになるパトナム（Putnam, J.J.: 1846-1912）とともに、先のジャネのハーヴァード大学の連続講義を実現化した人物である。二〇世紀初頭のこの頃、揺籃期にあった合衆国の精神医学や心理学へのジャネの影響は非常に大きかった（Ellenberger, 1978）。プリンスは、ジャネの講義が行われた一九〇六年に、北米の多重人格の古典的な代表事例ビーチャム（Beauchamp）嬢を研究した主著を刊行している。その原題の『The Dissociation of a Personality』（Prince, 1908）によって、dissociationという語の英語圏での使用は決定づけられたといえるだろう。

一方、「解離」概念の創始者といわれているジャネ自身は、自著の関連箇所で、désagrégationとdissociationという二つの用語を使用している。ジャネの有名な哲学学位請求論文『心理学的自動症』（1889）では、前者のdésagrégationが多く使われ、後者はほとんど見られない。一方、それに先立つ一八八七年の論文ではじめて使用され、その題名にも用いられたdissociationは、ハーヴァード講義（1907）や、主著の『心理学的治療』（1919）などに至るまで使用され、一部では前者と併行して使用されている部分もある。

さて前者のdésagrégationであるが、これは、フランス「医学＝心理学派」の伝統的用語としてジャネ以前から使用されたもので、モロー・ド・トゥール（Moreau de Tours）がその源であるとされている（たとえばヴァン・デア・ハートとフリードマン（van der Hart & Friedman, 1989）参照。）ところで、このフランス「医学＝心理学派」の草創期の研究者たちは、エスキロール（Esquirol）サークルの精神科医であるが、メーヌ・ド・ビラン（Maine de Biran）の影響、なかでも「自我（moi）」概念の構成を中心に、それが機能せず解体する、夢や眠りや夢中遊行と、精神病状態（狂気）とを同一視する理論を展開したといわれる（Delacroix, 1924）。その「医学＝心理学派」の中心人物がバイヤルジェ（Baillarger, J.: 1809-1890）とモロー・ド・トゥール（1804-1884）であり、前者はそうしたメカニズムを「自動症」概念を中心に、後者はこの「désagrégation」を中心に定式化した。モロー・ド・トゥールは著書『ハシッシュ（Du hachisch）』（1845）において、大麻吸引によって幻覚などが生じ、それは夢や精神病状態と同様な作用をもたらすが、その基礎には、désagrégationという、既成の自我が機能しない事態があることを論じた。ジャネ自身もちろんメーヌ・ド・ビランの影響を強く受けていたが、さらにはこの「医学＝心理学派」経由の、いわば伝統的な「自動症」や「désagrégation」の系譜に連なっている。つまりジャネのdésagrégationはジャクソン（Jackson, H.）の「解体（dissolusion）」に近い概念と考えられる（なお英語訳では、désagrégationは、英訳者によってdisagregation、あるいはdisintegrationや、dissociationなどと訳し分けられている。）

一方後者のdissociationは、一八八七年の論文（Janet, 1887/2005）以降、"dissocier"という語義そのままに、心理的に「切り離す」現象や行為を具体的に意味する部分で使用されている。先の図が示すように、われわれの使用する「解離」に近い意味においてである。しかし、ジャネにとってdissociationとは、あくまで「自我」システムに生じたdésagrégationという中心的な出来事、彼の用語ではdésagrégation psychologiqueやdésagrégation mentaleに続発する、あるいは付随する心理現象ないし機制のように理解できるのである。それが英語圏のプリンス的な意味の「dissociation」として普及された時、「医学＝心理学派」の文脈は背景化してしまい、下意識（subconscient）と人格の多重化や健忘のみを説明する病理学概念として使用されたように思われる。désagrégationには私たちの使う「解離」よりずっと広い意味があることがわかる。

三　記憶の解離と同化

こうした印象を強くするのは、「記憶の解離（dissociation des réminiscences）による治療」という用語によってである。一九一九年に刊行された『心理学的治療』（Janet, 1919）の第二巻では、「精神的清算（liquidation morale）」の章に、「意識への再統合（réintégration）による治療、記憶の解離（dissociation）あるいは同化（assimilation）による治療」という項目があり、そこではジャネ自身の、今日の外傷性記憶や解離性障害の治療にも結びつくきわめて重要な思考が展開されている。その部分でdissociationが何度か言及されているのである。

まず先の図1で言えば、多角形の部分が解離されているから、その記憶が病的になるとジャネは考えた。だから、その孤立し離れた部分を全体的な部分に再統合すれば病的でなくなる。それにはその部分を意識化すればよいことになる。しかしこれで改善する事例は少なく、下意識記憶に入ったものを意識上に引き出そうとしても、外傷性記憶の場合、改善せず、症状を反復させる結果に結びついてしまう。

ジャネは次に「記憶の解離」について述べる。これは簡潔に言えば忘却のことであり、出来事を単に忘れてしまうことである。つまり時間にものをいわせて、過去の外傷的な出来事が無害になるまで待つことである。時間は精神療法においても熟達した匠なのである。続けてジャネは「固着観念の解離」について述べる。外傷的なものはその特定の語や夢に具現化されていて、その語が関連するすべてのものを呼び起こしてしまう。したがってこの語に結びついた関連性を取り除くことが治療的に重要だという。

さらに「清算」と「同化」について言及している。それは状況を清算し、それに身を任せるようにふるまいを変化させることである。ここで先に見た事例イレーヌが再び紹介される。ジャネは、イレーヌが母の死を言語的な記憶として再構成するように促している。それ以降彼女は泣き崩れて発作を起こしたり、幻覚に苦しむことなく母の死について語ることが可能になった。こうして同化された出来事や記憶は外傷的でなくなる。ジャネは続けてこう記している。イレーヌが治癒したのは、受容や、断念や、再記憶や、記憶を順番に整序することに成功したからだ。つまり一言でいえば、彼女はその出来事の同化を完全に成し遂げることができたからである。しかしこうした同化によって外傷性記憶の治療に導くことができるのは限られた事例にのみ可能である、とジャネは記している。

やや脇道に入ったが、「記憶の解離」という、今日の「解離」とは異なる治療的文脈で、dissociationという語が使用されていることがわかるだろう。一方同じ『心理学的治療』(Janet, 1919) の第一巻では、意識野の狭窄や、心的統合力の弱さとともにdésagrégation psychologique（p.249）が生じることが示されている。

四　外傷性記憶と解離

さて解離が二〇世紀末にきわめて論争的なテーマになった大きな原動力は、それが虐待やPTSDなどと結びつき、その中心にある「外傷性記憶」と結合して政治化した点である。発達途上の児童への虐待、さらには災害や政治的抑圧や戦闘などによる外傷によって、一連の解離関連の症状が展開するのである。ジャネはこうして、解離と記憶と物語る行為とを結びつけ、（心的）外傷後ストレス障害とその治療を定式化した人物として再評価されたのである。先に紹介した図1は外傷性記憶理論を雄弁に説明する図になっている。

そしてジャネは以下のような独特な記憶の定義をした。「記憶とは、信念と同じく、すべての心理的現象と同じように行為なのである。本質的にそれは、物語る（ストーリーを語る）という行為（l'acte de raconter=the action of telling a story）である」[Janet, 1919, Tome II, p.272; 英語版 p.661]。こうした上でジャネは、ある出来事の〔言葉にならない〕固着観念から逃れられない人は、その出来事の「記憶」があるとはいえない、と述べている。便宜的にわれわれはそれを「外傷性記憶」と呼んでいるが、それは、通常の記憶のようには物語ることができないのである。こうして「外傷性記憶」は、二〇世紀末の英語圏の解離論者によって、自我という既存の体系に同化され、清算され、いわば非外傷化された記憶である「物語性記憶」と対比されて、考えられるようになった。さらにはこうした延長で、外傷性記憶への治療過程の中心にその出来事を物語ることを据える視点や議論が数多く提示された。

しかしジャネは、先に見たように治療としての忘却（記憶の解離）を強く薦めた人物であることを忘れてはならないだろう。ジャネはわかりやすい治療論を提示するというよりも、太古から存在したさまざまな治療法を網羅的に列挙し、それらがいずれもその時代に治療的意味をもったことを入念にたどろうとした。そして自分が関わった代表事例を提示して、複数の治療的アプローチを試み、特定の例にはA、そうでない例にはB、あるいはCという治療法があり、それぞれには各々長短があるという裾野の広い臨床的視点を示したのである。筆者は、こうした思考法こそが臨床哲学者ジャネの最良の部分ではないかと考えている。しかしその網羅的、百科全書的スタイルゆえに、記念碑的著作である『心理学的治療』（Janet, 1919）は多様な解釈が可能な、時には誤読にも道をひらくものになっているのも事実なのである。

さいごに——ジャネの解離理論の外延

ジャネの理論には数多くの同時代の発想が流れ込んでいる。たとえば先の図1は、シャルコーの『神経病学講義』における、催眠の三段階のうちの「カタレプシー状態」の説明そのものであることがわかる。シャルコーは以下のように述べた。催眠下のこの状態で、ある観念や観念群が暗示で示されると、「長く蓄積され、組織化された巨大な観念、いわゆる自我（moi）の支配から独立して、孤立した状態のまま、そうした観念が保たれる」[Charcot, 1890, p.337]。

また、外傷性記憶の本格的研究もシャルコーの外傷性ヒステリー研究を嚆矢とすることがジャネによって示されている。さらには、先の図のSVMで示された多角形も、シャルコーが言語と失語を図式化した鐘のシェーマにおける、語の聴覚イメージ記憶、語の視覚イメージ記憶、構音および書字という四つの中心からなる神経心理学的言語理論を背景にしているようにも読み取れるのである。

ジャネの理論はこのように、一九世紀から二〇世紀初頭にかけての多様な文脈を含み込むものであった。しかし一方で『心理学的自動症』(1889) から『心理学的治療』(1919) にいたる三〇年間は、心的治療や精神療法の潮流がめまぐるしく変化する時期でもあった (江口 2004)。この間にはシャルコーの死があり、催眠の衰退があり、暗示や説得療法の興隆があり、古典的ヒステリーの消滅があり、精神分析の台頭があった。こうした時期にさまざまな批判にさらされながらも、ジャネは催眠とヒステリーの存在と重要性を一貫して主張し続けたのである。一方で二〇世紀に入ってからは、社会学や言語学などさらに広範な人間科学へと横断し、架橋する理論を構築していった。それはすでに先に紹介した『心理学的治療』の「精神的清算」の項に明白に顕れている。先に引用した、「記憶とは……物語るという行為である」という時、それは人間の言語活動を中心とする人格の形成を示して、二〇世紀後半の「言語学的転回」を予言するものであったし、心理学的人格に、社会的、時間的人格を加えながら、ヒステリーという病態を基礎に独自の人間理解を提示したのも先駆的な業績であった。ここでは紹介できないがジャネの有名な人格の「階層的傾性」や「ふるまいの心理学 (psychologie des conduites)」、さらにはさまざまな社会的感情論はここから胚胎する (Janet, 1928; 1929) (その一部は拙著 (江口 1997a, 2006b) を参照されたい。) さらには疲労を論じ、後日、産業心理学の基礎を築いたとされたが (Mayo, 1948)、この疲労論も実は先の「精神的清算」の項で、清算できない外傷性記憶と疲労とを同一視する議論に発している。そしてこれらの思考の隅々に、最初期から育まれた désagrégation と dissociation という発想が横溢していることに気づくのである。

ジャネの業績を「ポンペイのごとく灰殻の下に埋もれた大都市」[Ellenberger, 1970 邦訳 ㊤ p.469] に喩えたのはエランベルジェであったが、エランベルジェはジャネの複雑な全体像の発掘に関心を持ち続けていた。日本における講演 (Ellenberger, 1980) もそうした姿勢が溢れたものであった。ジャネの思考の多様性は、ほぼすべての著作が姿を現しつつある現在でもなお広大な未踏の地を残したままなのである。

[初出]「精神科治療学」22 (4) : 415-421, 2007.

「非定型精神病」の小民族誌
病いはいかに語られ、いかに聞き取られるか

はじめに

筆者はかつて、機会が許す限り、入院患者やその家族にお願いして家庭訪問を行ったことがある。そのほとんどは統合失調症圏の男性患者であったが、訪問から多くのことを教えられた。家庭の様子が可視的になることで、患者が家でやっていける限度がわかり、治療プランにゆとりが生じた。さらに、訪問によって本人の病いの経験を語る語り方が微妙に変化することに気づいた。往復の車中の会話で、初めて耳にすることが多く、本人に確かめると、何度か話しましたという答えが返った。訪問することで聞き取り方も変化したのであろうか。自己理解と他者理解は、感情移入というより意味論の問題であると言ったのはギデンズ（Giddens, 1987）であるが、言葉を介した経験の理解と解釈ということにあらためて筆者の関心が向く契機となった。

本稿では、患者自身の病いの語り方、あるいは治療者の聞き取り方が、治療過程で劇的に変化をとげた一群の事例に焦点を当てる。症例は、若年に発症し長い経過をもつ事例で、非定型精神病の診断が該当する。急性期に、家族と本人に一連の質問をすることで、背景にあるローカルで宗教的なストーリーが語られ、それまで記述され

ていたものとはまったく異なる文脈が明らかになった。発病に引き続く発言と行動、さらにはその変化から浮かび上がる患者や家族の病いの経験をたどりながら、病いの「意味を中心とした」（Good & Good, 1981）「小民族誌記述的」（Kleinman, 1988）アプローチを試みる。さらに、多様に語られる「ストーリー」を中心に据えることで、「非定型精神病」をめぐる一連の現象を、家族的・文化的文脈から再検討する。

一　「非定型精神病」と民族誌記述的方法

「非定型精神病」（満田サイコーシス）（鳩谷 1976）は、統合失調症、躁うつ病、てんかんにまたがり、以下のような特徴を示すことから、遺伝的・生物学的研究をはじめとして、さまざまなアプローチが試みられてきた。①急性の発症と、挿話性、位相性ないし周期性の経過をたどること。②統合失調症様の病像、情動－精神運動性障害が支配的で、多くは意識障害、せん妄、夢幻様状態をともなうこと。③予後は一般によく、人格水準の低下を残さないことなどである。

また、独特の病前性格や宗教的傾向が指摘され（村上 1986）、前意識などとの関わりから特徴的な病態に検討が加えられ（小出 1992）、さらには、ひとりの発症に続いて家族同胞が次々発症し、その病像が感染するように広がる「継続発症」などの特徴も報告されている（河合ほか 1985）。

ここでは、若年に発症し五年以上二〇年未満の治療歴をもつ事例四例をもとにして、治療過程で見られたいくつかの特徴的な事態に焦点をあてる。とくに筆者は、これら事例の患者や家族が、急性期の特定な治療状況下で、彼らの病いを独自な文脈から語り出すことをしばしば経験した。こうした経験をもとに、初発ないし再発時に、まず混乱した家族に本人の病いについて語ってもらい、その後でそれをもとに、本人にさらに語り直してもらうことを行った。その結果、彼らは、病いについて独自な説明と解釈をしていることが明らかになった。つまり、母親と患者との一致した「説明モデル（explanatory model）」（Kleinman, 1980）が語られ、それらは治療者が事前に予想したものと大きく異なる内容だったのである。こうした家族に共有された確固としたストーリーの存在が、「非定型精神病」患者の独特の病像や行動様式に大きな影響を及ぼしていることをまず見たい。

以下の三点を基本的視点とし、面接記録や看護日誌に記載された発言や行動を可能な限り抜きだし、事例の共通性を抽出した。

①患者がどのような精神疾患なのかと問うかわりに、民族誌記述的視点を中心に置いた。つまり彼らが、病いという未知の体験をどう解釈し、どのような意味を与えたのかという視点を重視し、ローカルで民俗学的なディテイルを聞き漏らさないようにした。

②病いの経験は、ただひとつの経験として語られる確固とした「事実」なのではなく、文脈にしたがい、また聞き取る者との関係にしたがって、多様に語られうる「ストーリー」であるという視点に立った。

③さらにこうした視点から、治療経過でおこる特徴的な出来事を、当の本人や家族の共有する「説明モデル」と、治療者の前提とする「説明モデル」間の、同調ないし齟齬という、相互交渉過程から見ることにした。

筆者は、当初それぞれの事例に初発時の経緯と病的体験について遠回しにたずねたが、初発から年余を経たのちになっても、「うまく言えない」「当時のことを思い出そうとすると変な気分になる」との返事であった。冷汗や胸苦しさまでもが出現したため、それ以上踏み込むことはしなかった。

のちに紹介する症例1の治療経験から、以下のような迂回したアプローチをとることにした。入院時、いずれの事例においても一時的に「問題患者・問題家族」化し、治療者と患者・家族間に治療をめぐる漠然としたくいちがいが明らかになったが、そうした齟齬が顕著になる場面で、動揺した母親に対して、「本人がどうしてこうなったと思いますか」とたずねることをした。母親はまとまった長いストーリーを涙をまじえて語ったが、その内容は、いずれも聞き取る側の気持ちを大いに揺さぶるものであった。母親のストーリーを聞き取り、その後にあらためて本人と面接し、病いの経験を語ってもらった。こうした過程を経ることで「問題行動」はほとんど見られなくなった。事例と症状の見え方が大きく変化し、治療関係の転機となったのである。

まとめると以下のような経過をたどった。

①発病または再発にひき続く家族の動揺。

②母親の混乱（比較的冷静な父親と対照的に不眠で泣き腫らしとり乱す母親）、および、早々の来院と奇妙なさし入れ（菓子箱の底に隠された護符、供物の埋めこまれたケーキ、宗教治療のぬり薬、飲料水と称する御神酒のはいった水筒など。）

③病いに先立つ大切なエピソードについては主治医に隠されていて、家族は治療上の不満を述べることに終始し（「もっと早く治してくれ」、頻回の外泊要求、時期尚早の退院要求、宗教治療・服薬中断・治療中断の奨励など）「問題家族」化する。

④母親の混乱に焦点をあて、母親から見た本人の病いについて話してもらう（母は自分が病いの原因であると自責的になっている。夫や婚家との長期の葛藤、母親の宗教的傾斜、患者本人が長らく家庭内において配慮に満ちた情緒的な調停者であったこと、いずれ本人が病気になるのではという漠然とした予感があったことなどが語られる。）

⑤母親の語りをもとに、本人に経験をたどり直してもらう。その際、母親と一緒に行った宗教的治療行為（雪の中のお参り、家族相互の手かざし、入院前のご祈禱など）を導入部に触れることで、本人は、苦痛なく過去の経験を語った。

二　事　例

1　事例とその治療過程の概略

対象とした四事例は、一九五六年から一九六三年の間に生まれ、農村部の近接した地域に育った男女各々二名であり、すべて長子で、両親、祖母と同居しており、初発年齢は一四〜二二歳であった。症例の概略を以下に示す（詳細は省略せざるをえないが、語りの部分は、症例2．M男と母親のストーリーのみを紹介する。）

【症例1】男性（両親と祖母の家庭、長男）

初診時二三歳、大学卒業直前。卒業論文集作成と失恋のため疲労し、不眠が重なっていた。初診時の数日前より興奮して落ちつかず、空飛ぶ円盤を見に行くと下宿を飛び出して戻らない。自分の部屋の様子も変って恐ろしく、相手の女性に試されている感じがしはじめる。実家に戻っても寝つけず、殺されると脅え、泣き叫んでいる。初診時も、フッと我にかえり慇懃になることがあるが、すぐに「失恋だ、精神病だ」と落ちつきなく歩き回り、上着を脱ごうとする。数カ月の入院治療ののち就職。二回再発がありいずれも入院となる。転勤と恋愛と宗教が再発の契機となった。初診時より筆者が主治医であった。

【症例2】男性（両親、祖母、二人の妹と同居）

中学三年（一四歳）の夏より不眠。新学期からは食事もとれない状態だった。成績も大きく下降。淡い恋愛体験がある。ひとり笑いが見られ、夜中に起きてランニングをする。書きはじめた日記には「自己催眠でわかった、電気の玉が飛んでくる……」と記載がある。母親に甘え「心と体が離れそう」と泣きついたこともある。秋の体育大会で、スタートできずたたずんでしまう。天より「走るな」の声があり、それにしたがったという。そのままの状態で病院へ運ばれ入院となる。入院後緊張病性の興奮が二カ月持続。保護室で脱衣し、便を踏みつける。退院後、高校、大学と進学し就職するが数回再発している。（詳細後述）

【症例3】女性（両親、祖母、弟と同居）

中学三年より不眠。高校一年時、授業中教師の質問に答えられず、好きな男子の前で嘲笑されたと学校を休みがちになる。次の試験の最中に突然立ち上がり「悪口ばかり言うんじゃねぇ」と怒りはじめる。不眠が続き、自分のことを撮影し宇宙衛星で流している、家中隠しカメラがあると騒ぐ。心細いと言って父母の蒲団に入ったり、トイレや浴室に入ると出てこなかったりする。初診時も多弁で、歩き回ったかと思うと机の下に潜りこみ、うっとりした表情で耳を傾け、独言を続ける。以降九回あまり入退院があり結婚。退院すると外来通院は中断した。筆者が八年あまり主治医をつとめた。〔本書にも所収した「精神科臨床になぜエスノグラフィーが必要なのか」の症例Jさんがこの事例である。〕

【症例4】女性（両親、祖母、妹、弟と同居）

睡眠時間を削って受験勉強をしていた高校三年時、「頭の中でプッンと糸が切れ」、疲労困憊し何も手につかなくなる。その冬、授業中に「大学に行かないでもいい、みんなもやめろ。私は教育者になる特別な人間だ。人類を救う」と大声でしゃべりだし、興奮する。初診時多弁に語る内容は、同級のライバル、芸能界、裏口入学による高校の乗っ取り、自分の正義と使命感など。母が付き添って入院となる。以降八回入退院。父親はその後病死したが、母、妹、弟それぞれ、不眠、精神運動興奮、憑霊体験で事例化した。

これら四事例の共通する特徴は以下のようにまとめられた。

①初発時、成績がよいおとなしい子が、学習をめぐる過労と淡い性愛的主題を契機にして、急激に発症する。初発時は、家庭内の力動が急変する時期と重なっている（力をもった祖母の病気、父の単身赴任、本人の就職と帰郷、新しい事業の開始など。）

②事例は、母親に依存する時期を経て、一挙に被害関係的になる。幻聴、著しい精神運動興奮、夢幻様状態を含み、病像は多彩である。入院治療には保護室使用が必要であった。とくに女性の場合月経周期と重なる脱衣と水遊び、尿路感染などの合併が必発した。

③治療初期、攻撃的、依存的で、職員や他の患者に干渉する「手を焼く」患者である。一方、先に見たように、家族の治療へのコンプライアンスは低く、服薬をさせず、頻繁な退院要求、民間治療への誘導が見られる。急性期の数週から数カ月の峠を越えると、本人は人なつこくしかも対人関係では配慮にみちた人物への「人が変ったような」変貌をとげる。能力も高く、いずれも、退院直後の入試や高倍率の就職試験もクリアした。

④急性症状消褪後、激しい体重の増加にともなう抑うつと寡動期が見られる。体重は一〇キロ前後増え、過眠傾向をともない、毎日ごろごろしているという時期が記載されている。これと逆に、再発時は行動範囲が拡大し、著しい体重減少を見た。

⑤再発時には性愛的主題と平行して宗教的傾斜が増強する。異性への憧れと接近恐怖が競合し、パニックに近い状態に移行するにつれ、宗教的なストーリーが表面化する。

⑥いずれの事例でも、のちに本人の口から特殊な「仰光（光明）体験」が語られた。（症例1「UFOが見え、強い光を発し、自分をスポットのように照らしだした」、症例2は後述傍点部、症例3「窓からものすごい光が入っ

てきた……自分にスポットライトが当たって急に声が入ってきた」、症例4「私から光が出た、……ふり返ると空から光が照っていた」）

⑦長い治療経過で他の家族メンバーが事例化し、投薬を含めた治療が必要になった。ほとんどの例で母親の処方箋が必要になり、とくに症例4では、本人の初発年齢と同じ頃に、妹に醜形恐怖から精神運動興奮、弟に憑霊体験が出現し（「交代・継続発症」）受診となった。

⑧投薬は、炭酸リチウム（lithium carbonate）とカルバマゼピン（carbamazepine）を投与する時期があり、安定すると少量の抗精神病薬と睡眠導入剤が中心となった。

なお、男性患者と女性患者で顕著な性差が見られた現象としては以下のものが挙げられる（男性治療者という影響があるか。）男性事例は、つねにノートを携行し、日記や図像や教訓的フレーズを書きつけ何年間も大切に保管していた。表裏的生活は苦手で、外来通院や服薬も強迫的なまでに遵守された。理想の職業は堅実な公務員であった。寛解時も、女性への憧れがくり返しテーマとして語られ、多量飲酒による酩酊傾向が見られた。逆に女性事例では、何年間も隠されていた予想外の話を告白される時期があった。女性では通院が容易に途切れた。

2　M男【症例2】と母親のストーリー

（筆者が引き継いだ時、初診時よりすでに十数年を経ていた。診断は統合失調症とされ、本人もそう考えていた。以下は、主治医になって三年後に聞いたものである。）

M男は、一〇〇戸あまりの農村の二代続く公務員の家庭に生まれる。一家の暮しは楽でなかった。父親は四人兄弟長男。母親には弟がいる。母は近村出身で、幼くして父親をなくし、それ以来自分の母親が死なないようにと朝晩仏壇に熱心に祈る習慣がついている。母も貧困のうちに青年期を送り、一八歳でP市の宗教家の家に手伝いとして入り、二三歳の時に見合いで嫁いでいる。

母にとって結婚生活は悲惨なものであった。挙式の翌日から子どもを産んだらいけないと姑から干渉され、舅や小姑にも責められ、食事も制限された。夫と同室で休んだり、夜着で寝ることも許されなかった。のちに判明するが、家族が良縁と思う女性が村にいて、嫁を追出してからその人と一緒にさせたかったということであった。M男の父は妻と別れる気はなかったが、仕方なく時には別の女性とつき合い、母はそれを黙認して忍んだという。仏壇に手を合せ、毎日泣いた。妊娠が判明しても、間食までが制限され、空腹に苦しんだ。そんな理由もあって病弱な未熟児を出産した。M男を妊娠中、つらさのあまり昔住みこんでいた宗教家の家をたずね、そこで祈っていると黄金色の木造の阿弥陀像が光るように見えた。

出産後、M男の命名もお伺いで決めた。十分な食事をとらせるようにと産婆に言われると姑は怒り、産後で休んでいた母に座布団を投げつけた。M男にミルクの量を多めに与えようとしても咎められ、温めるために火を焚いても消されてしまう。しかし、祖母は、宮参りが終る頃から逆にM男を猫可愛がりしはじめ、母親に触らせない態度に変っていった。

M男は三歳の時、外便所の手洗桶の上にほとけさんが見え、「赤ちゃんが見える」と言い出す。それは亡くなった父の従兄弟だということになって、家族から霊感の強い子とされた。頑固なできものができた時にも、ご祈禱をして治癒している。M男は虚弱な子だった。祖母は溺愛し、時間割はすべて祖母が準備した。おとなしい優等生で、成績もほとんど5がならんだ。中学校でも成績はよかった。中学三年の春に祖母は脳卒中に見舞われてる。以降、祖母は性格変化の度合いを強め、病弱なM男を朝晩走らせたり、両親への小言も度を越し、執拗に口を挟んだ。両親は辟易とし、「いいかげん気が狂いそう」「M男は悪くならないか」と心配していた矢先だったという。初発時、三日間のまったくの不眠があり、「ぎりぎりの状態」だった。M男の精神状態を母親は危ぶんでいた。憧れていた女子の前でよい所を見せようと体育会でスタートラインに立つと、「走るな」という声とともに電気の火の玉が当たるようだった。あとはわからず入院になった。初回入院中、家族そろって朝夕心経を唱えたという。

五カ月の入院後、M男は「蠟人形」のような状態で退院した。隣人に勧められ、隠居に放置されたまま死を迎えたという曾祖父の霊のお祀りとご祈禱を寺でしてもらった。すると蠟人形のM男の表情に生気がさしてきた。さらに、M男の病いが祖先の因縁だと考えた母は、的中すると評判の近村の「拝み屋」に足をのばしている。そこは子どもに神が依りついて託宣を下し母親が解釈するという、この一円で有名な「拝み屋」であった。教えにしたがって、某山寺の観世音菩薩へ御参りをはじめる。登るのに容易ではない参道を、退院後間もない深い雪の季節、M男は、母親とともに毎日登って、病いの治癒と高校合格を祈願したという。高校時代の再発時も、本人がすすんでご祈禱してもらっている。

以降再発時は、いつも職場の緊張や女性への憧れが契機となった。M男は、母の語りをたどるようにして再発時の経験を語った。

「……（その時）西の寺の近くのぼろ家から現在の家に移ってきたが、G大師の塚の上に家が建っていたらしい。地面から叫び声が聞こえ、地表に手が湧き出てくるのが見えた。母が昔住みこんでいた祈禱師のもとへ自分から行き、般若心経をもらって帰った。母もそれに従った。世の中の摂理を相対原理として把握したように思った。」

筆者が主治医になったのちの入院についても以下のように語る。

「夜半に女の人の叫び声とかほとけの声とかが入ってきて苦しかった。祖先の霊か土地の霊と思う。生れた日から判断して、観音信仰がよいといわれH寺、D寺、K寺に参った。地球が危ない、エイズで滅びると声が聞えてきた。しかも自分の中に鳳凰の卵が産みつけられ、それが孵る時、世の中に救いがあると夢の中で聞えてきた。T島の弁財天が観世音を導いたと思う。一九八七年六月五日午前四時三二分一〇秒。
1987654321 0と数字が並ぶ明け方に目が覚めた。これは世の中を救わないといけないと思った。」

M男の母親の話しぶりは、内容とは裏腹に、恨みや愚痴からは遠いものであった。「結婚前は実に素直で洗われたような心持ちだったが、いじめにあって恨む気持が湧いて心が歪んで情けないことになった」と涙ぐみ、「のちには姑が歩けなくなり排便の世話もしたが、その頃には恨みも消えていた」と語った。付け加えておくならば、M男の生まれ育った村は、本人の語るように、一〇世紀に活躍した天台宗高僧の生誕地で、中心の寺にはその坐像が本尊として安置され、境内の産湯の井戸は、今日でもなお水替えの際、汲みだされる籾によって豊作凶作を占う神事が行われ、その高僧の母の墓も集落の中央に祀られている。

三　考　察

1　ストーリーを共有することの意味

四例いずれの事例においても、その背後に臨床的現実《リアリティ》とは異なる、宗教的色彩の強い、共有された家族的現実《リアリティ》が存在している。母親と本人の語るストーリーは、家族の二代にわたる苦悩や緊張から克服や救済へとむかう共通のプロットをたどり、急性期のエピソードを次々に含みこんで語り直されるものであった。さらにそれはローカルで民俗学的な語りに結びつき、家族を越えた社会的広がりを与えている。こうした患者と家族の共有する現実と、治療者のもつ臨床的現実という二重文脈のズレから、「問題患者・問題家族」とされた一連の事態が出現していると考えられる。

宗教治療や民間療法などの治療過程において、言語や身体を用いた象徴的な治療儀礼が行われることは、すでに広く報告されている。筆者もかつて、狐憑きとされた二例をめぐってなされたさまざまなレベルの治療儀礼、宗教儀礼を報告したことがある（江口 1987）。

先の四例においても、同様のメカニズムが働いている。つまり、人間関係の緊張や性愛的衝動（への恐怖）が昂じ、急性期の、過剰な意味の生産につながるが、これと平行して宗教的文脈が増大するため、臨床的文脈では語ることができない溢れ出した意味は、他者と共有された家族的＝宗教的ストーリーへと変換され、回収されてしまう。そして、いったん他者と共通の文脈から事態が語り直され、急性期を越えると、その文脈は再び切り離されるのである。こうした経過をたどることで、新たな意味の侵入による経験そのものの大きな変質は防止される。共通の語りへの移行と文脈の変換、つまり、二つのリアリティの文脈化と脱文脈化によって、急性期の「症状」を他者と共有化できる経験としてカプセル化し、無害化し、切り離すことが可能になる。急性期後の「人が変ったような」変化、人格水準低下を残さない完全な寛解状態への移行、さらには特定の契機からの容易な再発可能性などの現象は、こうした視点から見直すことができる。四つの事例が、解離や人格変換と近いのはかかるメカニズムによるものであろう。

2　「非定型精神病」と語り

治療者は一般に、急性期においても、なんとか患者の経験と触れあう「共通語」を探そうとする。未知の、語りえない体験を共通の語りのうちに分節化しようとするためである。ストーリーとなって他者に語りうる経験となる時、それはすでにそれ以前とはことなる治療的意義をもつという臨床的事実を指摘したのは、（ジャネによれば）シャルコー（Charcot, J.-M.）とルグラン・デュ・ソール（Legrand du Saulle, H.）であるという。ジャネは、社会的文脈から、記憶と自伝的語りがもつ重要性を指摘している。人間は本来、肢体の行為と言葉の行為（行為と言語）という二通りの存在の仕方をしているとし、それらを統合するものとして物語（narration）と復誦（récit）に注目したのである。彼はこうして、のちの「物語論的転回（narrative turn）」に連なる先駆的視点をその講義録に残している。病いは告白以前と告白以後に明確に二分できるという提言は、以上の文脈からなされたものである（Janet, 1929）。

検討した四例においては、こうした分節化、物語化が、家族の枠内で自動的に行われている。その結果はじめて、家族と患者にとって「他人に語るように、自分自身にむかって語る」［Janet, 1929, 邦訳 p.459］「経験」（Erfahrung ではないディルタイ（Dilthey）のいう Erlebnis（Turner, 1986））への変化が生じているのである。

われわれは、次のように自問することができるかもしれない。「非定型精神病」という疾患そのものが特徴的な病的現象や症状をひき起こしているのか、あるいは危機における経験の分節化とストーリー化とが「非定型精神病」と呼ばれる一連の出来事として現れているのか。さらに、統合失調症の体験と比べて、「非定型精神病」の体験そのものはまったく異なるものなのか、あるいは体験は同じでも、体験の分節化＝解釈＝語り方が異なることで一群の特徴的な症状へと加工がなされているのか。筆者は、それぞれ後者の視点の可能性を考慮することが、病いを患う側からみた症状の意味を理解する際に必要であることを強調したい。治療者と患者との相互交渉過程で、はじめてひとつの経験が語られ、聞き取られることについてはすでに指摘した。しかし一般に、家族や周囲の者に共有された病いの文脈が、精神医学的文脈と出会う時、前者は、聞き取られることも理解されることもないまま、既成の精神医学的問題に置き換えられてしまうのである（こうした過程を、われわれはブランケンブルク（Blankenburg, 1978）の記した三二歳の農夫とその父親の妄想と迷信をめぐる事例に読み取ることができる。）先の四例において、特異な「仰光（光明）体験」（James, 1925 邦訳 ㊤ p.378-382）が語られているが、患者や家族が臨床的文脈とはまったく異なる、彼ら自身の宗教経験に深く結びついた「説明モデル」を持っているかもしれないことに、筆者が気づく前には、それらを聞き取ることができなかった。本人や家族が、もうひとつの現実《リアリティ》の存在について断片的に語っていても、治療者の前提としていた臨床的現実からは「排除」されていたのである。

3　臨床人類学と民族誌記述的方法

一九七〇年代以降、クロスカルチュラル精神医学、あるいは医療人類学という分野は、患者–治療者関係を社会科学的視点から再定義することで大きく飛躍をとげた。たとえば「人間の病いは基本的には意味に関わる（semantic）、意味論的（meaningful）なものであり、またすべての臨床的実践は本来解釈に関わる（interpretive）《解釈学的な（hermeneutic）》ものである」［Good & Good, 1981, p.175］というグッドらの言葉は、こうした到達点を示すものであろう。従来の比較文化精神医学が、社会的・文化的な事象を扱いながら、その基礎に精神医学的図式を据えることで、あらかじめ特定の価値を含んだバイアスを持ち込んでしまったことへの批判が、この流れの出発点であった（Kleinman, 1977）。病理や疾患カテゴリーを中心とする図式を前提とする限り、普遍的な精神病理の「形式」に病像を修飾する文化的「内容」が付け加わるという図式にたどりついてしまうからである。「生物学のケーキにふりかけられた文化という粉砂糖（culture is icing, biology, cake）」［Geertz, 1984, p.269］、あるいは、社会的・文化的外被を剝ぎ取れば、芯の部分の精神病理や疾患を取り出すことが可能で、さらにその中に生物学的な基礎を想定しようとする、リトルウッド（Littlewood, 1991）の比喩に頼れば「マトリョーシカ人形（Russian Doll）」あるいは「アーティチョーク（Artichoke）」と呼ばれる図式である。

こうして、従来異国的、異文化的な、精神医学の周辺領域を扱うとされた比較文化精神医学、クロスカルチュラル精神医学は、診断や方法論という、精神医学の核心的問題の再考を促すことにつながっている。異文化の「他者」の問題であるとされた領域が、じつは精神医学「自身」の自文化中心的な先入見の問題、「カテゴリー錯誤(category fallacy)」(Kleinman, 1977)ではなかったのかという省察が生まれ、「疾患カテゴリーから文化のコンテクストへ」(Littlewood, 1990)という視点の転換が起こったのである。「文化依存症候群」の解釈と再分類をめぐって長く続いた論争(いわゆる「ラター論争」(Simons & Hughes, 1985))が基礎になって、精神医学的診断そのものが再検討され、それがその後の、DSM－Ⅳにおける「文化」診断や"Trance and Possession Disorder"の議論へと引き継がれている(Transcultural Psychiatric Research Review, 1992)。さらにまた、患者－治療者関係を社会科学的にとらえ直すことによって、精神医学に限定されない一般臨床への広範な応用が可能となり、医学生や医療従事者の臨床教育プログラムとして用いられ「臨床人類学(clinically applied anthropology)」(Chrisman & Maretzki, 1982)という新たな分野を形成し、多くの成果を生み出している。

一九七〇年代以降のこうした議論を、誤解を恐れず要約するならば、人間が棲まう「多元的現実」、つまり人間が複数の現実を同時に生きるということを、医学あるいは精神医学がどのように扱うかという問題をめぐるものであったとまとめられるだろう。多様なリアリティを扱う民族誌記述的方法が必要であるというのは、こうした経緯からである(江口 1992)。

4　聞き取る側の変貌

最後に、ブルーナー(Bruner, 1990)が記しているエピソードを紹介する。ブルーナーは、ブルックリンに居住するイタリア系移民の一家族各人の自伝的語りを集中的に聞き取り、ストーリーを語ることによって構成される自己と、「小宇宙」であり「文化の代理人（the vicar）」である家族とを分析している。彼は、家族全員の集ったあるセッションにおいて、親と娘の意見の対立から緊張が極度に高まった場面を報告している。その際、彼自身がコーヒーが湧いたことを告げ、緊張を緩和する行為をとってしまっていることに気づくのである。ブルーナーは、聞き取る側であることを越えて「家族としてふるまっていた」と記している。

先に紹介した四例で、母親と本人の長時間のストーリーを傾聴した際、筆者は複雑な気持にとらわれた。内容もさることながら、その場で語られることがなければ、こうしたストーリーがいっさい声に出されなかったかもしれないことを思ったのである。疾患の訴えを聞き取ることから離れて、本人や家族の民族誌的語りの細部に耳を傾ける時、語ることによって話し手に変化が起こるように、聞き取る側にも大きな変化がもたらされるのではないだろうか。

まとめ

四例の「非定型精神病」事例の症状と治療経過を、治療者のいだく臨床的現実と家族がいだく現実という二重の文脈が相互に横断しあう現象として再検討した。その中で、家族に共有されたストーリーが語られることの治療的意味について考察を加えた。方法としては、語られるストーリーを中心におき、小民族誌記述的方法をとった。こうした方法は、人間のもつ複数の現実を理解するうえで不可欠であり、他者理解という精神医学の中心に回帰するものであることを示した。

［初出］「精神科治療学」8（11）：1320-1328, 1993.

病いの経験とライフヒストリー

精神科コンサルテーションにおける末期患者の聞き取りから（Ⅰ）

はじめに

小論でとりあげるのは、長期化し回復が難しい疾患において、その末期が近づいた時に、自分の生きてきた軌跡――これをここではライフヒストリーと呼ぼうと思う――を、かなり長い時間をかけてたどりなおし、他者に語ろうとすることの意味についてである。病いについて語ることがなぜライフヒストリーを物語ることにつながるのか？　そうした語りに耳を傾けることの意味は何なのか？　そもそも、このような語り－聞き取るという関係において何がなされているのか？　こうした問いに対し、若干の考察を加えようと思う。

一九八八年から一九九四年までの六年間、私は、約四〇〇ほどの病床をもつ公立総合病院の精神科に勤務していた。精神科にベッドはなく、午前中は外来診療にあてられ、午後は他科からの依頼に応じるいわゆるコンサルテーション＝リエゾンが中心であった。こうした依頼からさまざまな事例に出会うことになったが、ここで検討するのはいずれも重篤な身体疾患を患っており、何回かの面談ののち短い期間のうちに他界されたケースである。

症状の消褪や改善を含めた予後を見ることが治療の評価につながる通常の精神科の事例と違って、対象になる事例では確実に身体症状が進行し、急速に死期が訪れた。当初その事実に私は困惑した。自分の行った臨床行為に対して、フィードバックとしての評価が下しにくく、もっと何か別の聞き取り方、違う対応の仕方があったのではないかという思いがつねに残った。また、さまざまな局面で、生物医学《バイオメディシン》という文脈からはズレる慢性の病いのケアや終末期医療の意味について改めて考え直さざるをえなかった。日常の臨床的枠組を越えた部分が、倫理的（ethical）な部分も含めて大きく引きだされ、こちら側のいだく医療観、生命観、死生観が問われるという場面が頻回に訪れたからである。

なかでも一番とまどったのは、私が耳を傾けることになった切迫した語りが、おそらく他の誰にも語られないままに終わったかもしれない事実に改めて気がついたことであった。なるほどそれらを共感をもって聞きえたことは私にとっては何物にもかえがたい貴重な経験であった。しかし、語る本人にとってははたしてどうであったのか。私は、それらの言葉の一言も聞き漏らすまいとつとめた。そして実際それらを聞き取るという契機によって、以前には考えもしなかったさまざまなものの感じ方、見方へと導かれた。終末期医療にたずさわる者が口をそろえて言うように、何かを与えるというよりは、何かを与えられるという特別な感覚をいだいたのである。しかし、そのような感覚をもたらすものは何なのか。そもそも私にそうした重要な言葉を聞き取る「特権」があるのかという問いが湧いた。

私は、おもに医療人類学の視点を取り入れることによって、こうしたケースから、医療現場においては通常隠されている「病い」という文脈を浮きたたせたいと思う。人間の死をめぐる問題に、あらかじめ特定の理論的枠組みを用意することは、問題を狭め、本質を歪めかねないと危惧されるかもしれない。それは理論をはるかに越えた領域にかかわることだからである。しかし、終末期医療を含んで現在さまざまになされている医療倫理をめぐる問題提起に対し、私は、臨床に着地する開かれた視点を基礎にすることで答えることしかできないと考えている。医療を取り巻く多元的な視点を基礎付けることが、私にとってのethicalなことだと考えるのである。

一　基本的視点

一九七〇年代から、病気や障害さらには医療をめぐって大きなパラダイム転換が起こっている。それはたとえば、一九八〇年に出されたWHOによる障害の分類《impairment-disability-handicap》や、今日ではほぼ「常識」化されている、病気を《bio-psycho-social》なものと見る全人間的な視点などに典型的に示されている。バイオエシックスという学問領域が本格的に確立したのもこの時期であり、インフォームド・コンセントやクオリティー・オヴ・ライフなどの考え方も、この延長に位置する。こうした流れの中に、当事者＝患者の視点を中心とした「病いの経験」の再発見ということがなされたように思う。アーヴィング・ゾラ（Zola, 1982）やオリバー・サックス（Sacks, 1994）さらにはロバート・マーフィー（Murphy, 1992）の著作に代表されるような、当事者がいわば内側から障害や病いを描いた記述が、「疾患」をいわば外側から描いたものとはまったく異なる「病いの経験」（Kleinman, 1988）として現れたのもこの時期である。これらの著者が言おうとすることは、狭義の生物医学的《バイオメディカル》な視点に感情移入や了解を付け加えたものとはまったく異質なものとして、病いの経験は考えられなければならないということではなかっただろうか。

医療人類学――今日のやや細分化した言い方に従えば臨床人類学――も、この時期に生まれている。医療人類学の基本的視点は以下の二点にまとめられるであろう（Kleinman, Eisenberg & Good, 1978）。つまり、①臨床の場で分類され記述されるさまざまな「疾患（disease）」と、当事者が苦痛を意味づける「病い（illness）」とをはっきりと二分して把握すること。前者が生物医学的な接近で分節化されるとすれば、後者は人間科学的接近によってはじめて明らかになるとする視点である。②臨床的なリアリティは文化的に構成されていること。つまり「疾患」は、医療専門職のカテゴリーによって構成されたリアリティであって、それを、実体的な「モノ」ととらえてはならないということである。最近では病いを実体化して見ようとする実証主義的な視点がさらに徹底して回避され、これら二点に、③病いは物語りとして再現＝表象（represent）されるものであるという視点がつけ加えられている（Good, 1994）。

医療人類学的視点の特徴は、臨床の場が複数のリアリティで構成されていることを浮彫りにしたことである。医療のカテゴリーではなく、文化的コンテクストへと視点をずらし、数多くの言葉がひしめき、重なりあう場として医療の場をとらえることを可能にさせたことである。それは、人類学者が見知らぬ地域に入りこみ、その土地の人々のふるまいや心性を明らかにする民族誌（ethnography）をまとめるように、医療の世界を「部外者」の視点から改めて眺め直すことを可能にさせる。そこでの視点は、一方で、「当事者」＝患者の「病いの経験」の「厚い記述」や「微小民族誌（micro-ethnography）」へと向かうことになるであろうし、他方、参与観察者自身の自己省察（reflexivity）へと向かわせるであろう（Hammersley & Atkinson, 1995）。こうして見た時、臨床の場を構成する異なったリアリティがもっとも顕著に現れる場面のひとつが、急性疾患とは対極に位置する、慢性の病いやそのケアであるように思われる。

二　事例

【事例1】四三歳の男性Sさん

具体的なケースを紹介する。最初の事例Sさんは、私が改めて終末期医療における聞き取りということについて考える契機を与えられた事例である。合計しても二時間に満たない三回の面接は、ほとんど本人のライフヒストリーに耳を傾けるだけのものであった。長い沈黙が多く、私が実際に話したのはほんの数フレーズにすぎなかったように記憶する。

泌尿器科と内科からの診察依頼だった。半月前まだ寒さが残る二月中旬、病院の前で意識がない状態で倒れているところを発見される。諸検査の末、慢性腎不全であることが判明し、加えて本人は完全な失明状態であることがわかる。緊急入院後透析をはじめ、途中肺炎を併発し挿管して呼吸管理をしていた。肺炎治癒後は自力で呼吸しているが「不穏興奮状態」とされ、透析に対しても失明状態も手伝って理解できないようだと記されている。翌日内シャント形成の手術予定なので鎮静させて欲しいというのが依頼内容であった。診療録を見ると、二〇年前網膜色素変性症（retinitis pigmentosa：網膜萎縮、色素沈着、視野の縮小など、網膜機能の進行性消失を伴う遺伝性疾患で他の遺伝的欠損と連動しているとされる疾患）という進行性の疾患と診断され、四年ほど前に完全に失明したと記載がある。本人の不安もあり以前から眼科で少量の安定剤を投与されていた。

訪室すると、全然眠れないという訴えが強く、内科医の指示で安定剤の注射がなされた直後で、本人はうとうとと眠りに入るところであった。それでも精神科の医者を呼んでほしいと再三懇願していたということなので、ベッドサイドで挨拶し自己紹介する。Sさんは顔をこちらに向け、微笑んで手を差し伸べて「助けてほしい、話を聞いてほしい」とかろうじて語る。シャントの手術明けの時間にまたゆっくり会いに来る旨を告げると、うなずいて眠りに入っていく。この時は簡単な処方のみを指示して戻ることになった。

三日後約束通りに訪問すると、待ちかねたように話しはじめる。病気の話はいつのまにか以下のような幼年からの本人のライフヒストリーを語るものになっていった。

三人兄弟の次男、現在兄も弟も結婚し所帯をもっている。Sさんは、八三歳になる父親と七七歳で入院中の母親との三人で生活をしている。高校卒業後某市市役所に就職する。持ち前の頑張りから夜間の大学にも通い六年かかって卒業している。卒業間際の職場の検診で網膜色素変性症という難病であることが判明する。大学病院で再検し、確実に失明に至ることと脳細胞も減少するため知能も落ちる可能性のあることを告知されたという。ずいぶんと悩み、考えぬいたすえ、仕方なく障害者枠の職員に移行し仕事を続けることにした。障害者の就労への理解を高く掲げた市が設けた人員枠であった。そこで合計二十数年間働いた。一般の職員以上に懸命に働いたし実績もあったと思うが、仕事が評価されることはなく昇進もなかった。視力障害は年々進み、いよいよあと数年のうちに完全に失明することになったので、一大決心をして公務員を辞め、視力障害者のリハビリテーションの学校に通い鍼灸師の資格をとることにした。かなり無理をし集中して勉強し、つい数カ月前に合格したところである。マッサージと鍼灸をすることで開業し一人でも生活できる見通しがついた。だが、無理がたたったのか他の合併症が出てしまった。シャント手術後透析で多少楽になり、なんとか眠れるようになったと語る。

人知れずに苦労したことを誰にも話すことはなかったのかとたずねると、深くうなずき、難病でキャリアから脱落したくやしさやいろいろな気持があったが、年老いた親にも告げられず、誰かに言っておきたかったと語る。それまでのどちらかというと淡々とした語りではなく、声を詰らすように、話せてほんとにありがたかったと、再三手を握られる。

四日後、再び往診すると先回の後よりシャントが潰れて全身状態が悪化している。透析でも状態は改善せず、呼吸が苦しく、起坐にて荒い息をしている。看護師によれば、横になっても眠りが浅く、「船室に取り残される、船が沈む」と口にするという。私が近づくと気配で顔を向け、先日の精神科の先生ですねと苦しそうに挨拶する。「先生に話すとつきがもどるみたいで、まだまだ時間が残されている感じになる。長くても五年位か、もうすぐ死ぬかもしれないとわかっている。だったら、慣れて印象の焼きついている父母のもとで、家でそうしたい……」と帰宅を希望する。それが現状では無理なことがわかると、「これも運命でしょう。こんなものだと思います」とつぶやいている。差しのべられた上肢も下肢も冷たく、話を続けるのも苦しげであった。しばらくの間そのままでいることしかできなかった。内科主治医は、父親を呼んで本人の容体を説明している。数時間後意識は失われ、二日後逝去された。

［小括］精神科のコンサルテーション＝リエゾンで依頼されることの多くは、身体疾患患者の行動異常や精神状態の管理である。いざ病室を訪れるとそうしたことではおさまりきらぬ問題に出会う。診療録には決して記載されない個人的、社会的問題が見えはじめ、手をつけようとすると収拾がつかない感じに襲われるのである。しかし、そこで医療従事者が抱く困惑や、医療システムの軌道から大きく外れたような疎外感は、じつは患者本人が病いや医療について抱く気持ちの希釈されたものにすぎない。

Sさんが語ったことは彼のライフヒストリーであったが、必死の思いで伝えようとしたことが彼の「病いの経験」そのものであったことに私が気がつくまでに、そう長い時間はかからなかった。実際彼は、「疾患」つまり網膜色素変性症や腎不全についてほとんど何も語っていない。進行性の疾患によって生活の軌跡が大きく変更を受け、引き続く一連の社会的な軌跡をたどらざるをえず、それがさまざまの不利を生み、それらすべてが病いのストーリーへと組み入れられている。そのなかでSさんは自分の力を信じて生活してきたのではないか。それは保護的であることを標榜しながらも真に障害者を支えるものではなかった職場のシステムや、これから新たにはじめようとした生活設計の頓挫など、結果的に多くの無念さを残したにもかかわらずである。私はSさんと同世代の聞き取り手として、その努力や心残りのいくばくかを確かに聞き取り、共有しえたような気がした。そのことが、姿の見えぬ相手にこれだけは言っておきたいと語る末期状態のSさんに、確実なサインとして伝えられたかどうかはおぼつかなかった。ただ「疾患」が可視的になることで明らかになるものであるとするならば、「病い」は決して見ることができず、こうしてストーリーとして語られ、聞き取られることを本質にしているものであると思われたのである。

【事例2】三五歳の女性Tさん

依頼状によれば、三カ月前駅で倒れ入院している。慢性骨髄性白血病（急性期）（chronic myelocytic leukemia）およびTリンパ腫（T lymphoma）の診断がなされている。出血傾向が著明で肺炎を併発し、とくに夜間覚醒しナースコールが頻回となり、前夜もベッドの外で転倒しているところを発見される。不穏であり、看護師の誘導に抵抗する場面もあったという。内科的には終末期状態とされ、睡眠導入剤は投与されていたが効果はなく、睡眠障害と夜間の鎮静が要請された。

病室を訪室すると、小柄な女性が点滴や加湿機をはじめさまざまな機器に囲まれて息苦しそうにぽつんと横たわっている。左目の周囲は青黒く腫脹し、口唇や爪の周囲も出血が凝固している。上下肢とも出血斑が広がって身体全体が紫色にむくんで見える。自己紹介をして、ねつきにくいのですかとたずねると、うなずいて遠慮がちに話し始める。本人の話で明らかになったことは、二年前に自分の病名を偶然に知って驚き、それ以降何かにつけ死を考え不安になるということだった。主治医や看護師にもそうした不安を知られないように気を遣い、自分で何とかコントロールしたいと思うが、夜半に目覚めると不安でどうしようもないという。話題は家族や生活をめぐるものに自然に移っていった。

一歳上に兄がいる。本人が四歳の時、母が劇症の関節リウマチに罹患し、手指の変形も著明で家事が不可能になる。母はほとんどねたきりの生活にはいる。高校三年時、放射線技師の父が肝臓がんになり亡くなっている。Tさん本人は、おとなしいが負けん気が強く、頑張り屋だったという。家計はきびしかったが、短大へ進学する。卒業後は大手建設会社へ就職が決まっていた。入社時の検査で白血球数が多く内定を取消される。仕方なく他の会社で事務職を三年ほど勤めた後結婚する。相手は一歳上の実業家で、女児をもうけている。夫の事業は失敗し倒産、友人の家まで売払わねばならなくなる。結局そのまま娘を連れて離婚となる。母親はすでに寝たきりで、母と娘の面倒をみながらパートの仕事を続けるというきびしい生活だった。

そんななか二年前、急に耳鳴りがして高熱が続き、医者に行くと白血球が急増しているということだった。総合病院入院を勧められ、はじめて入院している。インターフェロンを半年投与され、診断は血小板症（thrombocytopathy）だと言われた。入院中の一二月、歯科受診の際に自分の診療録が風で飛び、慢性骨髄性白血病という診断名が記されているのを目撃する。ショックをうけ、兄を問い詰めるが何も教えてもらえなかった。外泊時に書店で本を取り寄せ、急性転化が二度来たら危険などの経験談も知り、病気の概要を理解したという。それ以来、誰に相談できるものでもないので不安を募らせていたという。注射で心臓を悪くし、治療で髪もほとんど抜け落ちてしまった時期があったが、退院して何とかできていた時期もあった。昨年暮れ、注射薬を取りに来るところを駅で転倒し入院となった。現在は放射線治療、ステロイド治療を併用し、ずっと腰痛も続いているとのことであった。

初診後、週に二、三回のペースで訪室することにする。中途覚醒がないように睡眠導入剤と抗不安薬少量を処方する。やや元気になって友人に電話し、娘へ思い出を残そうとバッグの刺繍を熱心にしたりする時期と、病状は確実に悪化し、髪がたくさん抜け、転移によって肋骨の一部が溶解し脇腹の激痛に苦しむ時期が交互する。かつてのパニックは次第に少なくなっていった。一時期は医師に年齢を聞かれるだけで、そんな歳で死んでゆくんだと言われているような気がしたと、追いつめられていた心境をふり返る。娘とまた行きたい浅草花やしきのこと、自分が作った歌詞に友人が曲をつけてくれたこと、リヴィング・ウィルを書いたことなどをくつろいだようすで話すこともあった。

ある訪問の時、寝たきりの母を支え、誰にも親切で善良な一家の大黒柱であった父親と、本人が重ねあわされて語られた。父は肝臓がんで、大学病院に入院した時すでに手遅れだった。主治医は伯父に病名を告げ、父や母や自分に言わなかった。それで亡くなる日まで病名を知らずに父は働き続けた。ある日急に痛みが襲って救急室に担ぎこまれたが、鎮痛剤の注射もしてもらえず苦しんでいた。善良な父が「断末魔の苦しみ」と言った姿や顔がまぶたに焼きついている。誰にも優しかった人がこんな死に方でいいのだろうかと、それ以降人生観が変ったという。患者は父親似であった。自分も人に役立つ仕事をというので看護師とか保母とかを希望したが、体力が無くてだめだったのが残念だ。死んだら父に会える。父はどこかで私を励ましてくれていると思って気持の支えにしている。でもいろいろ正直に生きても、死に方が父のようだと困る。複雑な心境になる。夜起きると父親と自分の姿がだぶってしまうと話される。

鼻出血、黄疸、熱発が相次ぎ、輸血しても血小板数は増加しない。他界される数日前、夫と再婚するという相手から娘を通して手紙が届く。別れた夫とこれから暮すことになる娘も、面会時いい人だと言っていた。何か一仕事終わった感じがしていると言う。娘が時々来て励ましてくれるので助かっている。娘の気持の中に少しでも留まっていたい。そうできる何かが欲しいと語った。手紙の件から四日後、腹水、胸水が著明で肺炎を併発、意識レベルも急激に落ちる。もういらいらはない、睡眠剤も要らない、もう死ぬんですねと、小さな声で語る。三日後逝去される。往診して一カ月後だった。

［小括］　ここではさらに多くの問題を指摘できる。病名告知はその第一のものであろう。内科主治医も本人が病名を知っていることを感じており、本人はそれに気づいて、不安を必死で隠そうと努力していた。病状や予後が話し合われていたら当初見られた激しい不安は随分軽減できたのではなかっただろうか。

Tさんはいつも控え目に物静かに語った。夜の闇に囲まれるとさまざまな不安が湧いて、何としても自分を抑えられずに夜勤の看護師にすがりついてしまうのだという。そうした姿が病棟のスタッフの目には一層病的に映っている。自己を抑えられないのが不安だとくり返す言葉に、親に依存できず他人にも頼らず生活してきた姿勢が表われているように思われた。本人には、恐慌的な不安が去った後で、さまざまな知人に電話をして何かを話しておきたいという希望がふくらむ時期があった。その後、娘に思い出を残そうとしたり、自分の人生が父親の人生に重ねられ、唯一甘えられる存在だった亡父がいつも見ていてくれると言い、さらには一仕事を終えたという受容とも思われる語りにいたる。

　ここでも私は多くを語ったわけではない。睡眠が改善したら不安も軽くなる旨を伝え、投薬し、あとは、怒りを爆発させるわけでも、自棄的になるわけでもなく、このような苛酷な病状に耐える本人の話に耳を傾けていた。本人の語りは、次第に父親のライフヒストリーを取り込み、それと重ねられて語られるようになる。伝記というものは、実際に経験した事実というよりは、フィクションや想像的な世界に近いといったのはジェローム・ブルーナー（Bruner, 1993）である。これは、本人のストーリーの信憑性をおとしめることではない。そうではなくて、個人の伝記はストーリーという形で、イメージを働かせることでしか接近できないひとつの「物語」であるということなのであろう。Tさんの語りは「病いの経験」そのものである。Tさんが語る父親＝本人の病いは、とうてい受け入れることができない災厄に直面し、怒りや否認という手段にも訴えず、そのままの形で自己のライフヒストリーの中に取りこんで語り直そうとする際の、受容とそれでも尽きない抵抗や当惑を同時に示すものであろう。初期の不安や無力感、さらにはその後のさまざまな動揺は、父の闘病と重ねられ、他者に語るようにして自己に語ることによって、かろうじて自己コントロールが可能になったように思われる。

三　考　察

1　事例とそのライフヒストリー

いずれのケースでも、不安と希望が重ね合わされるような時期に、まとまったライフヒストリーが語られている。数年後に生きていることの希望と明日命がなくなるかもしれない不安が同時に語られるのであった。それらは、狭義の疾患について語られたものではない。理不尽な病いにみまわれ、大きな変更を余儀なくされ、それと戦いあるいは折り合う過程、そこから派生した個人的、社会的問題、さらには疾患の治療が産みだす苦痛までもが織り込まれた「病いの経験」であった。語りは、あらかじめ用意されたものが語られるというのではなく、その場で産みだされたものとして語られ、事実というよりは想像的な部分を多く含んだプロットをたどった。このように語ることが逆境における自分の生き方の肯定や希望へとつながり、しばしば途中から、自らを励ますような語りに変更されることもあれば、ある時は、疾患を受容することに対する抵抗という側面をもつこともあった。

慢性の病いが、語ることを通して再構成されたものであることを、関節リウマチ患者のインタビューから分析しているガレス・ウィリアムズ（Williams, 1984）によれば、同じリウマチという疾患でも、まったく違う意味を与えられうることが明らかにされている。ウィリアムズは、かつての労働環境が原因であると訴え、医療や社会制度への批判に結びつけて語る患者と、ストレスによるものであるとし自己の社会心理的解釈へと向かう患者、そして、宗教的、超越論的視点から病いを一種の恩寵として肯定的に物語る患者の三例を挙げている。病いは、さまざまに語られることによってはじめて生きられた「経験」となって、自己の生活の中に新たな意味をもって組み入れられるものなのである。

こうした点から考えると、「病いの経験」や「苦痛（suffering）」に接近するためには、以下のいくつかの視点が必要であろう。つまり、①患者の精神症状や病理へ収斂するのではなく、彼らが、病いという未知の体験をどう解釈し、どのような意味を与えたのかという視点を重視し、その細部を聞き落さないようにすること。②「病いの経験」は、ただひとつの経験として語られる確固とした「事実」なのではなく、社会的文脈や、聞き取る相手との相互関係によってさまざまに推移して語られ得る「ストーリー」であるということ。そして、③語られる「病いの経験」には、疾患が直接原因となる苦痛だけではなく、ケアそのものが引き起こす苦痛や、そこから派生するさまざまな社会的、個人的問題が含まれているということである。

ケースに対して私がしたことといえば、耳を傾け、ディテイルを聞き落とさないように心掛けてストーリーをたどることであった。実際それ以上のことができるようにも思えなかった。その際、自分が逆の立場にいたらして欲しくないようなことは避けるよう心がけた。語る言葉がかき消されたり、独白とならないようにし、また、代替のきかない貴重な時間が世俗的な時間によって妨げられないように注意した。具体的には、対話を前提とした沈黙が多くの時間を占めるようにした。また訪室もなるべくは一日の最後にまわし、内科の処置が終わって落ちついた頃、会話が途中で途切れないように呼出ベルを置いて訪れた。そのため何回かの長い語りの際にも時間的に拘束されることがなかった。

2　語りと物語

心理学を含むさまざまな人間科学領域で、「語り（narrative）」や「物語（narration）」や「ストーリー」を鍵概念に据えた議論が今日広く行われている。一九八〇年代の「物語論的転回（narrative turn）」と呼ばれた事態である。こうした視点により、従来の理論的枠組みではすくいとることのできなかった部分が注目され、さらには、観察者自身の解釈を含んだものとして言説やデータを扱うという解釈学的な視点を取り入れることが可能になっている。「物語的自己同一性」（Ricoeur, 1990）や「ストーリーを語るものとしての自己」（Bruner, 1990）などはそれらを代表する概念であろう。

こうした語りや物語の意味に最初に注目したのは、おそらくは、ピエール・ジャネではなかっただろうか。とりわけ一九二〇年代、ジャネは「物語（récit）」や「語り（narration）」の意味を集中的に論じている。彼の複雑な言語理論は以下のようにまとめられるであろう。つまり、人間は、たんに行為をするばかりでなく言語を使用し、その行為と言語とを、語ること復誦することを通して結びつけるようになったというのである。そこから、人間の二重性、内面が出現したという。さらに人間は、語りを通して人格を構成し、履歴を作り上げる。そうした語りをとおしてさらには、記憶と時間概念が生じ、その時系列の軸上に出来事が整えられるようになるのである。こうして語りは、身体と社会と時間を繋ぎ合わせ、ひとつの人格を組み立てる能動的な言語行為として注目されたのである（Janet, 1955）。ジャネは、一九世紀初頭から続いている「自動症」概念、つまり「精神（le moral）」が時に「身体（le physique）」をコントロールできなくなるという図式を基にして、これらを統合する契機としての語りの重要性を見たのである。

先に見た事例においても、ライフヒストリーを語ることは、精神と身体を自伝的な語りのうちに縫い合わせる行為なのであろう。そこでは同時に、物語的時間が縫い合わされ固定されるように思われる。このようにして次第に出来上がる全体像は、希望や抵抗、あるいは心理的な自己洞察というプロットをなぞるように形作られるのである。慢性疾患患者や終末期患者の語りはしたがって、今日の生物医学的《バイオメディカル》な見方への批判という契機をたえず表わすであろう。さらに、身体疾患の背後に心理的な問題があるという従来の視点にも疑問を呈するであろう。語りは、そもそも心身二元論を越えることを射程にいれて構成されてきた概念だからである。

■臨床人類学の基本的視点：「病いの経験」を理解するうえで、当事者の語るストーリーに耳を傾けることが不可欠。←解釈学的人類学（Geertz）《native's point of view》

●疾患（disease）：医療専門職の医学モデルにしたがっていわば「外側から」再構成されたもの
　□《paradigmatic（mode of）thinking》（Bruner）：
　“if X, then Y”…個別性を越え抽象化を求める
　□《chart talk》（Mattingly）：biomedical presentation
　→“linear or serial time”≒“chronological time”…………【scientific reasoning】
●病い（illness）：患者や家族などの当事者によって、いわば「内側から」経験されたもの
　□《narrative（mode of）thinking》（Bruner）：
　“The King died, and then the Queen died”…特定事例の個別的経験の理解
　□《storytelling》（Mattingly）：experience of disability（illness）
　→“emplotted time”≒“narrative time”…………【narrative reasoning】
　→① storytelling、② story creation

図

3　医療人類学と「物語的思考」

エリック・キャッセル（Cassel, 1982）は、医学教育で「患うこと＝苦痛（suffering）」が扱われることがないことを指摘している。これは改めて考えると驚くべきことである。患者の「苦痛（suffering）」や「病いの経験」を扱えない医療とはどういうものなのであろうか？　一九八〇年代の「病いの経験」の発見によって、生物医学《バイオメディカル》的な視点だけでは、患者のリアリティには到達できないことが明らかになった。

さて冒頭でも触れたが、医療人類学の提起する「疾患（disease）」と「病い（illness）」の二分法、さらにはそれに加えられた、病いは語りとして再現＝表象されるものであるという視点は、「当事者の視点」を中心に据え、「病い」や「苦痛」そのものへ接近する方法として提起されたものである。以下にシェリル・マッティングリー（Mattingly, 1991）の議論に基づいて、医療人類学の視点を中心に、ケースに接近する際の二つの様式を図式化しておく（図参照）。

ここでは、「病い（illness）」／「疾患（disease）」の

二分法（Kleinman, Eisenberg & Good, 1978）をもとに、ブルーナー（Bruner, 1986）とマッティングリー自身の図式が重ねられている。「病いの経験」に近づくためには、「理論枠に基づく思考法（paradigmatic thinking）」や、「診療録に基づく会話（chart talk）」よりも、「物語的思考法（narrative thinking）」や「ストーリーを話すこと（story-telling）」が相応しいというものである。後者は、狭義の科学的思考からは排除されてきた視点であるが、前者と同様、あるいはそれ以上に重要な臨床的視点を提示する。さらにそれぞれのアプローチは異なった時間構造を析出させることになる。ただしここで重要なのは、上の二項対立的図式を実体的なものとして固定してはならないことである。どちらかというと、前者は後者の一部であると見なすことが必要かもしれない。しかもそのうえで、図式は、それを「登りきった後で投げ捨てる梯子」のように見なさなければならない。「もはや後戻りのあり得ない」一点を越えるために、この梯子を一旦は登りきることが不可欠ではあるのだが。

4　聞き取ることのさまざまな次元――ロジャーズの「傾聴」を例に

これまでの議論は、私が生物医学的《バイオメディカル》な教育を受け、そうした環境で仕事をする精神科医であるゆえの、バイアスがかかった議論と思われるかもしれない。実際、医療の裾野が広がり患者を中心とした視点が普及する中、一九八〇年代の精神医学の世界的潮流は合衆国の診断基準（ＤＳＭ－Ⅲ）に代表されるように、それまでの力動的な視点からシフトし、普遍主義的で生物学的視点を中心にした「新クレペリン主義」と呼ばれるものに変化しているからである。一方、心理学とりわけ臨床心理学は、こうした視点からは自由で、「当事者の視点」を中心に据え、徹底した個別性重視の歴史をたどってきた。

この点に触れて、最後に、物語り－聞き取ることのより広い次元について考えたいと思う。臨床心理学では、事例の語りに即して「傾聴」することが前提とされている。「傾聴」といってまず思いだすのは、今日なお大きな影響を与えているカール・ロジャーズ（Rogers, 1984）の名前であろう。ロジャーズは、自分を心理療法家へとうながした若い頃の有名なエピソードをくり返し記している。問題行動をもつ少年の母親との面接で、いくら鋭い適切な解釈を加えても母親は受け入れず、結局物別れに終わる話である。その別れの挨拶の直後、母親は大人のカウンセリングはしないのかとたずねかえし、そこからそれまでの語りとはまったく異なる語りがなされ、深い面接が展開されたというものである。ロジャーズはこの出来事をもとに、すべてを知っているのはクライエント本人であるというテーゼを導きだすにいたる。

私たちも、臨床場面で語りがそれまでとは異なった深度に達し、新たな文脈が出現する瞬間を経験することがある（江口 1993）。しかしここにいたる傾聴の仕方について記すことが可能だろうか。ロジャーズは逆に、それらが活字を通して伝わりにくい経験であることをくり返し記さなかったであろうか。

ロジャーズは、心理療法からエンカウンター・グループへと向かった。さらに晩年の著作では、妻の死に際して、妻の空中浮遊体験や、死後の妻と霊媒師を通して交信するエピソードが記されている。「傾聴」には、狭い周波数にチューニングすることと同時に、もっと広範囲のバンドをすべて受信することも含まれているように思われる。私は、ロジャーズの「傾聴」を、問題行動をもつ少年の母親の面接からエンカウンターに向かい、そして配偶者の死に際してのエピソードまでを含む軌跡として――つまりは彼のライフヒストリーとして――読み取りたいと考えている。心理療法の枠組みを横断して、すべてのものを聞き取ろうとすることに開かれた《A way of being》〔Rogers, 1980 原題〕としての「傾聴」である。

他者のリアリティへ踏みこみ、聞き取ることは、聞き取り手自身の既成のリアリティからの離脱という契機をはらんでいる。語られ－聞き取られる言葉は、語り手のものでも聞き手のものでもない。それは両者の境界にはじめて姿を現わすものであろう。語り手は、あらかじめ定まった内容を話すわけではないし、傾聴する聞き取り手も、受け身の受信装置の存在に留まってはいない。ここでは、語り手も聞き手もいわば一体となって、経験を能動的に構成し、読み取る読者になるのである。ロジャーズが「クライエント中心（client-centered）」という言葉で表わそうとした出来事を、心理学的文脈から切り離し、解釈学的、物語論的文脈に敷衍したところから、グッドら（Good & Good, 1981）の「意味を中心とした（meaning-centered）」アプローチがはじまっているように思われるのである。

ま と め

二例の事例をもとに、「病いの経験」をストーリーとしてたどり、他者に語ることの意味について考察した。病いは長期化することによって、患者の日々の生き方の中に織りこまれ、いわばその意味世界へと編み込まれる。この「病い」自体へ接近するためには、複数の視点、複数の語り方を基本に据えることが必要であり、とりわけ「ひとつの病いは、物語的構造をもっており、閉じられたテクストではなく、複数のストーリーの集積から構成されたものである」［Good, 1994, p.164］という視点が不可欠であった。その際の語り－聞き取る行為は、受動的なものではなく、能動的な相互行為ともいえる。

慢性疾患や終末期患者との対話においては、こうして数多くの未知の部分に触れることになる。そこは標識もなければ、ノウハウもない未踏の領域である。もとより、唯一の解答や、唯一のゴールなどがありうべきはずもない。それゆえにこそ、これまでのあらゆる社会は、死や死後の世界から逆算するようにこの世の生の様式を規定する宗教をつくりあげたのであろう。こうした対話では、聞き手に、成長とも贈物《ギフト》とも呼ばれる瞬間が訪れることになる。それは、人間の死という事態に関わるために強調されているが、日常臨床における、語り－聞き取るという関係のすべてについて起こりうることなのかもしれない。

［付記および謝辞］

ケースは、特定の個人が同定できないように細部に多少の変化を加えて記した。

ここで論じ残した重要な部分、つまり慢性疾患ないし終末期患者の語りと聞き取りにおける、moralないしは、ethicalな部分について、さらにその際に、今回論じた語りや民族誌的視点が重要な役割を果たすことについては、他の事例も加え稿を改めて論じたい。

小論の臨床的視点の多くは、クラインマンの『病いの語り（The Illness Narratives）』（1988）の精読と翻訳作業が大きな支えとなった。またブルーナー、グッド、マッティングリーの著作からは、ここでは十分に紹介はできなかったが、汲めども尽きぬ臨床的ヒントを得ることができた。

この論文は、国立民族学博物館の『心身障害の比較民族学的研究』（代表野村雅一教授）において「障害の諸層と病いの意味」として発表したもの（一九九三年一一月六日）、および、大正人学カウンセリング研究所において「病いの内側と外側」として話したもの（一九九四年一月二五日）をもとにまとめなおしたものである。いずれもその場でいただいたコメントが大きな刺激となった。ここに深い感謝の意を述べておきたい。

［初出］「大正大学カウンセリング研究所紀要」18：32-42, 1995.

病いの経験とライフヒストリー・再考
精神科コンサルテーションにおける末期患者の聞き取りから（II）

はじめに

前回われわれは、二例のケースをもとにして、長期化した疾患のクリティカルな時期に、ライフヒストリー、すなわち自分の生活の軌跡をたどりながら語ることの意味について考察した。疾患は慢性化することで、患者の日々の生活の中に織り込まれ、個別的な病いの意味を賦与される。病いの経験は、患者の生活の軌跡と重ねられるように語られることになる。主要には、臨床人類学の提起した「疾患（disease）」と「病い（illness）」の二分法と、民族誌記述的《エスノグラフィカル》な視点を取り入れ、病いを語る声はけっして疾患の説明に回収され得ないとすることで、病いの経験への接近が可能になることを明らかにした。

こうしたアプローチは、一方で、聞き取ることの意味へとわれわれを誘う。聞き取られることで患者が支えられることがあったのか？　聞き取る者が何か貴重なものを託された感じをいだくのはどうしてなのか？　等々。病いの経験の聞き取りでは、通常の臨床的文脈では直面することのないこうした部分にしばしば突き当たることになる。

ブロディ（Brody, 1987）はこう指摘している。「適切で申し分のない治療行為」は、病気が治癒可能な時とても理解しやすいものである。しかし多少とも慢性の経過をたどる時、患者の自尊心や人生設計や人生の語りにその病気がどのような影響を与えているのかが理解できなければ、何が適切で申し分のない治療行為なのかわからなくなるのだ［p.192］。こうした視点に立つ時、われわれはすでに倫理的な問いの圏内に立っているといえるかもしれない。終末期患者のケアは、のちに見るように倫理的なディレンマや、燃え尽きを含む反応をもたらす。また、成長や贈物《ギフト》と呼ばれる何にも替えがたい貴重な経験にもつながる。慢性という問題と語りに考察を加えた論者のほとんどが、この倫理的な問題へ言及しているように、〈聞き取ることのエチカ（ethics of listening）〉（Frank, 1995）とも〈倫理的な証人（moral witness）〉（Kleinman, 1988）とも呼ばれる瞬間をくり返し体験するものになる。

一　問題点にふれて

小論の方向を示すために、ここで二つの事例を見ておきたい。ひとつは『がん告知以後』（季羽 1993）のなかに記されたエピソードである。この中で、著者の季羽は、自らが訪問看護を行った一人の患者Dさんを描いている。この患者はがんの告知に深い衝撃を受けホスピスに入院している。しかしそこで予想外に体力を回復し、退院して観劇や旅行などを楽しみ、生活の幅を広げるようになっている。Dさんはこのままの状態が長く続くのではないかという期待さえ口にしている。そのような外来受診時に、ホスピスの主治医は、かつて入院中知合った患者が次々と亡くなっていることを話し、「非現実的な希望を持ちはじめているDさんの気持を現実に引き戻そうと」している。患者の体力は確実に下降線をたどることになるから、「非現実的な希望を大きく膨らませるほど、改めて死が近いことを再認識したときに感じる精神的な衝撃が強い。それを少なくしたいと、主治医が思ったからである」［季羽同書 pp.10-11］と述べられている。

この部分にわれわれは、ホスピスで緩和ケアや死を看取ることを続けてきた医者の臨床知を読み取るだろうか？　それとも、告知を受け何とか希望をつなごうとする者の死の直前にまで介入し続ける医学的知の権力をみるだろうか？　よき死を迎えるためにははかない希望に現実的な冷水を浴びせることも必要なのだろうか？　それは、医療者と患者の関係の質に大きく関わる部分であるが、臨床的、倫理的問いに結びついている。

これに関係する例だが、医療人類学者の宮地（1992）やグッドら（Good et al., 1990）は、北アメリカの臨床医に、がんや終末期患者への「真実告知（truth telling）」についてインタビューを行っている。その結果、多くの医者は患者の希望を奪うことを非倫理的と考え、「希望の維持」の重要性が告知においても強調されている。真実告知は必要であると大半の医師は頭の中で考えながら、実際に希望に結びつかない情報はカットされたり楽観的な語りや曖昧な表現で回避されている。

これらのケースで改めて注目しておきたいのは、死の受容過程や真実告知においても、告知する者のストーリーないしプロットが医学的な言説の中に編み込まれていることである。こうした部分を日常臨床における医療倫理的な部分と呼ぼうと思う。宮地の調査が明らかにしたように、自分の真実告知のスタイルに影響をあたえたものを問われた時、北アメリカの多くの医者が「自己の哲学」を挙げている。医療倫理というと大原則から導き出される規範といったイメージが強いが、この「自己の哲学」のような、各自が臨床過程でいだくミクロな倫理を検討したいと思う。こうした部分が慢性患者の聞き取りにおいて重要な役割を果たし、聞き取りの質を大きく決定していると考えられるからである。

今回は、ＨＩＶ／ＡＩＤＳのケースを取り上げ、前回の二例に加えて考察を進めたいと思う。前回のテーマが語ることの意味であるとするならば、ここでのテーマは、聞き取ることの意味についてである。

二　【事例】四二歳の男性Dさん

Dさんは某年五月感染症科に入院した四二歳の男性である。診察依頼によれば半年前から不調で、倦怠感、息切れ、腰痛を訴えて来院し、諸検査の結果HIV陽性、エイズの発症を診断された。告知の直後でもあり精神医学的なサポートが必要とされた。

病室を初めて訪ねた時、Dさんは、前年の秋から続く勃起不全《インポテンツ》について、それだけが本当に困っていることだというように訴えた。春には腰痛がでて、さらに肝機能障害と言われ、肺炎が加わり入院した。エイズも恐れていたが診断がつくとさすがにショックであると語る。四人同胞末子、三人の姉がいる。近県に生まれ、一〇代に父をがんで亡くしている。地元の高校卒業後就職、二四歳で結婚。結婚後三年で妻と死別している。その後上京するが一年ほどで転職し、現在の仕事について一〇年ほどになる。入院時は主任として現場を任されて一二時間労働をいとわなかった。上京して以降単身生活だったが、八〇歳に近い母親が姉たちの世話を拒み、数年前からDさんと同居している。

Dさんは、ひととおりの生活史を述べた後、エイズを告知されたことにふれ、「上京後すぐに年上の芸術家と知合い同性愛関係にある。その相手以外に性交渉はなかったが、相手がどこかでもらってきて自分に感染したのだろう。相手を信じることができず、見舞いにきても会いたくはない」とうつむいて語った。「病気自体が自業自得のものなのだから……」とぽつりともらした。

病名の告知に対し表面は冷静さを保っていた。勃起不全は幾重にわたる意味を賦与されたもので、否認に近いものなのか。困惑はかえって深い印象をもつ。自棄的、自責的になりつらいかもしれないが、そのことも含めて週に一回訪室することを約束して帰った。その後死去されるまでの約一年間の面接を、いくつかの期間にわけて要約する。

五月〜八月——告知から生活の再編、母への告白に至るまで

この時期は、告知の衝撃を乗り越えて、本人の回復への意志や希望が膨らむ時期だった。二回目の訪室時すでに、自分なりの気持の整理もついたと述べる。それでも熱発すると立ちあがることもできず、バランスを失って転倒し悲しく涙がでたとつぶやく。一日一二時間の労働を七時間にセーブして、復職の計画を立て、病気についての話題は避けながら上司と話し、日常動作の練習をしている。「内科の先生の言っていた抗うつ薬と睡眠導入剤を欲しい。長くても五年〜一〇年の寿命と言われ、三日間は絶望しほんとうに首を吊って死のうかと思ったが今はもち直している。一日も早く一刻でも多くもとの活気のある職場に戻って働きたい。仕事をしている夢ばかりみる。」六月には、少量の抗うつ薬で気分はやや改善し、院内で歩行の練習を始めている。

外泊すると、病名もわからぬまま一カ月半入院している息子の健康状態と、経済状態の逼迫に母親は著しく混乱している。母は食事も喉を通らず一〇キロ痩せ、不眠の末に転倒している。そうした心配も手伝ってDさんは疲労困憊し、帰院したときは言葉もでない。「仕事も体力的に無理とわかった。……何か他人のためになることをしたい。誰かに喜んでもらえることを。角膜移植のようなものはどうか。何か本当にひとを喜ばせるために、からだの一部をあげられないかと思う。主治医に言ったら、感染があると無理だとのことだった、納得したが残念だった。」

結局仕事を辞める決心をする。ワーカーと話して都営住宅に引越し、生活保護を受けることになる。もっとも親しい姉夫婦には病名を告げている。七月中旬、母親が不審に思い真剣に本人に問いただした末、母にも病名と余命を告げる。気丈な母親は、秘密にされて家が暗くなるより言ってもらって随分ありがたかったと喜んで、そ

の後は栄養学の本を読んで張りきっている。「がん告知の問題を言うひとがいるが、やはり家族に話してよかったと思う。秘密にして悩むより、明るく生きたほうがいい」とDさん。

一旦は退院し、体調もよく自転車で通院もする。何年かぶりで合衆国に住む友人に偶然出会うことがある。会話の折に相手も同じ病気であると確信し、自分のことを告白すると、相手も三年前に告知されたという。北米のエイズ治療、医療基金、共同住宅、カウンセリング、白人と日本人の症状比較、感染後の性交渉などについて率直な情報が得られてありがたかったという。「日本だとどうしても孤立してしまう。共同生活などと聞くと羨ましくなる。北米の事情をもっと仕入れて、ラジオなどで患者を孤立させないで励まし、さらには恐れずに検査をするように訴えたい。……できなかったことの残念さで何とも言えない気持ちになることがある。消耗が禁物だから無理はしないが、一度北米の施設を見たい。」

八月～一〇月――さまざまな障害が出現し、長い語りにつながる時期

八月下旬には四〇度を越す熱発で再び数日間の入院になる。入院するとめっきり気力も落ちて涙も見られる。九月にはヘルペスで一週間の入院。白血球減少も著しく輸血をする。この月末にも熱発で再入院。「うつというよりただ身体的にだるいだけ……。家にいると頭の中が争っているようでパニックになる。不安で気が腐ってしまう」と述べる。

一〇月に入り、数カ月前より下肢に出現した痣がカポジ肉腫と判明する。ちょうどこの入院の直前に、母親とともに亡父の墓を訪れ、病いの受容ともとれる儀礼的行為を済ませたばかりであった。その際に姉たちに電話で病状について説明したが、次姉には電話をしてくるなときつい調子で断られている。

「他人と結婚して気兼ねしているのにと言われたが、母の今後の世話や経済的なことに関わりたくないのだろう。

それでも予想外の言われ方で驚いた。……あと少しで経済的にも底をついてしまう。……カポジ肉腫とも言われ気落ちしている。広い部屋にひとりでいると気が滅入る。悔しさや悲しさで涙がとまらないことがある。家に居ても母が入浴中など声をだして泣いてしまうことがあった。入院をくり返し三カ月を過ぎると友人も来なくなる。連絡もしづらくて寂しくなる……」「友人に病気の説明ができないのがつらい。本当に道徳的でない、とんでもない奴と思われる悲惨な病気だと思う。誰にも言えたもんじゃないというのが大きい。何とか考え方を変えないと、と思う。少しでも病気に希望があればいいけど、全然ないから……。いつまで頑張ったらいいのかわからないんですよ……。」その後に、一〇代の後半から始めた創作活動の話に移る。節目の年に誕生日の前一週間ほど休みをもらって個展を開いてきた。今回はやらないのかと言ってくる友人もいる。励ましてくれるがかえって辛くて残念。はじめは母親に紹介された先生についた。はじめて行った展覧会はすごくショックで驚いた。自分の作品もピーク時のものはテレビで放映されたこともある。現実の病いから派生するさまざまな苦しい問題が展開され、本人は途中怒って叫ぶように語り、涙を流した。九〇分ほどの長い語りになったがさいごには、かつての創作活動をふりかえり希望へつなげる生き生きとした語りに移っていった。

その三週間後、今度はヘルペス性網膜炎による右眼底出血を診断されて、カポジ肉腫とともに手術適応と言われている。母親に電話がつながらず、不安になって派出所に電話し訪問してもらったり、さまざまな面で憔悴している。「エイズの告知が五月で、一〇月には失明するかもしれない」ということで恐慌状態になり、一昼夜声をあげて泣き、もう死にたい治療しないでくれと訴える。

「母も心配です。宣告されても次々つらいことが終わらない。病気のもとは自分が悪いんだと考え込んでしまう。……こういうくやしさや自分を責める気持から気力を引き出していくしかないと思う。弱気になるし、ものが見えなくなると創作どころではない……。ここまできてまだこんなつらいことがあるのかと思う。母がせっかく慣れて友人もできた場所なのに、金銭的なことだけで引越してよいとも思えない。ドクターやワーカーさんなどに病気や経済的なことはまかせて、自分の気力だけを保つように集中したい。……今までずっと他人に頼ることができなかった。自分が甘え、弱くなることがとても心配。弱音を吐いたら何とか叱りとばしてほしい。こうして先生にしゃべっているだけで、気力を支えにやらなくてはということが身にしみてくる。やりたいことは多いんで、悔しいことも多い。ギブアップはしない。気力が挫けないようにしないと……。」はじめは、まったく肩を落とし声もでない様子であったが、語り出すと次第に怒りや悲しみが押し寄せる。

一時間ほど過ぎて長いライフヒストリーを再びたどるように語り終える頃には、徐々に悲嘆やパニックもおさまり、自分を励ます内容にかわり、それを他人に伝えることで奮い立たせようとしているように見えた。「自分が悪い悪いとどうしても思ってしまうくやしさ、それをバネに気力を引きだして、ギブアップしないようにしないと……」と自分に言い聞かせるようにくり返している。それは、コントロールがきかぬ身体と、自責や自棄的に傾く気持を、かつての輝かしい時代の自分や、あるいは現実の激しい闘病生活に耐えている自分の中に、語り直し、馴致させようとするように聞き取れた。

一一月〜一月――姉の来院から母の入院。病院の問題点が訴えられる

一一月上旬熱も下がりやや回復する。四〇日ぶりの入浴で生きかえったと語る。顔色もやや良好。突然故郷の長姉が見舞いに来る。姉は結婚し子どもも大きいが、二年前にがんを告知され直腸から子宮にかけて摘除されている。一年生きないだろうと宣告されてから二年目になる。突然の来院だったが現状をすべて話した。大患をかかえているので病気のことは何でもわかってくれるようだった。「こんなことも考えた？　恐くなかったの？　と尋ねてきて、そうだと応えると、姉もそうだったと言われてとても励まされた。もとから愚痴は一切言わない女性だったが、とくに病気してから強くなったので驚いた」とDさんは語る。

翌週は眼科の手術後。「看護師が採血時にミスをして、感染したらあんたのせいよとどなられた。自分は何もしていないのに。そんなことが続いて我慢していたが、配膳時に三度目を言われたので爆発して言い返した。いやなことも多い。すっぱり割切って何事も許して自分のことに集中しないといけない。……今度ボランティアの人が来てくれるという。楽しみにしている。……自分もボランティアをしてエイズの人の役に立てたらいい。」

一一月下旬母親が救急に担ぎこまれる。貧血著明、検査すると胃に大きな穿孔を形成し、緊急手術になる。高齢で重篤な状態であると姉たちも呼ばれているが、姉たちは母親の否定的な思い出ばかりを語るという。遠足に行くと言ってもお金はないよと言う。ひどい母だと皆で蒸し返していた。術後のせん妄もひどくDさんはさらに困惑している。母の将来も、認知症が進んでいるようで心配であると話す。

一二月初旬本人は退院している。母親のせん妄も含めた精神医学的ケアも筆者が受け持つことになる。母親は、一時は点滴を抜いてしまい「ベッドの下に自分の部屋があってバラバラにされた。今朝仏壇が足許にあった」と言う。術後せん妄状態は短期で回復。「娘たちは父親似でみな薄情。ひとりだけが迎えに来るよと言ってくれた。息子は、時々頭がぐちゃぐちゃになると泣くので神経科に行けと突き放したが、……息子のことで心配しすぎた。自分でわかる。どこで何をしているのか心配な息子で……」と冷静に語る。母親は決して認知症などではない。その後も、母親のケアを継続することをDさんからも依頼される。

本人は、退院しても母親の見舞いや自分の治療や、その間に冬支度をしたりで忙しい。年末の一週間眼科の手術のため再入院。ものを見るのも疲れるという。「ボランティアの学生さんが来たが、話題に疲れてレスポンスもできなかった。TV番組とかのたわいもない話で、自分の切迫した気持を話してもとうてい無理とわかって黙ってしまった。ボランティアは自分みたいな苦しんだ人こそ最適だと思う。……やはり病気が治ることもないんで、このまま手当てしなかったらと考えてしまう。朝方寒くて起きてしまう時なんかに……。」

一月～四月――母親の退院から最終の入院まで

「一月末母が退院したら二人三脚でのんびりやりたい」と外来で語るが、正月料理で腹をこわし、体調は低迷。母親の記銘力の悪さを心配する。外来受診でも複数の診療科を廻らねばならず、予約制であるが数時間待たされている。それが一番エネルギーを失うことだと、腹を立てる。母親退院後も体調は回復しない。

四月に入り高熱が下がらないで再び入院になる。ひどく衰弱している。訪室すると薬が変ってめまいがひどいと、目を閉じたまま看護師や内科医に対しほとんど話そうとしない。感染症科の主治医は長い出張中であった。下半身の知覚が失われ、目前にあるトイレに行こうとしても失敗してしまうと嘆き、拒絶的である。入浴も介助で、排便のコントロールもできないと自棄的になっている。白血球は三桁に落ち輸血をする。「長く話すのが辛い。便の失禁もこのごろ慣れてしまった」とぽつりと語る。たずねることへの反応も悪く、目を閉じたままで返事も途切れがちの状態が続く。低い声で、話す元気もないと語る。母親のことをよろしく頼みたいとくり返し、筆者はただベッドの脇に座るだけのことが何回か続く。

四月末に家族が呼ばれている。その日はちょうど母親の精神科の外来通院の日であった。「息子は下血もあるしもう危ないようです。血圧もおちている。何か悪い夢でもみたようなことを言っていた。頬を叩いてしっかりしなさいと言ったが……。息子の病気がある限り不安はなくならない。私の病気も治らないんです」と母親は述べた。その日の昼すぎDさんは永眠された。

三　事例のまとめ

約一年間Dさんと定期的に会ったが、それは、精神医学的なサポートをするという立場から見ても、しばしば言葉を失うほどの苛酷な闘病生活であった。病いによってそれまでの生活が変容するほとんどすべてにわたる問題点を、その経過に見出すことができる。

最大のものは、同性愛から感染したエイズというスティグマを帯びた病いということで、その受け入れがたい道徳的な意味が本人を終始苦しめている。それは、家族や周囲にも強い影響を与え、母親の胃穿孔や次姉や病棟スタッフの拒絶的な反応にまで及んでいる。さらに職場や友人や親類からの孤立と社会的、経済的な急迫が指摘できる。他にも、同じように患い闘病生活を送る者の言葉が何にもまして支えになること。他人のためになりたい、何か与えるものをあとに残したいという希望。全体として見た場合けっしてよくはならない下降傾向への日々の対処。闘病の過程で医療システムやスタッフが時に苦痛の原因になること。希望と絶望のあいだを激しく揺れ動く感情状態。治療への拒絶的態度を含むコンプライアンスの低下。そしてクリティカルな時期における何回かにわたるライフヒストリーの語りなどである。

私のしたことは、以前のケースの際と同様に、Dさんの言葉を聞き取ることであった。自棄的な気持や絶望的な内容がしばしば語られ、何か励ましたり慰めたりする言葉を懸命に探そうとしたが、結局そのような言葉があるようには思えなかった。私が聞き取り、本人が語ることで、苦痛を極めた闘病が多少なりとも支えられたのかという自問も、肯定的な答えに行き着くように思えなかった。Dさんは、私に語るように話しながら、自分を叱り、励まし、かろうじて支えているようであった。長いライフヒストリーを聞き終えた時、同世代のDさんの生き方や希望、あるいは無念さの一部を確かに共有した思いがした。それには、誰にも語られることがない話に立ち合うことを許された感謝の気持が入りまじった。土居健郎の使う“appreciate”という単語には、気持をくむという意味のほかに感謝するという意味があることを、私は改めて実感していた。それでもいくばくかの無力感が残った。それはDさんが亡くなられた後も続いていた。

母親も回復して娘のもとに移ったのち、診療録を読返していたところにたまたま精神科の看護師Wさんが来て、話すことがあった。Wさんは、定年後に再雇用で働かれているベテラン看護師で、長らく小児科の終末期病棟に勤務した後、さらにＨＩＶ治療では都内でも屈指の病院の感染症科に勤務された経歴があったが、以下のようなことを話された。

この病院では、精神科の医者がエイズの患者さんのカウンセリングをするので驚いている。ほかにも終末期の患者の精神科的ケアを依頼されると往診して長く話を聴いている。患者さんは病気でたいへんだが、ここではそうしてもらえて幸せだと思う。以前の感染症病棟では、関東近辺のエイズの患者さんが集中することになったが、心理的、精神医学的ケアはほとんどなかった。抑うつやパニックになるかたも多く、働いていても気をもんだ。感染症科は点滴やさまざまな処置の日常業務に追われ、話を聞いてあげる時間はなかったし、そんな雰囲気もなかった。それでも何人かのひとから、点滴などの折に、一〇分でいいから申し訳ないが時間をとってくれないだろうか、話を聞いてもらうだけでいいからと懇願された。勤務時間内では無理なので、日勤後に着替えて訪室すると、遠慮がちに押えていた不安などを語られた。その時はじめて耳にする本人の暮しぶりなどもわかり、何とも切ない感じがした。患者の多くは、聞いてもらっただけで本当に気が晴れたと感謝の気持を率直に示された。それでも半数ほどの患者は、そうした要求もなく言葉も少ないまま亡くなった。印象では、同性愛から感染し発症した人は気持を閉ざす傾向が多かったように思う。Wさんの話はそのような内容だった。

何も語らずに闘病生活を送り、亡くなった患者に同性愛の人が多かったことについて、Dさんと同じく、最後まで自業自得であると自分を責めて口を閉ざしていったのではないか。さまざまな問いで自らを苦しめたのではないか。W看護師の話は、私の聞き取りに深い理解を示すものであったが、同時にさらに大きな問いを提出されたようでもあった。

ＨＩＶ／ＡＩＤＳのケアを行う者が、燃え尽き（burn-out）や無力症（helper helplessness syndrome）を含む激しいストレスにさらされることは今日広く知られている。リディア・ベネット（Bennett, 1995）は、オーストラリアにある三箇所のエイズ治療専門病棟で治療スタッフから聞き取りをして、以下の問題点をまとめている。治癒が無いこと、高い死亡率と死への責任、エイズの人との同一化、無力感、死の（苛酷な）性質、緩和ケアか積極治療かの倫理的ジレンマである。これらは、慢性患者のケアの際に治療者が直面するものと変らない。しかし、短期間で障害がたたみかけるように多発し、青年期から壮年期の者が急速に激しい身体の衰弱と自律性の喪失にいたる死の苛酷な性質と、専門病棟での過剰な死亡率はそれらのうちでも際立っている。ベネットは、こうした問題点に加え、ケアをすることで得られる積極的な側面も挙げている。それは私も感じたような、貴重なことを教えられ、託され、成長することである。しかしこうした感じは、先に挙げた問題点と表裏をなしているように思われる。ケアをする側も同様な失意や無力感に襲われることはある程度は避けられないのではないか。それは、患者の抱える失意や無力感のごく一部が反映したものである。ケアする者も、それぞれの喪失や離別に直面する。ライフヒストリーを相互にたどることは、生物医学《バイオメディシン》の文脈から次第に離れることを前提とした、離別の過程を含んでいるのかもしれない。

四　考　察

1　慢性疾患とバイオエシックス

慢性疾患の患者が、治療に抵抗しさまざまな問題を生みだすことはよく知られている。前回のSさん、Tさん、今回のDさんでもそうしたことはしばしば見られた。酒井ら（1994）は、こうした点に注目し、スピッカー（Spicker）の時間性の概念を用いて検討している。つまり慢性の身体疾患では、急性疾患とは異なる時間体験の障害とそれによる心理的問題が生じるため、独自の医療倫理的視点が必要になるというのだ。慢性身体疾患の時間が、時間体験の「障害」かどうかは議論の余地があるが、医療者の時間と根底的に異なり、それと対立するという事実は重要な指摘である。これはマッティングリー（Mattingly, 1994）の表現を使えば、物語的《ナラティヴ》な時間と生物医学的《バイオメディカル》な時間の対立ということであろう。

一九八八年、バイオエシックスの研究所として名高いヘイスティングス・センター（Hastings Center）から、『慢性的な病いの倫理的挑戦』と題された報告書が出されている（Jenning et al., 1988）。報告書は、二〇一〇年以降の超高齢者時代をにらんだヘルスケアや医療倫理の問題点を、的確に剔出《てきしゅつ》している。超高齢化社会においては、従来の、急性期のケアを中心に組み立てられたバイオエシックスでは不十分で、これまで注目されなかった慢性疾患と能力障害を中心にしたものへ焦点をあわせるべきであるという指摘がなされている。

こうした視点の基礎には、「疾患」は脳や肉体を侵すが「病い」は個人や家族や地域社会を侵すこと、「慢性疾患」は「慢性の病い」に包含される概念だとする、疾患／病いの二分法が据えられ、病いにおいては医療的なケアが唯一のものではないと強調されている。今日のバイオエシックスは、医学《メディカル》モデルと強固に結合したパターナリスティックな伝統的医療観を一掃し、いわゆる「自律性《オートノミー》パラダイム」をもたらしたとされている。このパラダイムはしかし、依然として病いの「医学モデル」を基礎にもち、さらには医療ケアの「契約モデル」、明確な「人格《パーソン》」概念の三つを軸に構成されている。報告書によれば、この「自律性パラダイム」では慢性の病いのケアに不十分である。というのも、慢性の病いにもっとも顕著な特徴は、「個人的、社会的生活の構造《テクスチュア》が慢性の病いによって変形をこうむること」だからである。慢性の病いに対する目標は、自己確証的なやりかたで病いに対処することである。つまり、疾患との戦いから病いとの折り合い《ネゴシエーション》に――「戦闘（warfare）」から「外交（diplomacy）」への隠喩の転換に――力を傾けるものであり、治療抵抗やノンコンプライアンスも、否定的な行為ばかりとは言えず、この折り合いの手段ととらえることに道を開いている。

　この議論が興味深いのは、抽象的な概念としてではなく「社会に埋めこまれ（socially embedded）、身体的に具体化された（physically embodied）自己」が達成するものとして「自律性」を読み替え、とらえ直している点であろう。そして慢性の病いは、人間の普遍的な脆さや不確実性を想起させるというところに導く点である。報告書はこう述べている。「われわれの只中に慢性の病いが存在するということは、それが倫理的《モーラル》な挑戦や利害への脅威になるということだけではなく、善き社会が、予想できる――がつねに不意にしか訪れない――すべての人の人生にふりかかる災厄を、どのように受け入れるべきかという問題に直面化させるのである」［同書 p.15］と。

　これと同様な視点は、クラインマン（Kleinman, 1988）やキャッセル（Cassel, 1982）の著作の底流にも色濃く映し出されているが、さらに社会学者のアーサー・フランク（Frank, 1995）の、慢性の病いと語りをめぐる思索に満ちた著書の中でも十二分に展開されている。フランクはその冒頭でこう述べている。「重症の病いとは、病む人の生活をそれまで導いてきた『行先と地図』を失うことである。病んだ人々は『それまでと違う考え方』を習得しなければならない。彼らは、彼ら自身が自分のストーリーを語るのを聴き、他者の反応を取り入れ、そして彼らのストーリーが共有化される経験をすることによって、それらを習得するのだ」［Frank, 1995, p.1 著者訳］。

フランクも、病いの経験の時代変遷に即した語りと医療倫理について述べている。医学用語が支配する以前の、人々は病気が何かを知らずに、横たわり息をひきとった時代と、人々の病いの経験が、複雑な治療機構を含む医療技術の専門知識によって覆い尽くされた時代、つまり医学の語りがすべてを圧倒し、病気であるということが医者のケアに自身をゆだねることに直結する時代（パーソンズ（Parsons）の the "sick role" がモデルになる時代）。そして次に、病む人々が、自分たちの病いの経験は医学のストーリーが語る以上のものであるということを自覚し、人生の地図や行先を失うことは医学的な症状ではないことに気づく時代である。これらをフランクは、premodern, modern, postmodern な病いの経験として特徴づけ、それらの三つの経験は、「声の問題（issue of voices）」を分割線に含んでいると述べている。つまり、一旦は失われた、患う者自身のストーリーを語る能力が、病いの経験においては、医療の声を凌駕して再生されるというのだ。

フランクはさらに、病いは、回復、混沌、探求という三種類の語りに結びつくことを綿密にたどりながら、重症の病いの者は、生存者というよりは証人に近いと記している。それは目撃することよりも、存在することをめぐる証人であり、その証言を〈語り－聞き取る〉ことがポストモダンの倫理の中心をなすとまとめている。「病いのストーリーを語ることの個人的《パーソナル》な問題は、変容した身体がもう一度それらのストーリーにうち解けるようになるために、身体に声を与えることである」［Frank, 1995, p.2］。

われわれが検討した三つのケースの問題点は、こうした「慢性」の病いという文脈にすべて合致するわけではないかもしれない。ヘイスティングス・センターの報告書へのモロスら（Moros et al., 1991）の反論が指摘するように、「慢性」の定義はいずれにしても両義的である。とりあげた事例に見られるように、事例の終末期にいたる過程では「外交」だけではなく激しい「戦闘」も含まれる――今日的隠喩にすると内戦状態と言える――からである。しかし、ここで提出された、病いの経験の中心である複数の「声」を聞き取ることを慢性の病いの際のヘルスケアの中心とする視点は、倫理的視点とあいまって、いずれの例においてもあてはまり、不可欠なものと考えられる。

2　ライフヒストリーと語り

ライフヒストリーを語ることは、いつ、誰にでも可能というわけではない。日常生活はそのような語りを必要としない。ピエール・ジャネは、ひとは本来伝記をもたない、もったとしてもほとんど悲しい伝記であると述べている。ジャネは、一〇年ごとにまとめて生活史を聞くといった組織的聞き取りには効果がないという。当惑して何も思い出せないからだ。「無茶苦茶に話をさせて、できれば後からそれを秩序立てることが必要である」[Janet, 1995, pp.467-468]。マッティングリー（Mattingly, 1994）が述べるように、語りは、過去の出来事へ遡る話なのではなく、臨床的時間を新たに創り出すものである。歴史的真実の再構成ではなく、物語的な真実はそのつど新たに構成されるものなのだ（Spence, 1982）。

私は、ケースの生活史を聞き出そうとしたのではない。危機的な状況において病いの経験について傾聴することが、結果として、そうした病いの意味やライフヒストリーの軌跡を相互になぞるように〈語り－聞き取られる〉ということなのである。

言葉と対話を通して、われわれは自己の外に立つことが可能になる。自分にふりかかった出来事を言葉でたどることには、即時的な自己から距離をおき、外側に立って他者の目で自己を見直す契機を含んでいる。ハイデガー（Heidegger, 1991）が、〈存在（existentia）〉の語源が、〈脱－存（Ek-sistenz）〉であるとくり返し述べた時、言葉という住居の内に棲まう人間のこうした本質を、言い表そうとしていたのかもしれない。

クラインマン（Kleinman, 1988）は、その著書の冒頭で、学生時代、全身の火傷を負った少女の治療を受け持ったエピソードを描いている。痛みに泣き叫び、治療に抵抗する少女の気持をなだめたりすかしたりのさまざまな試みの果てに、相手の苦痛を見るのに耐えかねて、どうやってこの苦痛を辛抱しているのか？とたずねている。少女はそれに応答し、以降治療に対する姿勢もがらりと変ったと記されている。苦痛に苦しむ自分を他者に向かって語る時、その状態からすでに距離を置いて、他者の目を通して自己を見つめ直すことが可能になっている。言葉を治療の有力な手段と考えている治療者にとって、〈語り－聞き取る〉という一見単純に見える対話的相互行為が、核心をなすことなのである。

さて一方、身体医学領域で、その患者のライフヒストリーが取り上げられることはほとんどない。われわれが見た三例でも、スタッフは患者と毎日顔を会わせていたが、その患者がどのような生活を送ってきた人か、病気に対してどのような考え方をもつ人なのかという点にほとんど関心は払われていない。診療録には、検査データと処方の記載が並び、家族構成と既往歴が、一切のディテイルを削がれた魚の骨のような形で記されているだけである。生活歴は注目されても症状を潤色する情報に過ぎない。ここで、Dさんたちが入院した総合病院の内科および感染症科が、いわば生物医学《バイオメディシン》の最先端の発展を遂げた診療科であることを指摘しておきたい。そこは魔法の弾丸による急性症状の治療が中心であり、そうした思考や心性が働く者にもっとも強く要求される診療科である。こうした診療科でもなお数多く見うけられる「適切で申し分のない治療行為」が直接の治癒に結びつかないような事例では、前回、微小民族誌《ミクロ・エスノグラフィー》、あるいは臨床民族誌《クリニカル・エスノグラフィー》（Good et al., 1985）として検討した接近法が不可欠であるように考えられる。それは、神経内科医で医学エッセイストのオリバー・サックス（Sacks, 1992, p.13）が、狭義の「病歴」の中には主体がいないこと、病み苦しむ人間を理解するには、それを掘り下げ「ひとりの患者の物語にする必要がある」と述べていることに通じる。病むことの意味を中心に、社会的、文化的枠組みの中で生きられた病いをとらえ直す行為なのである。

ケアする者の燃え尽きや無力症は、慢性期や終末期の医療においては、急性期治療とはまったく異なる医療倫理的視点が必要なこと、与えるよりは与えられるという関係がおこること、つまり「病歴」から「ひとりの患者の物語」にシフトした際の離別の過程として、もう一度見直すことができるのではないだろうか。

3　聞き取ることと応信性（addressivity）

「病いは物語的な構造をもっており、それは閉じられたテクストではなく、複数のストーリーの集積から構成されている」というグッド（Good, 1994, p.164）の指摘は、今日の臨床人類学の到達点を端的に表現したものであるが、それはグッド自身も気づいているようにロシアの思想家ミハイル・バフチン（Mikhail Bakhtin）の、さまざまな言葉や声がしのぎ合い、ひしめきあいながらひとつの世界を形成する「異言語混淆（heteroglossia）」という視点ときわめて近いものである。

患うことをめぐって〈語り－聞き取る〉ことは、単なる情報の発信者と受信者という図式を越えたすべてを含む連鎖をなしている。聞き取る側も一旦医療の言説空間から離れることで、はじめて具体的に患い、苦しむ「他者」と出会うことになる。あるいは医療の言説空間の内部にいてもなおそのような「他者」の問題に出会ってしまうというべきなのかもしれない。物語と聴従、応答すること、相互的に聞き取る（Aufeinander-hören: Heidegger）関係を通して、われわれは、応答性＝責任性（responsibility）と訳される倫理的な問題に触れることになる。バフチンは、自己とはそもそも語りかけられるものであるとして、そもそもの主観的心理的体験が、社会的に構成されており、他者を通して形成されたものであることをくり返し主張している。

終末期の患者が凝縮されたライフヒストリーを語り、それをわれわれが聞き取り、応えようとする時、それ自体が応答性＝責任性と訳される性質を帯びる。いくつかの偶然が重なるようにして、通常は語られることがないものが語り出される時、他者との深い関係を通して自己が形成されていることを、改めて相互にたどりなおすことが可能になるのだ。

ホルクイスト（Holquist, 1994）がそのバフチン論で述べるように、人間は、生まれた時と死にゆく瞬間を記憶にとどめることはできない。自己のはじまりと終りは、そもそも他者の記憶にゆだねられている。実際われわれは、生きている間、自己の起源をめぐるストーリーを語り直し、自己の神話をさまざまに創り上げる欲望にとらわれている。そして、われわれの人生のストーリーは、われわれが死去したのちになってくり返し他者の記憶の中に蘇り、新たに語り直されるものになる。ライフヒストリーは、個人の中で完結する物語ではないのだ。

バフチンは、かかる主題を彼自身の臨終の床にまで持ちこんで、くり返したどり直していたと記されている（Clark & Holquist, 1990, p.20）。彼の好んだ『デカメロン』の冒頭の話を、自力で読めなかったため、ひとに読んでもらったのである。われわれのテーマに近づけるには、『デカメロン』が猖獗《しょうけつ》をきわめたペストと夥しい死者を背景としている物語であることと、バフチンの生きたスターリン時代の政治的背景と彼自身の障害という、社会的な苦悩（suffering）という文脈を指摘しておくのが適切かもしれない。『デカメロン』冒頭の物語で、極悪人のチャッペッレット氏が悪行の果てに異郷で死の床についている。生前の行為からして教会に埋葬してはもらえないだろうという投宿先の主人の話を小耳にはさみ、チャッペッレットは修道士を呼んで懺悔をはじめている。懺悔のほとんどは虚偽の語りであるが、高徳の修道士は感激し修道院に戻りその徳行を報告している。チャッペッレット氏はとうとう塗油式をすませ息をひきとるが、生前の善行を聞かされた人々が教会に弔問に訪れ、その衣服の断片をひきちぎるようにして持ち帰ると奇跡が起こり、チャッペッレット氏は一躍聖人とされ、そののちも信仰する者が絶えなかったという話である。バフチンは、この途方もない話に、他者の記憶の中に生き続け、再生し続ける自己というテーマをくり返し聞き取ったのではないか。それは哄笑と隣り合わせの物語ではあるが、〈語り－聞き取る〉ことをめぐるきわめて倫理的な逸話として、聞き取られたに違いない。

おわりに

前回にひきつづき、慢性の病いをかかえ終末期にいたったケースの、ライフヒストリーの語りに考察を加えた。慢性疾患をもった患者のケアには、民族誌記述的《エスノグラフィカル》な視点が不可欠であり、それは自己が本来「他者」から語りかけられるものであることから派生する「応答性＝責任性」という倫理的問題と、臨床の場がさまざまに異なった声によって成立する「異言語混淆的」なものであることを改めて明らかにしている。

以前感染症科に勤務したW看護師は、なぜ私服に着替えて患者の話を聞いたのだろうか。終末期の患者の語りを聞き取ることには、狭義の医療行為を越える部分があることを、Wさんの行為は象徴的に示してはいないだろうか。多くの研究者が指摘しているように、過剰な関わり（overinvolvement）が「燃え尽き」の大きな要因であることを理解したうえで、さらには医療化（medicalization）の限界ということについても自覚したうえで、こうした語りを聞き取り、共有しようとすることが、なお医療やケアの重要な部分であることを強調しておきたい。患者の語ることに耳を傾けることは、簡単なことのようでもあり、また果てしなく困難なことのようでもあるが、医学教育で「患うこと＝苦痛（suffering）」が扱われることがないとするキャッセルの指摘に応答する第一歩であると思う。

［付記および謝辞］
ケースは、特定の個人が同定できないように細部に最低限の変更を加えた。大正大学カウンセリング研究所（村瀬嘉代子教授）において何回かお話しする機会をいただけたことと、国立民族学博物館の「心身障害の比較民族学的

研究」（代表野村雅一教授）における発表が、小論をまとめる大きな契機になった。数多くの心のこもったコメントに改めて感謝したい。さいごになるが、前回と今回のケースであるSさん、Tさん、Dさんには、ここに記した以上の、さまざまなものの見方、感じ方を教えていただいた。拙い語り直しになってしまったが、ここに深い謝意を記しておきたい。

【初出】「大正大学カウンセリング研究所紀要」19：43-54, 1996

第Ⅲ部

現代精神科臨床の変容と文化精神医学の視点

精神科の敷居は低くなったか

精神科受診と「治療文化」の変容

はじめに

精神科を受診する際の「敷居」は低くなったのか。小論はこの問いをめぐる考察である。

確かに近年の精神保健福祉の光景を見る限り、精神科の敷居は低くなった印象を受ける。しかしこの「敷居」問題を考えることは、一連の表層的現象を超えて、精神医学や精神医療の存在根拠にも関わる診断論や治療論、さらには、ある時代や地域の「治療文化」を見つめ直すことにわれわれを促すように思う。

それは、うつ病や統合失調症の軽症化や症状変遷という問題にとどまらず、脳科学や精神薬理学の展開、DSM－Ⅲ以降の操作的診断基準の普及や、精神医療をめぐる経済的・文化的布置の変化、そしてメディアを通した精神医療や障害へのまなざしの変容、さらには、医療者自身の「医学という文化」の変貌に関わるものである。今日精神医学や精神医療は、これらを変数として、急速に激しくその全体像を変化させている。それらが全体として新たな「治療文化」（中井 1990/2001）を形成しつつあるといえよう。

以下の議論は、精神病院に勤務し、医療人類学や精神医学史に関心を寄せる精神科医からのひとつの視点であり、そこから見た精神科受診をめぐる「敷居」問題である。

一　障害や精神医療をめぐる布置の変化

精神科受診の敷居が低くなった要因として、第一に挙げられるのは、障害全般をめぐる近年の認識の布置の変化であろう。ノーマライゼーションとリハビリテーションを掲げた「障害者基本計画」と「障害者プラン」が、この間重点的に施行された影響は大きい。平成一四年までに取り組まれた七カ年の施策では、地域での共生や、社会的自立等と並んで、歩行空間や建築物や交通手段の「バリアフリー化の促進」や、「心のバリアの除去」が前面に掲げられ推進された。これはいまだ十分な状態とは言えないが、この「敷居」問題を考える際に象徴的な出来事となった。

精神医療を見ても、筆者の住む東京では、JRや地下鉄の各駅周辺に、この一〇年間で神経科や心療内科の診療所が次々と開設されている。複数のクリニックが軒を並べるところもあるが、いずれも通院患者で溢れていると言う。また精神病院に目を移すと、「精神医療施設の近代化計画」によって、老朽化した施設の新築・増築の際の公的融資の条件として、病床数の削減やスタッフ数の充足に加え、空間的にゆとりのある入院環境への転換が厳しく促進されている。診療報酬も、外来や社会復帰を中心とするものへと傾斜的に配分され、医療経済的に見るならば、患者を長期的に入院させる従来の病院精神医学ではもはや経営的に成り立たないものとなった。そして最近では、「患者様」という呼称が急速に普及しつつあり、「政治的に正しい」、患者＝コンシューマー・モデルは確実に浸透している。

精神疾患そのものを見ても、中井（1984）が指摘したように、一九七〇年頃から、それまでの統合失調症の「軽症化」が注目されるようになり、「宣告する病い」から「診断し治療する病気」へと大きく変貌したと言われる。「精神分裂病」から「統合失調症」への名称変更はその転換点となる出来事であろう。これ以外でも、うつ病はストレス社会の「こころの風邪」というキャンペーンが普及し、政府の重要施策として自殺とうつ対策マニュアルが提出されている。また、来るべき超高齢化社会に向け、「認知症と『正しく』向き合う」ことが勧められ、これも自己診断リストや相談できる医療機関の紹介とともに「医療化」が進められている。

二　精神病の変遷あるいは軽症化という問題

まず、「症状の変遷」や「軽症化」という問題を考えたい。精神医学はその草創期より、精神疾患をたえず「軽症化」するものとして描いてきたのではないか、と思われるからである。

近代精神医学の基礎を築いたとされるエスキロール（Esquirol, J.E.D.: 1772-1840）は、そうした現象に着目した一人であった。エスキロールが、一八三八年に、精神医学の理論と実践の集大成である『精神疾患論』を上梓したことはよく知られている。この年は、近代精神医療のこれ以降の大きな枠組を決定する入院制度や患者の権利などを盛り込んだ「一八三八年法」が、彼とその学派の長年にわたる努力の末に制定された年であり、これをもってフランス精神医学の「黄金時代」が開花したとされる、歴史的転換点を刻む年であった。

この『精神疾患論』には、有名な幻覚論やモノマニー論が含まれているが、その他にもゲール訪問記や精神病院統計、あるいは劣悪なフランスの精神病院の現状をつぶさに報告し「三八年法」の制定に結びついた、内務省への報告書といったものも所収されている。今日の社会精神医学や文化精神医学の研究者が読んでも随所に刺激を受ける、画期的なライフワークであった。

なかでも注目すべきは、精神病の時代的変遷を論じた「われわれの時代には四〇年前にはない多数の精神病者がいるのか」(Esquirol, 1838) という、小論のテーマと重なる論考である。エスキロールは、過去の臨床経験を回顧して、フランス革命時には狂暴なマニーや激しい悪魔憑依の患者が病院に多くいたが、四〇年後の当時、麻痺性の患者や老年の呆狂《デマンス》、物静かなモノマニーが中心になって、「精神病院の相貌をすっかり変えてしまった」と記している。今日の用語で言えば精神病の軽症化や症状変遷が論じられている。

さらにエスキロールは、諸外国にも目を向け、国別の精神科病床数をもとに、一般人口に対する精神病者数の割合を計算して各国別の統計学的な比較を行っている。つまり精神疾患は、その前景《ファサード》にあたる症状が変化するのか、疾患全体が変化しているのかは別として、時代と場所によって大きく変わりうるという認識が、近代精神医学の揺籃期にすでに十分に芽生えていたことがわかるだろう。

こうした視点は、その後約半世紀を経て、当時の異国や異民族への植民地的関心の広がりとともに、比較文化精神医学という領域を作り出していく。クレペリン (Kraepelin, E.) によるジャワ航海は有名であろう。クレペリンは世紀の変わり目に東南アジアを訪れ、西洋で記述された精神疾患の普遍性を立証しようとした。そして、ラターなどの今日「文化依存症候群」とされるローカルな「亜型」との対比の中で、早発性痴呆をはじめとする「典型」例の普遍的存在を再発見して帰国することになった。中井が『治療文化論』(1990/2001) の冒頭で記したように、文化精神医学の百年ほどの歴史の原動力は、「異国的なものを求めての遠心的な力と統一的・体系的なものを求めての求心的な力の相克」[2001, p.3] だったのである。

三　スキゾフレニアは「エスニック精神病」か

このような過程で、普遍的に見える概念やカテゴリーの文化依存性に気づいた研究者がいた。「典型」例とは西洋のローカルな「亜型」に過ぎないのではないか。それは、特定の疾患や症状が優勢に見える時代や地域や文化と、それらが消褪して別の症状や疾患が「時代の病い」として前景に出る時期や文化があることに気づかせるものであった。

こうした部分に一番敏感だったのは、文化精神医学者ジョルジュ・ドゥヴルー（Devereux, G.）であろう。今日彼の名は、パリ第Ⅷ大学でおもにアフリカからの移民のエスノ精神医療（ethnopsychiatrie）を進めるトビー・ナタン（Nathan, T.）が、その治療の場にジョルジュ・ドゥヴルー・センターという名を冠していることで有名であろう。もともと「ethnopsychiatrie」という用語自体ドゥヴルーの造語であり、人類学的精神医学ないし精神医学的人類学を意味し、特定の文化において正常や異常とされるものを、多元的な学問的視点から相対化し再検討するアプローチを意味した。

さてそのドゥヴルーは、一九六五年に、「スキゾフレニア――エスニック精神病《サイコーシス》あるいは涙無しのスキゾフレニア」（Devereux, 1965）という論文を著している。彼によれば、「狂気の際にいかにふるまうか」は、その時代の文化的布置によって濃厚にかたどられるものであり、各時代や文化は、それに従って独自のエスニック神経症（ethnic neurosis）やエスニック精神病（ethnic psychosis）を形作ることになる。

ドゥヴルーの卓抜な視点の転換は、「スキゾフレニア」が西洋の固有のエスニック精神病であり、これは、西洋以外で見られる、一過的で良性の機能不全である「エスニック神経症」（たとえば文化依存症候群のような状態）と対比される、と定式化した点である。こうしたうえでドゥヴルーは、スキゾフレニアをその時代のエスニック精神病とする文化と、ヒステリーや急性錯乱をエスニック神経症とする文化とが、人間の社会や歴史では一種の交代－拮抗現象を起こしながら出現したり背景化したりする事実を指摘する。そして、スキゾフレニアが難治で慢性化する原因として、治療者自身がスキゾフレニアの前景《ファサード》の症状のみに目を奪われ、その後景にあるヒステリーや躁うつ病的な部分を見落としてしまうからだと分析するのである。前者をスパルタのような厳しいしつけと文化的統制が強いられる時代・文化との関連で考え、後者はそれが緩んだ社会という対比的な議論を展開する。

ドゥヴルーの議論は、疾患や症状を社会・文化的布置との関連で考える際に重要なヒントを与えてくれる。そして先の、スキゾフレニア文化とヒステリー文化に二分できるという視点についても、近年の疾患や症状変遷を見ると、どうやら予想以上に正鵠を射たものではないかと思うことが多い。それはたとえば、歴史家ミカーレ（Mark Micale, 1993）が、一八八〇年代、シャルコー（J.-M. Charcot）の全盛期に「ヒステリーの黄金時代」を迎え、それが二〇世紀初頭に「消褪」したと論じたが、今日そのヒステリーという枠組みがすっかり失われたにもかかわらず、それは多様な「解離」や「身体表現性」の症状として蔓延しつつある。一方、近代精神医学自身の存在根拠ともいうべき「精神分裂病《スキゾフレニア》」は、その邦名まで変え、おそらくこうした患者を長期的に隔離するために維持されてきた精神病院という「装置」が、多くの先進国の脱施設化政策とともに解体されている。さらには精神病自体の軽症化や症状変遷が論じられ、内海健が、批判的・象徴的な意味を込めて論じたように『「分裂病」の消滅』（2003）という事態まで引き起こされているからである。

四　DSM－Ⅲの出現と以降の「治療文化」の変容

疾患や症状自体が時代や場所によって変化することは理解できたが、一方で、医療者側の視点もこの間に大きな変貌を遂げている。

私は、なかでも、一九八〇年のアメリカ精神医学会の「標準化された」診断基準であるDSM－Ⅲの登場とその影響を第一に挙げられるものと考えている。この診断基準についてはさまざまな批判があり、実際に日本の精神科医でDSMのみを使用している精神科医の数は多くない。しかし、それでもこの登場は、ヤング（Allan Young, 1995）が批判的な文脈から「DSM革命」と呼んだように、根底的なパラダイム・シフトをもたらすものであった。それは、はじめて統一的に表された診断基準であり、それまでの精神分析学を基礎とした力動的疾病理解や、ドイツ流の精神病理学の理解とはまったく異なる臨床的現実《リアリティ》を形成するものだからである。

DSM的視点が形作ったもっとも大きな疾病観のシフトとは、中立的な用語によって明確にカテゴリー化された障害が、その診断基準を満たしさえすれば複数共存することが可能であり、しかもそれが本来の人物にいわば「外在的」に付着する障害であるという視点をもたらした点ではないかと考えられる。従来の精神病理学では、――おそらくは疾患の病因を脳の遺伝的な器質的疾患に求めたところから発想されたものであろうが――一種患者の人格に練り込まれた「内在的」な疾患であったものが、生物学的な基礎を持ちながらも、着脱可能な「外在的」障害に変化した点である。したがって、当人の外側に付着する障害や症状に焦点を当て、その主要症状に特異的に奏効する薬物療法で治療することが第一であり、それでも慢性化する障害にはその症状と認知的に折り合うようにさせ、心理・社会的なリハビリテーションを処方するという、きわめてわかりやすい図式化が出現した。こうした発想からすると、かつての精神療法や精神病理学的アプローチは、「内在化」した人格全体を扱おうとするために、当事者や家族のいわば「道徳的《モラリスティック》」な内的部分に立ち入ることになり、かえって忌避される傾向を生み出している。

あるいは、今日「うつの時代」と呼ばれ、熟年世代の自殺率の上昇と結びついて、厚生労働省もその対策に乗り出して国家的な施策が提示されている。DSMでは「気分《ムード》」の障害という名称に変化したが、医学雑誌ばかりか一般誌でもうつの特集が組まれ、それは職場のストレスや気分の落ち込みレベルのものに焦点を当て、現代人の多くがそのリスクにさらされ、ごく簡単なスクリーニングに該当すれば、SSRIなどの薬剤で容易に回復可能な障害として、その早期発見・治療が推奨されている。

こうした文脈からは、かつてうつ病が内因性精神病とされた歴史や、それに伴う病前性格論、あるいは一九世紀末「鉄のメランコリー」(King, 1983) という表現で、一種宗教的な回心に結びつく徹底的な厳しい極限状態として記述された事実は影をひそめることになった。専門医がうつ病は容易に治癒する病いとは限らないと警告しているにもかかわらず、それは現在の日本では「時代の病い」となってメディア経由で広く流布している。

また樽味伸 (2004) が最近の論文で明確に論じたように、森田正馬《まさたけ》が記述した神経質や対人恐怖症は、今日一方では日本固有の文化依存症候群とされているが、他方では社会恐怖 (社会不安障害) という新たな範疇に入れられようとしており、それに特異的に効果を有する治療薬の可能性とともに再定義されつつある。樽味が再検討するのは、疾患や障害をめぐる視線や背景的な布置の根底的な変化である。対人恐怖症と社会恐怖との距離は、治療者の視点によってさまざまにシフトする。前者が、その人に内在化し「克服すべき」苦悩であるの対し、後者が外在化し「治してもらう」苦悩に結びつくという樽味の指摘は、先のDSMのもたらした疾病・障害観の変化と重なる重要な部分であろう。樽味によれば、専門医はどうやらこの両者を臨床上明確に区別しているらしい。疾患の枠組みと観察＝参与者の視点の双方が変容し、対象自体も変化している全体の現象系をどう考えるかをめぐる樽味の議論は、今日もっとも重要な文化精神医学的視点を提示している。

それでは、かつて「鉄のメランコリー」と見なされたうつや、倉田百三が苦悩し刻苦勉励の末に克服しようとした神経症、さらには「消滅」や「消褪」したと言われる精神分裂病やヒステリーはどこに行ってしまったのか。また、一九七〇年代からの「軽症化」や、この時代の「統合失調症の症状変遷」や「分裂病の変遷」（中井）という問題をどのようなスタンスで考えていったらよいのか。これらは、精神科の「敷居」という問題を超えて、われわれ自身の関わる精神科臨床を対象化する、マクロ・グローバルな、文化的・社会的視点を要請し、「精神医学の文化批評」（Kirmayer & Minas, 2002）という視点へと誘うことになる。

五　狂気の際にいかにふるまうか――ゴッホを手がかりに

「狂気の際にいかにふるまうか」はその時代その地のローカルな文化に結びついて形作られると述べたのは、先に紹介したドゥヴルー（Devereux, 1980）である。それはスキゾフレニアを西洋のエスニック精神病であるという定式化に導いた視点であった。なるほどわれわれは、多様な原因によって精神・身体的な変調をきたす。抑うつ的になったり、現実的ではない声に耳を傾けるかもしれない。しかし、その時にどうふるまい、その経験にどのような意味を与えるかは、それが「狂気」と呼ばれる場合であっても、その時代のローカルな文化的コードに埋め込まれた表現をとり、それに沿って解釈される。

狂気や逸脱と文化との関係を、ゴッホ（van Gogh, V.）を例に考えてみたい。

ゴッホの晩年の「狂気」はこれまで病跡学の格好の対象であった。自らの耳を切り落とし、精神病院に入院し、再び自殺企図の末に死を迎えるという経過を見る時、もちろんゴッホが「なになに病」だからという説明も成立するだろう。しかし、彼の生きた時代は遺伝＝変質理論の流行した時代であり、それは、自らのなかに変質徴候が見出されれば、それは五世代のうちに家系全体を蝕み、終焉に至らしめるという概念を増殖させた時代であった。ゴッホ自身がこれを科学的「真理」とすることがなかったならば、一連の事態には至らなかったのではないか、と私は考える。

というのも、ゴッホは、エミール・ゾラ（Zola, E.）の「ルゴン＝マッカール叢書」をはじめ、当時の自然主義などの文学の熱心な読者だったからだ。ゴッホは、神経疾患の「発作」の委曲を尽くした描写を中心に構成されたそれらの著作を科学的な「真理」として受け取り、数多くの静物画に具体的なタイトルをもった書物として描き込んでいる。ゴンクール兄弟、ゾラ、モーパッサンの作品は、聖書とともにくり返し彼の静物画のなかに登場する。「あるがままの人生の真実」を教えるものとして、それらの書物を読むことを、妹にも手紙で薦めている。多くは悲劇的な内容の書物だが、ゴッホは一種敬意をもって読み、描き、薦めたのである。

なかでもゾラが、マネと、旧友であるセザンヌとを合体したような画家クロードを主人公に据え、天才と膚接《ふせつ》しながら作品の完成には至らず苦悶の末に自殺を遂げる『制作』（Zola, 1886）を連載した時、ゴッホはこの描写の素晴らしさに、手紙の中で何回か言及している。ゴッホは、晩年の苦境にあって、このクロードに自らを重ねることがなかったであろうか。遺伝＝変質論はこうした圧倒的に人気を博した流行小説を通じて読者の脳裏に焼きついたはずだ。こうして見ると、ゴッホの耳切り事件でさえ、叢書第五巻の『ムーレ神父のあやまち』（Zola, 1875）で描かれた贖罪的な自罰行為の模倣ではないかと考えられてくる。

「ルゴン＝マッカール叢書」は、当時の遺伝＝変質理論を下敷きにして、ある家系が、第二帝政という時代の間に衰亡してゆく様子を描いた全二〇巻の連作大河小説である。ゴッホが「なになに病」だったというより、当時の狂気や逸脱の際のふるまい方をかたどるものが、こうした文学を含む、文化的な枠組みであることを明らかにするものであろう。

私は別稿（江口 1995b）で、ジャネ（Pierre Janet）の代表症例マドレーヌ（Janet, 1926）の呈するヒステリー症状とキリスト教の奇跡とされる図像学的表現との対応を論じたことがあるが、一九世紀末までの狂気や逸脱は、キリストの苦悩と救済をめぐる大きな物語に重ねられて、あたかもそれをなぞるように表現されたといえよう。症例マドレーヌや当時のヒステリー患者の症状は、文字通り「キリストの模倣(Imitatione Christi)」だったのである。

ゴッホがパリに滞在した一八八〇年代末は、先に記したようにシャルコーのヒステリーの黄金時代だった。その理論の骨格にも遺伝=変質理論が取り入れられている。シャルコーは、実証主義、科学主義、反教権主義を掲げ、宗教的奇跡とされる伝統的図像解釈を覆し、それらがヒステリーや神経疾患であると診断した。こうした文脈から見るとき、ゴッホの静物画における、聖書と併置された自然主義を中心とする文学作品は、彼自身の内面の矛盾と、その時代の宗教と科学の「真実」をめぐる軋みを雄弁に物語るものであろう。

日本においても、柳田国男が『山の人生』(1926/2007)で狐憑きなどの民俗学的事例を挙げながら、それらは本人と周囲の双方が形作るものであると記したが、こうした視点も、同様なより広い文化的な相互的コードから狂気や病いや逸脱を見ようとするものであろう。

また先に紹介したように、パリで移民の心理的治療を行っているナタン(Nathan, 1998)は、アフリカからの患者が往々にして妖術や呪術や憑依などに病気や不幸の原因を帰することに注目したが、こうした「伝統的病因論」を迷信や非合理とするのではなく、欧米人が無意識などの「心的装置」に沿って事態を心理学的に説明するのと同じ熱心さで真正面から受け止めなければならないと述べたのも、文化的コードの果たす決定的な役割を意識してのことである。

六　うつ病の流行と「抗うつ薬の時代」

さて、精神科の「敷居」をめぐる問題に戻るが、近年、精神医療の経済構造、とくに精神医療という「市場(market)」に注目する議論が注目されている。それは、医療一般や精神医療のいわば「南北問題」につながる重要な視点を与えてくれる。

こうした視点を鮮明に打ち出したのは、名著『抗うつ薬の時代』(1997)を著したヒーリー(David Healy)である。ヒーリーの、向精神薬の発見や開発にまつわる議論は、今日精神科臨床に携わる者を覚醒させるに十分な刺激的議論であり、彼はその素材を世界各地の先駆的精神薬理学者とのインタビューを基礎にして築き上げた。ヒーリーによる本書の論旨を誤解を恐れずに要約すると、以下のようになる。つまり、精神医療をめぐる動向は現在激しく変化しているが、今日のアメリカ主導の精神医学的診断や精神薬理学的治療論は、グローバル化した製薬会社によるマーケット化と密接に結びついており、基本的にその戦略に沿う形で変化しているという視点を抜きにして見ることはできない、ということである。

なるほどＤＳＭ－Ⅲ以降の標準化された診断基準が、新クレペリン主義と呼ばれ、生物学的基礎をもつとされる確固とした診断にカテゴリー化され、それぞれに特異的に効果を有する薬剤があるという議論がなされている。そしてＤＳＭは、今日究極の科学的根拠のごとく持ち出される「臨床エビデンス」の形成と結びついて、大規模な無作為化比較試験(RCT: Randomized Controlled Trial)の戦略的実施につながるループを形成している。その隅々に市場戦略が張り巡らされているのである。

さらに、こうして発生する思考回路は、すでに医学・医療教育の中に組み込まれ、科学的エビデンスと一体化したものとして、どこまでが科学的事実でどこまでがマーケティング戦略かわからないまま提示され、吸収され、医学生や臨床家の日常的知識を構成している。ヒーリーの『抗うつ薬の時代』は、ＲＣＴやＤＳＭを含む、今日規範とされるすべての根拠の妥当性に異議を唱え、再検討を促し、警鐘を鳴らすものである。それは、二一世紀初頭激しく変化をとげる精神医療の現状や将来を考える者に、幾重にもわたる省察の機会を与えてくれる。

ヒーリーは、その日本語版の序文で、すでに「抗うつ薬の時代」を終えようとしている欧米に対して、日本の精神医学がその軌跡に追従するのか否かを問い、それがグローバルなレベルでの今後の精神医学の教科書を書き換える契機につながる、と記している。われわれの日常臨床の場が、その可能性を託された場所であることを自覚しなければならないだろう。

私は、極言すれば、精神科施設に勤める臨床医を、目前の患者の苦悩より臨床エビデンスを重視し、患者その人に焦点を当てた精神療法や精神医学的ケアではなく、患者管理のための煩雑な書類事務に忙殺され、妥当とされる処方薬を選択するだけの「機械」に変え、精神科の日々の業務を荒涼としたルーティン・ワークに変えつつある一因として、こうした世界的な規模でのＤＳＭの普及と、精神医療のマーケティング化があると考えている。今日、精神医療に限らず、医療全般にわたる研究や開発はこうしたシステムと結びついて展開している。グッド(Good, 1994) が指摘するように、専門家文化もまた、分離、疎外の危機に晒されているのである。

七　新たな「南北問題」と「文化的な能力」

私はかつて、現在の精神医学の領域で唯一覇権を握り、標準化された診断基準を世界中に輸出し、その学会誌を世界基準と認めるアメリカ合衆国において、われわれの考えるような精神医療はもはや成立していないのではないかという問いを発しておいた（江口 2002a)。合衆国における巨大州立精神病院の解体は、一九七〇年代以降、自由や人権という輝かしい理念と結びついて現実的なものとなった。しかし、それは同時に入院治療をめぐる莫大なコストの削減を目的とした経済政策が後押しして急速に展開したことが明らかになっている。今日、合衆国の精神病患者をめぐる民族誌的《エスノグラフィック》な研究（Desjarlais,1997）を読むと、いずれも貧困やホームレス化、ドラッグや犯罪への近接、そして医療機関ではなく刑務所への短期の「回転ドア」的収容という一連のプロットを描くものとして示されている。それは、精神医療ではなく刑事政策ではないか、と思えるほどである。

こうした医療の経済的・政治的側面をさらに問題化するものとして、近年合衆国で大きく注目されているものに、『不平等な治療（Unequal Treatment）』（Insritnte of Medicine, 2002）［註1］という報告書に収斂するような、少数民族や貧困層への保健医療資源の不均衡・不平等な分配状況がある。二〇世紀末、難治性の結核の局地的蔓延などの現象は、もはや医療の問題ではなく、貧困の問題であるとされた。こうして、不健康や感染症やそれへの不平等な保健医療という問題は、経済格差を基にした「南北問題」であると読み替えることができる。これと前後してさらに、アメリカ公衆衛生局長による精神保健をめぐる報告書の補遺が提出され（U.S. Department of Health and Human Services, 2001）［註2］、この分野においてもマイノリティや貧困層は、過剰診断などの誤診と、不十分な治療機会を背負わされているという切実な報告がなされている。

双方の報告書とも、「文化的なものを適切に扱える能力（cultural competence）」や「文化が重要なのである（culture counts）」という結論を提出しているが、それを受けて、医科大学の教育カリキュラムでもこうした視点や能力を身につけることの重要性がにわかに強調されることになったのは、つい最近のことだ。将来、さらに医療費などの根底的な見直しが行われる時に、日本でもこうした精神保健福祉をめぐる新たな「南北問題」が姿を現すのではないかと怖れるのは私だけであろうか。

まとめ

その時代に棲む者には明瞭にはわからないが、われわれ自身の視点や疾病観を大きく拘束している歴史的・文化的・制度的な制約があって、それがループを形成して、精神科の「敷居」の低下に連なる一連の現象を形成しているにちがいない。ＤＳＭ－Ⅲ以降の操作的診断基準、脳科学と結びついた心理主義、「抗うつ薬の時代」、そして冒頭に示した障害観のシフトなどがそれである。しかしそれは、背後に多様な問題点や限界を産み出してはいないか。

二〇〇三年より「新障害者プラン」が施行されている。そこにはさらに精神保健の課題が盛り込まれ、社会的入院とされる七万二〇〇〇人の患者の精神病院からの退院や社会復帰が明記されている。うつ病対策もこの一環の重点施策として取り組まれている。しかし、こうした動きは、経済的理由によって容易に切り崩され、スローガンや対策マニュアル作成だけの看板倒れになるおそれがある。実際に、近年の東京都の医療福祉施策はこうした部門からの大幅な経費削減の方向に動いているし、先の七万二〇〇〇人問題についても、入院患者数をいわば存在根拠とする日本精神科病院協会は、政府の施策の空転を待つだけの消極的な抵抗姿勢を続けているように見

［註1］この分厚い報告書は以下のオンラインでも入手可能である。中でもとくにグッドら（Good et al., 2002）の論文は「医療という文化」を考えることの重要性を真正面から説き、さらに精神医療にかかわる記述が多く、この項の議論と多くの部分で交錯するものである（http://www.iom.edu/report.asp?id=4475）。

［註2］この報告書の補遺の刊行された経緯について、Culture, Medicine and Psychiatry Vol.27, No.4, 2003が一冊すべてを使った特集を組んでいる。

える。さらにうつ病対策は、うつ病や自殺を多産する「病因」の社会システムにはいっさい触れず、いわば「事後の」対策マニュアル作りばかりが強調されている。そして対策マニュアルの先に控える、「医療化」や、ヒーリーの描いた「マーケット化」という問題のループは当然のことながら、まったくその視野に入れられていない。

こうしたなかで、われわれは、自らも深く巻き込まれている「医療という文化」(Good et al., 2002) をこれまで以上に熟知しなければならないだろう。目の前の患者に特効のあるとされる薬剤を処方するだけではまったく不十分なのである。医療の理念や経済原則が交錯するマクロな全体像とミクロな臨床場面とをともに見ようとする時、ドゥヴルーの述べたエスノ精神医学や、「精神医学の文化批評」という視点の重要性が再び浮かび上がってくるように思う。

[初出]「こころの科学」115 : 16-24, 2004.

障害・疾患・症状の呼称と翻訳をめぐる問題点

精神科用語検討委員会における議論を踏まえて

はじめに

二〇〇五年五月に本学会（日本精神神経学会）の精神科用語検討委員会が新たに発足し、その後約三年間計三〇回近い討議を重ねて『精神神経学用語集』の改訂作業を行ってきた。今回の改訂は、前回の一九八九年版から約二〇年ぶりのものであり、「改訂六版」と呼ばれている。

本稿の前半では、一九三七年、今から約七〇年前にはじめて本学会の「学術用語統一委員会試案」が提示された頃に遡り、その周辺の議論を検討する。すでにそこには精神科学術用語やその翻訳をめぐる多様な問題点が示されているのがわかる。その後の五回の改訂を紹介したあとで、後半では、現在の用語検討委員会における議論と提案、そして委員会活動を通して筆者が考えるようになった病名呼称と翻訳の問題について記そうと思う。とくに精神科用語の妥当性には「歴史的・通時的」妥当性という視点が必要であることを論じる。

一　学会による用語統一委員会発足まで

岡田靖雄は、一九八八年の論文、「日本における精神病学用語の変遷」(1988) において、明治初めの黎明期の医師や精神科医が手探り状態でひとつひとつの用語を翻訳・検討した過程を丹念に跡づけている。さらに岡田は当時刊行された一五の欧州語の邦訳文献から基本術語を抜出し、その邦訳の変遷（ばらつき）を紹介している。今日読んで驚くのは、一八八六年に榊俶《さかきはじめ》が日本で始めて精神病学の講義をした時、「Bewusstsein」を「神識」、「Dementia」を「健忘又失神」と訳したのと並んで、「Hallucination」を「妄想」と訳している事実である。当時「Hallucination」の訳には皆苦労し、「幻見」「幻想」「妄想」「幻覚」「錯視錯聴」「誤錯」「想覚症」などの用語が当てられているが、「妄想」になった可能性もあったことになる（岡田ほか 1985)。

この論文にはあとでもう一度戻るとして、榊の講義にはじまり、同じく榊の教室で「精神病学訳語会」が発足し、それに続く呉秀三の時代にいたって多くの精神医学用語が現行に近い形で定着することになる。さらにその後、昭和に入っての第一回の「学会用語統一試案」が提出されるが、以下にそれまでの前史をたどることにする。

一九〇九年呉秀三は「精神病ノ名義ニ就キテ」（呉 1909）を記している。この短い論文で呉は主要な精神疾患関連の訳語を挙げているが、すでにそこには「癲」や「狂」という世間の人に際立った印象を与える語の使用は避けたいという記述がある。これは今から一〇〇年前の論文だがきわめて自戒に満ちた今日的議論であるといえる。呉はその他にもいくつか用語をめぐる見解を記していて、ヒステリーに「臓躁」の語をあてる提案をした。のちに見るようにいくつかの基本用語の読みは昭和期になっても呉の『精神病学集要』の索引が基礎に据えられていたことがわかる。

さて榊の講義から半世紀後の一九三三年、内村祐之《うちむらゆうし》は当時の邦訳術語の混乱を紹介し、その統一の必要性を強調した（内村 1933)。そこには興味深いさまざまな事例が示されている。まずは「Schizophrenie」が、「精神乖離症」「精神分離症」「精神分裂症」と大学教室によって異なった訳になっているが、「精神分裂症」にしようという提案がなされる。ブロイラー（Bleuler, E.）の近著に現れた「Autismus」の翻訳についても、「自己籠城」「自己籠居症」「自生活主義」「自己内生活」などと訳者によってばらつきが著明なので、最初の二つの略語である「自籠症」ではどうかと推奨し、それで語呂が悪ければ「自閉症」はどうかと薦めている。これらを含む提案を受け、一九三六年四月に日本精神神経学会内に「神経精神病学用語統一委員会」が設置され、翌一九三七年には「神経精神病学用語統一委員会試案」（以降「試案」と記す）が発表される（精神経誌四一巻四号)。これが学会用語検討委員会の始まりである。

二　「神経精神病学用語統一委員会試案」（一九三七年）をめぐって

この「試案」には約二、一〇〇の術語が掲載されているが、ほとんどはドイツ語の専門用語とその邦訳からなっている。この「試案」を通読するだけではわからないが、翌年、石川貞吉による「試案読後感」（石川 1938）と、それに応答する用語委員でもあった林道倫《はやしみちとも》による「覚書」（林 1938）が学会誌に発表され、その背景が浮かび上がってくる。石川も林も学術用語の翻訳をめぐる技術的な側面を十分に論じ、たとえば石川は、中毒性精神病や麻痺性痴呆の際の「性」は省略したほうがよいという指摘や、日常用語として使用される言葉は誤解を避けるため「症」を付けるほうがよいという指摘（例――「拒絶症」「不潔症」など）をおこなっている。石川はさらに、当時流入した精神分析学用語の邦訳問題（「えでいぷす観念團」「感情移動」など）とともに、内村の示した「Schizophrenie」の訳語を論じ、東大では「精神分裂症」、京大では「精神分離症」、東北大では「精神乖離症」とそれぞれ違う呼称で呼ばれている現実を再び明らかにし、自身の見解として「精神乖離症」「精神乖離気質」がよいのではないかと記している。そして石川は、「Psychiatrie」をそれまでの「精神病学」ではなく「精神医学」と訳している点を取り上げ、「余ハ卒然之ヲ見テ一驚セリ」(p.443) と記している。

この「試案読後感」に回答する形で書かれた林道倫の「覚書」では、技術的な議論に加えてさらに興味深い事実が示されている。この時期、「Psychiatrie」を「精神病学」から「精神医学」に変更しようとした点(内村提案)。「Hysterie」を「ひすてりー、臓躁」とした点(呉の伝統)。「譫妄」「妄想」を「センバウ」「バウサウ」と読ませようとした点、つまり「妄」を「ぼう」と読ませようとした事実(呉『精神病学集要』索引より)などが明らかにされている。林は、石川がどうして「精神乖離症」を推すのかわからないと反論している。

この両者の論文を、先の内村論文と合わせて読むと、「統一試案」がこの時期になぜ提出されたのかという背景が見えてくる。つまりこの時期、一九三五年には日本神経学会から日本精神神経学会へと名称変更し、同時に学会誌の呼称も『神経学雑誌』から『精神神経学雑誌』へと変更になる時期であった。この大きな転回点で、「精神病学」から「精神医学」へと看板を変え、「Schizophrenie」など、地域や教室で不統一な基本訳語を「統一」しようとしたものと考えられる。なおこの試案が出された一九三七年は、七月に日中戦争が勃発し、一一月に日独伊三国防共協定が締結される時期であり、当然ながらドイツ精神医学一辺倒の時代でもあり、英語がまったく問題にならなかったことにも理解が及ぶ。

三　その後の用語検討作業の流れ

二回目以降の用語改訂の流れは略述にとどめる。改訂二版は一九五五年からの作業で、一九五九年に刊行された。「各国語でつづりのあまりちがわぬものは英語をとった」（まえがき）とされ、英語見出しが目立って多くなっている。これは第二次世界大戦直後の改訂であることを反映している。こののち、一九六二年に神経学の統一用語集が出され、それは『神経学用語集改訂第二版』（一九八三年）となり最近の『第三版』（日本神経学会用語委員会 2008）へと継続されている。精神科用語集としては、一九七〇年の『精神医学用語集』、一九八九年の『精神神経学用語集』（以下「青色本」と呼ぶ）となって今回の改訂に至る。

この間に見られるもっとも大きな変化は、一九八九年「青色本」にみられる、欧米語見出しから日本語見出し（五〇音順）への変化である。これは形式にとどまらぬ重大な転換である。改訂作業に六年を要しているが、この時期の、一九八〇年ＤＳＭ－Ⅲの出現、一九八四年ＩＣＤ－10第一次試案、一九八七年ＤＳＭ－Ⅲ－Ｒの登場など、一連の国際診断基準の出現という事態を背景にしているように考えられる。こうしてみると精神神経科用語が改めて問われる時は、いずれも精神医学界やそれを取り巻く布置が大きく変化している時であるととらえてよいだろう。

今回の精神科用語検討委員会が設置されたのは二〇〇五年五月であるが、これも二〇〇二年八月に「精神分裂病」から「統合失調症」への名称の変更があり、二〇〇五年四月には厚生労働省やメディア主導の、「痴呆症」から「認知症」への呼称変更があり、それが普及した時期である。したがって当初委員会のテーマは、「schizophrenia」を「統合失調症」とした際の関連訳語の整合性を検討する作業と、「dementia」を「認知症」とするのは妥当なのか？　他に相応しい訳語はないか？という議論であった（松下 2006）。その後学会員へのアンケートの結果、「認知症」については、訳語として必ずしも妥当とは思えぬが、約半数はその脱スティグマ的語感から承認しうるという回答が得られた。さらには、より妥当と思われる代替名称を選んだとしても、広範に普及した「認知症」に混乱なく置換することは困難であるという判断があったのも事実である。ただし「早発性痴呆」などは機械的に認知症に変換できないので、「歴史的用語」として残すことになった。

四　その後の用語検討作業の流れ

以降、検討委員会では個別の用語の検討に移った。全体的に見て、今回の用語集にはＤＳＭ－ⅢからⅣ－ＴＲ（American Psychiatric Association, 2000）にいたる、あるいはＩＣＤ－10（World Health Organization, 1992）に含まれる独特な用語が大幅に取り入れられている。両者の邦訳はすでに広く普及しており（細部には相互間で訳語に差異がみられる部分もあるが）、それらに準拠した診断基準を使用している教科書やテクストが今日多くを占めているからである。

今回の作業で、個別用語をめぐる大きな変更点は以下の三点であろう。①「conduct disorder」——「青色本」で「行為障害」となっていたのを「素行障害」（用語解説つき）とした。②「social phobia」ＤＳＭ－Ⅲ——「青色本」でも「社交恐怖」となっていたが、「社交恐怖、社会恐怖」に、「social anxiety disorder」ＤＳＭ－Ⅳを、「社交不安障害、社会不安障害」にした。要は「social phobia」は「社会」を恐れるのではないことを再度強調した点である。そして③「ＰＴＳＤ」を「外傷後ストレス障害→心的外傷後ストレス障害」と送り、「心的外傷後ストレス障害」を別に立てた点であろう。

さまざまな技術的な部分の検討は、第一回目の「試案」時とそう変わらない。当時ともっとも異なるのは、関連学会の数が飛躍的に増えているために、用語ひとつをとっても、用語検討委員会と精神神経学会が決定すればよいという問題ではなくなっている点である。もちろん呉の時代から『哲学字彙』などの、哲学用語の定訳化と精神医学用語の翻訳を併行して進めた歴史がある（岡田 1988）。しかし今日「認知症」ひとつとっても関連学会は多岐にわたり、学会の枠を超えた相互的検討が必要となる。それらをどう実現するかが課題である。

そしてもうひとつ、「統合失調症」や「認知症」の普及過程が示すように、学術用語が当事者や関連諸団体の要請によって変更されることが今後も生じる可能性がある点である。とくに脱スティグマ化に関連した部分は、今後学会以外の団体や関係者を交えた議論が必要となるだろう。学術用語や診断名といえども専門職だけが占有するものではないという認識が、戦前の「試案」の時期ともっとも異なる部分である。

五　「関係性」を扱うものとしての診断

以下は用語検討委員として作業に加わった個人的な見解を記す。はじめは、精神科用語検討とは、欧米語でも日本語見出しでも、榊俶の昔から翻訳との格闘であるということである。先に紹介した岡田論文（1985）では、明治初期に定訳が早く定まった用語と、そうでないもの、動揺が著しいものが挙げられている。漢方医学の用語に重なるものは定着がよく、動揺のあるものが次ぎ、さいごはヒステリーやヒポコンデリーという原文読みのものが翻訳しにくいものとして残る順になる。「Autismus」や「Hallucination」の翻訳過程を見ると、今日多少違和感を伴なう翻訳用語も年月を経て定着することになることがわかる。

現在精神科医の多くは欧米語に明るく、頭の中で翻訳しながら術語を使用している。だから呼称とはこの原語を思い浮かべられる程度でよく、それほど日本語の正確さにこだわらなくてもよいという考えもある。当初筆者もそう考えていたが、それは誤りだと思う。筆者は日本語に置き換えようとする翻訳作業が重要であると考えるようになった。たとえば、「schizophrenia」を「統合失調症」に置換し、「schizoid」を「統合失調質、スキゾイド」にする。それではベイトソン（Bateson）の「schismogenesis」をどうするか。こうして翻訳可能性と不能性の瀬戸際で「折衝」を重ねるのはきわめて重要な精神医学的作業である。というのも、こうした作業によって、診断や呼称とは「実体」ではなく「関係性」を扱うものであることが明らかになるからだ。

丸山圭三郎の『ソシュールの思想』（1981）に描かれた有名な図式を診断行為に重ねてみよう（図）。

われわれは障害や診断行為を図IIのように、ひとつひとつの個別の実体を取り出して名づける作業と考えがちである。しかし実際は図Iに近く、そこから「狼」という概念を取り出すと残りの概念の布置が大きく変わってしまうようなものとして診断名やその翻訳を考えるほうが適切である。それはつまり、「実体」としてではなく「関係性」を扱っていることになる。このような視点に気づかせてくれる稀有な機会を用語の翻訳は与えてくれるのである。さらに今日のように、ひとつの学術用語が多職種にまたがり、また専門職以外の意向や見解によってそれらが変更されることが生じる時代、こうした「関係性」を基礎にした翻訳や、「折衝」能力はさらに重要なものとなるだろう。

六　学術翻訳用語の「妥当性」について

ここで翻訳学術用語の「妥当性」をめぐって議論をする。それは本稿のもとになった学会シンポジウムが「depression」の翻訳とその妥当性に関連するものだからである。

精神医学の用語は国境を超え、時代を超え、翻訳を重ねることで大きくその意味内容を変える。「他者という試

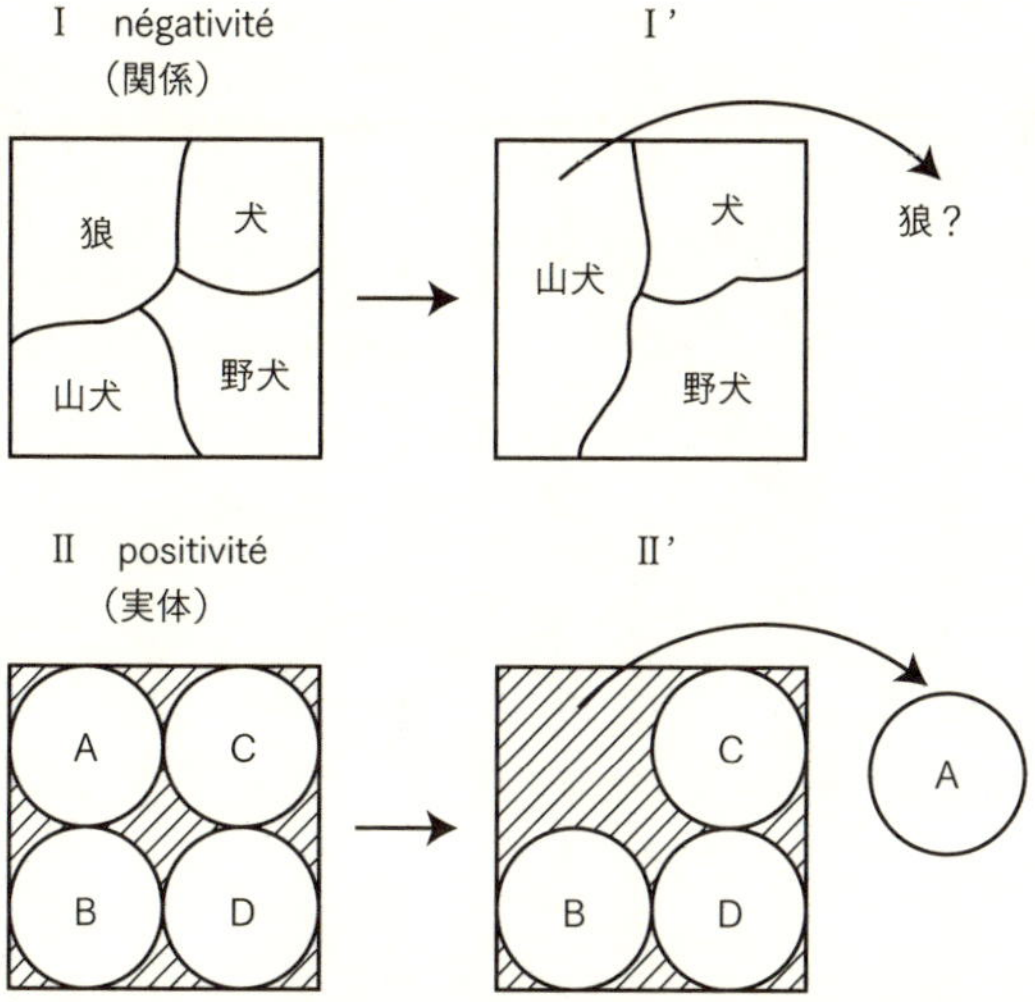

図　『ソシュールの思想』丸山圭三郎1981年p.96.よりの引用

練」(Berman, 1984) を経ることで時にはまったく異なるものになる。

たとえば濱中淑彦 (1986) が詳細に論じた「démence」の変遷を見られたい。ピネル (Pinel) 以前のもの、エスキロール (Esquirol) のdémence, 一九世紀末のDemenz, 二〇世紀初頭のdementia praecox, そして二一世紀初頭の「認知症」の訳語を得たdementia。あるいは「dysthymia」でもよい。フレミング (Flemming, 1844)、カールバウム (Kahlbaum, 1863)、そしてＤＳＭ－Ⅲ (1980) とこの用語は精神医学史に三度登場したことがショーター (Shorter, 2005) の『精神医学歴史事典』では跡付けられているが、初期の「démence」や「dysthymia」は、今日の「認知症」や「ディスチミア」とはほとんど異なるものであることがわかる。

精神科用語はこのように時代や地域によってその意味内容を変える。しかしその用語の「妥当性」には、二種類あると思う。ひとつは、特定の用語をある時代に使用する際に支障なく十二分に使用しうる妥当性。もうひとつは、用語を歴史的文脈に据えた時、その語のたどった来歴を含めて適切かどうかをみる妥当性である。前者を「共時的（横断的）妥当性」、後者を「通時的（縦断的）妥当性」「歴史的妥当性」と呼ぶことができるかもしれない。筆者がこうした区分をするのは、用語の今日的使用という視点から、すべてを「共時的（横断的）妥当性」に基づいて手直ししてしまうことに疑問をもつからである。それはあまりに実体的診断論であり、先の関係性、とくに歴史的な関係性を等閑視することにならないであろうか。多くの術語は確かにその時代のその地域の意味へと変更されて使用されてきた。しかし現在ほど「通時的（縦断的）・歴史的」視点が重要となる時はないのである。

七　「depression」の翻訳にふれて

こうした視点からもう一度「depression」の翻訳をめぐる問題をみる。歴代の学会用語集には「depression」関連概念の変遷が刻まれている。初版「試案」ではドイツ語を「抑鬱、鬱病」とし、戦後の第二改訂版では英語を「抑うつ（病）」としている。第五版「青色本」の日本語見出しになって「うつ病depression (E, D, F)」となり、「抑うつ」は抑うつ型精神病質のみに限定して掲載されている。そして今回の用語集では、「うつ病⇒抑うつdepression (E, D, F)」とし、「抑うつdepression (E)」も記した。

さて今日「うつ病」概念の拡散について筆者も含め多くの精神科医は懸念を抱いている。だがそれは「英語からの翻訳の問題」あるいは「訳語の変更によって改善できる問題」なのか？　日本以外ではこうした問題は見られないのだろうか？　筆者はその点に疑問を持っている。それは用語や翻訳の問題というより、二〇世紀末以降の「depression」をとりまくより大きな問題の一部ではないだろうか。たとえばキャラハンとベリオス（Callahan & Berrios, 2005）は、「depression」という疾患の奇妙な性質に言及している。通常の疾患では、診断がつき、病理が解明され、治療法が確立すれば発病は予防され、疾患は減少傾向ないし消滅への道をたどる。感染症はそのような経過を歩んだ。しかし「depression」は、その概念が流布し浸透すればするほど疾患自体も広がり、その教育的宣伝が治癒に結びつかず、逆にその障害を蔓延させてしまうという逆説的効果を示す。キャラハンらはプライマリケア医の立場から、こうした事実を明確に指摘している。二〇世紀後半以降「depression」が提示しつつあるこうした逆説的効果について、さらに多角的に掘り下げることが先決であろう、と筆者は考える。

まとめ

精神科用語とその翻訳、精神障害の病名呼称について、学会用語検討委員の活動を通して考えたことを述べた。精神科用語とその翻訳は榊俶による日本で初めての講義の時からすでに大きな基本問題であった。今日論じられる技術的問題の多くは、「試案」が発表された一九三七年前後に議論されていることがわかる。そして、以降の改訂作業にはその時代時代の要請があり、今回は、「統合失調症」「認知症」への呼称変更が契機になったと考えられる。精神科用語とその翻訳の妥当性には、「現在」という切り口で評価する「共時的妥当性」と、診断の「関係性」へといたるもうひとつの「通時的・歴史的妥当性」があり、双方の複眼的視点が必要であることを述べた。

[初出]「精神神経学雑誌」110 (9) : 837-842, 2008.

グローバルな製薬企業と精神科臨床

はじめに

本号〔『精神科治療学』第二五号三号〕の特集である「精神科医が薬を処方する前に考えるべきこと」には、さまざまなレベルのことが含まれるだろう。本稿では、通常の臨床場面ではあまり焦点の当たることのない、薬物療法の経済的側面や、グローバル化した製薬企業と臨床研究や日常臨床との関係について考えてみたい。

製薬企業と臨床との関係を考えるなどというテーマは、少し前までなら禁忌に近く、現在でもなお穏やかな問題とは言いがたい。しかし日本でも二〇〇四年の国立大学の法人化に伴い産官学連携活動の推進が謳われるようになり、こうした背景から研究者・教員の個人的利益と職業的利益とをめぐる衝突や葛藤状況である「利益相反(conflict of interest: COI)」が急速に注目されるようになった(文部科学省 2002)。また欧米の医学関連の主要学会誌や学術雑誌を中心に、近年、著者の「利益相反」や「利益供与」をめぐる情報の開示がきびしく義務づけられ、とくに臨床試験をめぐってはこの数年「出版バイアス(publication bias)」や「スポンサーバイアス(sponsorship bias)」を含め、数多くの問題が指摘されるようになっている(古川 2008, Turner et al., 2008)。これらはのちに見るように今日のエビデンスに基づく医療（ＥＢＭ）の根幹を揺るがす大きな問題になっている。こうした背景を形成する要因のひとつとして、この二〇年ほどの間の、製薬企業のマーケティング活動の変化とそれによる学術領域への影響を指摘することができる。今後わが国の学術誌や学会発表も、とりわけ精神薬理学の臨床試験などに関してはこうした部分への感受性が問われ、利益供与や先に記した「バイアス」の回避を含む姿勢が強く求められるようになるだろう。このように考える時、本テーマは何らかの方法で解決の糸口を模索しておかなくてはいけないものと考えられる。

一方こうした領域に、人間科学、とりわけ医療人類学は、一種の文化ギャップ、文化葛藤とも言うべき視点から関心を注いできた。さらにはマーケティングと研究・臨床との不即不離の関係を見ていこうとする社会批評も取り入れた民族誌的研究も多く出されるようになっている。このような、唯一の正解があるとは思われない領域であるからこそ、異質なパラダイムを交錯させながら考えることが重要になるのであろう。以下覚書き風に概観してみたい。

なお本稿は、製薬企業を一方的に批判したり、そのＭＲ（医薬情報担当者）の活動を貶めたりしようとするものではなく、あくまで「健全」な関係とは何かを探るのが主旨であることを、誤解のないようにはじめに断っておきたい。

一　医療をめぐる政治経済学

筆者の勤務する病院にはかつて外務省の医務官のための精神医学の研修プログラムがあった。諸外国の日本大使館に駐在する医務官が短い一時帰国の際に、現地で生じる精神医学的問題に対処するために、必要とされる精神医学的知識を確認し、最低限の向精神薬を準備し、本国の臨床現場を見たうえで、どのレベルまで現地で治療しどの時点で帰国させるべきかという視点を洗練するという内容である。その際に各医師に、派遣先のお国事情を話していただくことが慣例になっていた。どれも印象深い話題だったが、極寒の気候と伝統的住居環境が長寿を許さない国、難治性の結核に対して抗結核剤を購入できない地域、日本円で数百円程度の医療用の酸素を買えないために闘病中の子どもの呼吸管理を続けられずに治療をあきらめる人々など、国民皆保険を背景とした日本の臨床感覚からは想像が及ばない、医療問題というよりは、南北問題、経済格差の問題が報告されたのである。

現在の日本の臨床場面で、こうした経済的側面が突出して注目されることは少ないが、かつてワーナー（Warner, 1994）が論じたように、政治経済学が、精神病の発生や回復に依然大きく影響する事実をどこかで考えておいてもいいと思う。近年たとえばアメリカで、人種や民族性や階層によってヘルスケアへのアクセスや内容に歴然とした不平等があるという「医療という文化」の問題につながる部分である（Good et al., 2003）。一方、日本では自立支援医療制度などで見えにくくなっているが、薬剤価格は高額化している。処方の際は、そうした薬価などは度外視したその時点でベストと思われるものを提供すべきだという主張がある。しかし、そうした折に先の医務官たちの話が思い出される。筆者は、経済的に豊かではない開発途上諸国のことをたえず想像して、あくまで安価な医療を目指せというつもりはない。しかし、かといって高額な薬剤を、症状の維持のために、最新の治療あるいはアルゴリズムの優先という名の下で継続的に使用することにも疑問を覚える。処方をする前に考えることはまずはこのあたりの政治経済学であろう。

二　製薬企業と精神科医との関わり

さて今日、日本の（精神科医に限定されない）医師全般が経験する学術研究会や学会セミナー、あるいは学会や学術雑誌の多くは、製薬企業の主催や後援で成り立っている。そうしたサポートがなかったら現行の研究会の約八割は消滅することになるだろう。さらに有形無形の、卑近なものからそうでないものまでさまざまな形での利益提供がなされていて、最近になって医学教育やプロフェッショナリズムの視点から反省的検討がなされはじめている（Campbell et al., 2007, 宮田 2009a, 2009b）。

こうした企業と医師との関係の基盤には、簡単に言えば臨床の場がまさに製薬企業のマーケットでもあるという事実が存在する。このような現状にもかかわらず、筆者を含め多くの医師は、自分の臨床的判断や医療観は市場原理などに左右されない、「学問的・科学的」領域の側にあると考えている。さて、日本における製薬企業と医師との関係についてインターネット調査を行った宮田（2009b）は、以下のように述べている。「先行研究によると、六一％の医師は製薬会社からの働きかけにより自分は影響されないと考えているが、自分以外の他の医師も影響を受けないと思っている者は一六％に過ぎなかった。患者もまた、自分の主治医は他の医師よりも製薬会社のバイアスを受けないはずだ、と考えていることが指摘もされており大変興味深い」（同 p.99）と。この領域をめぐっては、医師の主観性評価と客観性評価の間に大きな乖離が見られることはまず自覚されてよいだろう。

本稿後半で紹介することになるが、これにも増して問題となるのは、われわれが依拠しているはずの精神医学の「学問的・科学的」基盤そのものが、今日市場原理と緊密に連動して形成されているのではないかという事実である。そうした部分には臨床家も漠然と気がついている。向精神薬の治療アルゴリズムやコンセンサスガイドラインを手にとると、いずれも優先順位の高い推奨薬は、特許期間中の（高額な）薬剤が並ぶ。そしてその特許が切れると本国での売上げも急速に降下し、アルゴリズムから自然と脱落することになる。企業側からすると、こうなる前に次の新規薬剤を市場に投入することが重要になるのである。これはもちろん製薬企業のマーケティングと連動している部分である。

筆者は、製薬企業のマーケティングそのものが問題であると考えているわけではもちろんない。企業が市場戦略をたて、他社と競合して自社製品の販売を伸ばし、利益を上げることに問題があるわけではない。そもそも一つの新薬を開発し市場に出すまでに、一〇年以上の歳月と五〇〇億円を優に超える費用が必要だと言われている。それを回収しなければ企業は存続しないであろう。現在多くの大学や研究機関や病院でも、利益を上げる経済活動が積極的に進められ、それらが実績としてたえずカウントされている。逆に言えば、そうした経済原則から無縁の臨床を想定すること自体大きな誤解と言えそうである。さらに暴論を承知で言えば、「認知的不協和」や「self-serving bias」（宮田 2009b）の好例として挙げられそうな意見だが、マクロな視点から見て日本の精神科医療に多少の「活況」があるとすれば、それはこうした企業からの多様な関与によって成立し、展開していることはまぎれもない事実であると筆者は考えている。

しかし、この領域はさらに複雑で重大な問題を孕んでいる。それは、無作為割付比較試験（RCT）に基づく臨床試験、英米主要医学雑誌に掲載されるその試験結果、そこから導き出されるエビデンスに基づく医療（EBM）にまで及んでいる。たとえば近年明らかになっているのは、プラセボとの間で有意差がないいわゆるネガティブデータが、その企業がスポンサーの試験などの場合、論文として発表されにくいという事実である。こうした傾向は精神科領域に限定されたものではなく医療全般に拡散している（これらいわゆる「出版バイアス」や「スポンサーバイアス」の問題について、数多くの論文が出されている。ここでは代表的な例として、一二種の新世代抗うつ薬の臨床試験をめぐって米国食品医薬品局（ＦＤＡ）の資料をもとにその出版の選択性を論じたターナーら（Turner et al., 2008）らの有名な論文を挙げる。それとともに、それらを含んだ古川（2008）による刺激的レビューを読まれたい。）

また日常的な例では、企業のＭＲから医師に配布される、雑誌の別刷りやプロシーディングスは、実際専門誌の（査読を経た）研究論文なのか、学術風な宣伝なのかわからない体裁のものが多い。さらには、製薬会社主催の研究会で発表される臨床報告や研究になると、実際ほとんどの医師はバイアスの入った宣伝講演として割り引いて聴くことを習慣的に身につけているが、こうした一種の「リテラシー」を洗練することがけっして推奨されるものでないことは明らかであろう。このような一連の流れにどこかでリミットを設定しない限り、研究や学術論文全般の信憑性や価値が掘り崩されてしまうのではと思うのは筆者の杞憂であろうか。

三　グローバル化した製薬企業と医療人類学

精神医学を専門とする読者にあまり知られてはいないが、人類学、なかでも医療人類学は、グローバル化した製薬企業の動向に長い間関心をはらってきた。というのも、人類学者が調査対象とするフィールドでは、伝統的な疾病概念は劇的に変容しつつあり、それは単なる「土着の伝統的疾病観」と「現代の科学的疾病観」といった対立図式を超えた、生活世界に深く影響する複雑な変化をもたらしているからである。その主要因のひとつが、グローバルな製薬企業による（開発途上の）地域の市場化であり、それは欧米の診断基準のなかば強制的な浸透と、新たな疾病概念への変容を生み出している。

こうした視点をたどると、かつて、うつ病概念がなかったアジアの地域に、欧米のうつ病の標準的診断尺度を持ち込んで議論することを自文化中心主義的（ethnocentric）問題として指摘したクラインマン（Kleinman, 1977）

の「カテゴリー錯誤（category fallacy）」の議論にさかのぼる。これは今でも文化精神医学の中心的テーマである。そののちにも、たとえばインドで、老いをめぐる考え方に大きな軋轢が生じていることを多元的に描いたコーエン（Cohen, 1995; 1998）のすぐれた民族誌的研究がある。コーエンの示す事例では、当時のイタリアの製薬企業が当地インドに抗認知症薬の市場を広げ、それまでほとんど知られなかったアルツハイマー病の概念を普及させることによって、伝統的な老いをめぐる理解や価値観、家族関係、そして老人のケアの具体的場面に大きな変化が生じていく連鎖を描いている。

最近では、アルゼンチン（ブエノスアイレスの公立精神病院）に、フランスの遺伝子研究企業が渡り、双極性障害の遺伝子サンプルを得ようとするが、当地は精神分析の伝統が主流であって双極性障害の診断自体が普及しておらず、その際に析出した文化変容を伴う多元的な問題を論じたレイコフ（Lakoff, 2005）のモノグラフがある。その企業の目的は双極性障害との関与が見込まれる遺伝子やマーカーの発見を特許化し、大きな製薬企業とタイアップした新たな診断や治療技術の開発につなげようとするものであった。

一方、グローバル化した製薬企業自体も、特定の製品を、目的とする国や地域で上市する際に、さまざまな文化的・制度的「障壁」にぶつかることになる。たとえば日本における独自な治験システムや薬事法のような、欧米のものとは大きく異なる制度である。その際に、製薬企業側が、現地での他社との競合状況や欧米基準に合わないという判断から上市自体をあきらめる場合もある。しかしそうした場合でも、背景とする文化的視点を取り入れながら販売戦略を進めることが重要であり、そこには人類学経由の異文化理解的視点が必要であることを論じたアプルバウム（Applbaum, 2006; 2009）の論文がある。アプルバウムは日本をフィールドとして、ＳＳＲＩや新規抗精神病薬の上市やその際の軋轢に焦点を当て、米国の製薬企業幹部も含んだ文字どおりグローバルな人類学的聴き取りをして、批判にとどまらぬ、マーケティング自体の視点の転換を含む建設的な提言をしているだけに、われわれが読むと何重にも興味をかき立てられるだろう。

これらの議論を大きく含みながら、二〇〇六年にはペトリーナ、レイコフ、クラインマン（Petryna, Lakoff & Kleinman, 2006）が編集し、医療人類学者の論文を多く集める論集『グローバルな製薬企業（Global Pharmaceuticals）』が刊行された。同年にはオープンアクセス・オンライン雑誌『PLoS Medicine』（2006）が「疾患の売り込み（disease-mongering）」を特集している。そこにもアプルバウムら人類学者の論文が掲載されている。また二〇〇九年には『Transcultural Psychiatry』誌が「グローバル化した世界における精神薬理学」という特集号（Kirmayer, 2009）を出すという流れが形成されている。いずれも、国際的な研究会やシンポジウムの成果をまとめる形で刊行されたものである。またこれらと前後するが、二〇〇四年の『Social Studies of Science』誌（Vol.34. No.2）には、精神科治療薬を中心に製薬企業や「ゴーストライティング（ghost writing）」について論じた特集が組まれている。人間科学、とくに医療人類学は、医療や医学研究の現場に異質なパラダイムを節合することで、その基礎に据えられた文化的・歴史的文脈を浮き立たせ、それらの問題への多元的な解決の途を示そうとするのである。

四　精神科臨床の「学問性・科学性」

さて、こうしたテーマの重要性にいち早く警鐘を鳴らしたのは、間違いなくデイヴィッド・ヒーリー（David Healy）の、邦題『抗うつ薬の時代』（1997）、『抗うつ薬の功罪』（2004）をはじめとする一連の著作であろう。精神薬理学をめぐる歴史や産官学全般にわたる豊富な知識では並ぶ者のないヒーリーは、精神薬理学、あるいは精神医学そのものをめぐる知の構成が二〇世紀後半から大きく変化していることを指摘している。先に挙げた人類学関連の論集や雑誌の特集においても、ヒーリーは一貫して健筆をふるい、こうした背景には製薬企業のマーケティングの巨大な影響があること、それによって企業と患者・臨床家との関係が「不健全」に歪められていることを示し、その是正に向けた方策をさまざまな形で提示しているのである。

ここで一連の著作を紹介する紙幅はないので、いくつかポイントを示す。これは邦訳もあるヴァレンシュタイン（Valenstein, 1998）らの議論とも重なる部分で、今日の脳科学全盛時代の生物学的精神医学、精神薬理学の知の生成メカニズムを分析したものである。ヒーリー（Healy, 2009）は英国の現状を踏まえて以下のような典型的臨床場面を描いている。

今日の精神科の臨床医はエビデンスに基づく医療の世界で育っている。新しい学術雑誌を読み、ガイドラインに従い、概して最新の薬を処方する。さらに臨床医は患者と面接して、その「神経過敏や不安（nerves）」を治すというより、抑うつ、社交恐怖、強迫性障害、全般性不安障害……などの、ＤＳＭやＩＣＤの診断基準に従って明確に区別された障害を見つけるようにトレーニングされている。そしてその障害に対して最新の向精神薬を処方する。その時、脳内の神経伝達物質の化学的不均衡を是正することがイメージされている。さてそこで服用する患者に新たな問題が生じ、それが服用している薬に関連するものかもしれないと患者が考えたとする。告げられた医師はコンピューターを使用し、その問題についての臨床試験から得られた知見やエビデンスにアクセスすることになる。そして使用薬剤がその問題の原因だという記録がないなら、問題は薬剤によるものではないと患者に告げ、治療を辛抱強く継続するようにアドバイスすることになるだろう（Healy, 2009, p.17）。

日本の場合、一般に、新規医薬品に関しての情報は各企業のＭＲから提供されることが圧倒的に多いことと、副作用や有害事象に対して臨床試験のデータにまで遡って検索されることがそれほど多くないことを除けば、上記英国の臨床場面とほぼ同様であるといえる。

ヒーリーはここからさらに踏み込んで述べている。（「学問的・科学的」立場に依拠するという）「医師たちが気づいていないことがある。それは、いまや製薬会社のマーケティングツールは、……おまけのペンでもなければメモ用紙でもなく、……臨床試験だと言うことだ。……とりわけ、自分たちが拠り所にしていると口にする科学的根拠（エビデンス）がどのような結果をもたらすか、そのことがあまり把握できていないようである」［Healy, 2009 邦訳 p.42］と。

五　マーケティングと科学的「根拠」の生成

ほとんどの学術雑誌には薬の宣伝が数多く掲載されている。しかし製薬企業が力を入れているのはそうした宣伝ではなく、掲載されている論文の臨床試験のほうだというのである。有害事象についてのデータが存在しているにもかかわらず開示されず、それがのちになってきわめて重大な問題につながったことは、SSRIをめぐる訴訟の中で明らかになった事実である（Healy, 2004）。この源をたどると、医学的知の生成と流通をめぐる構造が理解できるようになる。先に描いた臨床場面のどこでそれらが姿を現すのかが見えてくるのである。

ヒーリーがいくつかの資料を読み込む中で突き当たったのは、精神薬理学関連論文のゴーストライティングの問題である（Healy, 2004）。つまり製薬企業が出資して、特定の薬物の効果を含めた論文ないしその草稿が専門代作会社によって出来上がっていて、著者の選定やその論文の投稿先が（事後的に）戦略的に決定されるという事実が明らかにされている。極端なケースでは、製薬企業が研究機関の臨床試験に出資し、企業内でそのデータ解析を行い、この「代作」作業が導入され、さらに続いて別の会社に依頼してその論文が欧米の有力誌に掲載されるように誘導する、というものである。製薬企業の関与は、論文の「代作（ghostwriting）」に限定されないこのような広範な領域で生じている現状を、シスモンド（Sismondo, 2007）は「ゴースト・マネジメント（ghost management)」という用語で示そうとしている。こうした視点はさらに、新たな診断枠を作り出したり、それまでの診断基準を変化させる問題(「疾患の売り込み」)に結びついている(PLoS Medicine, 2006)。

ヒーリーらが明らかにしたのは、グローバル化した製薬企業のマーケティング戦略が、従来の自社製品の宣伝にとどまらず、「学術的・科学的」領域の舞台裏で、医学的・科学的知の生成や疾患概念の変容にまで拡大している事実である。それは私たちが依拠する臨床エビデンスの生成ないし変容という領域にまで入り込んでいる。そして、このようなマーケティング自体の変質は、二〇世紀末から二一世紀初頭の二〇年間にとくに顕著になった傾向であり、それはじつは新薬申請の減少、つまり新薬開発の衰退と、表裏一体の事態ではないかというアプルバウム(Applbaum, 2009)の指摘につながる。現在、欧米の主要学会誌や学術雑誌で、執筆者の「利益相反」や「利益供与」をめぐって情報の開示がきびしく義務づけられ、臨床試験をめぐる規定が厳密になっている背景にはこうした流れがある。

六　まとめ――「健全」な関係とは何か

製薬企業との関係を中心に、薬を処方する前に考えておくべきことを覚書き風に記した。

まず、グローバル化した世界の中で営まれている精神科医療について考える必要がある。これは、適正な薬価から、治療選択をめぐる経済格差へとつながる、容易に回答を見出すことのできないものであるが、どこかで意識しておきたい重要な問題である。

第二に、臨床の場が、グローバル化した製薬企業の重大なマーケットであることを見ておく必要がある。昨今それらは渾然一体のものとして展開している。そのために、研究者や臨床家には「利益相反」や「利益供与」の意識がますます重視されるようになるだろう。

第三に、こうした市場戦略は、単に製品の販売促進や企業からの影響にとどまらず、臨床試験やその他の科学的データの生成、エビデンスの変容、さらには診断論的布置の変化にまで影響を及ぼしている事実を見ておかねばならない。

最後になるが、筆者は、『ヒーリー精神科治療薬ガイド』(Healy, 2009) に監訳者として関与した経験をもつ。ユーザーの視線にあくまでこだわったこのマニュアルは以前の版から愛読書であった。しかし、本書には製薬企業のマーケティングに対する批判的姿勢が貫かれていて、実際「エビデンスに歪められた医療 (evidence-biased medicine)」や「ファルマゲドン (Pharmageddon)」といった苛烈で、文字どおり黙示録的な表現があり、それには正直なところ多少の抵抗を覚えたのも事実である。だが、ここ数年の米国の精神薬理学界をめぐる報道などを読むと、残念ながらヒーリーの予言のとおりに事態は進行しつつある。現状を超えて「健全」な関係を構築するには、臨床的・薬理学的視点の洗練と同時に、一見異質に見えるが、その基盤を疑う社会的・批判的視点を作動させていくことが必要だということなのであろう。そうした人間科学もまじえた多元的視点を臨床に持ち込むことが何より重要なのかもしれない。

日本でも今後、研究者や臨床家の、「利益相反」や「利益供与」をめぐる開示が必要になる日が来ると思う。これも含めた上で、製薬企業との「健全」な関係をこれからどのように築いていくべきか、そのリミットは何かを考えていくことが求められるだろう。これは臨床家個人の倫理的な問題であるにとどまらず、臨床研究や学術論文への信頼性・信憑性の根幹に結びつき、臨床の安全性や医療の質に直接反映される部分だからである。

[初出]「精神科治療学」25 (3)：295-301, 2010.

グローバルな製薬企業と精神科日常臨床・再考

はじめに

本稿ではグローバルな製薬企業と精神科医との「健全な」関係は可能かということをめぐる考察を行う。なぜこのような扱いにくいテーマを論じることが必要なのだろうか。結論から言うならば、二一世紀に入ってこの一〇年ほど両者の間の「不健全な」関係が明らかになり、問われたことはなかったからである。そしてそれは今日の医学や医療の核心となっている臨床エビデンスの信頼性そのものを揺るがす事態に発展している。

「精神科日常臨床における利益相反」（本論文は、こうしたタイトルの日本精神神経学会におけるシンポジウム（二〇一〇年五月）の発表原稿をもとにしている）といっても、産官学にまたがる開発に携わる者や先端医療の研究者でもない限り、通常の臨床家にとって差し迫ったものとは思われないだろう。多くの者は、製薬企業や医療機器メーカーとの関係を適切に保てばそれらは十分回避できると考えているのではないか。しかし医療領域の利益相反問題はこの数年間で急速に注目を浴び、とりわけ欧米では、精神科領域のこの関連の話題は、（「政治とカネ」ならぬ）「医療とカネ」というダークでルーズな側面を代表するもののように取り上げられているのである。これについて医療者側も企業側もやはり改めて考えなければならない時期にさしかかっているのではないかと思う。

一　グローバルな製薬企業と精神科臨床

筆者（以下私と記す）は、本年二〇一〇年、「グローバルな製薬企業と精神科臨床」（江口 2010a）というタイトルで、精神科臨床と利益相反をめぐる問題点について述べた。それは、私が専門とする医療人類学という分野が、近年精神医療をめぐるマクロな政治経済学や、グローバルな製薬企業とそのマーケティングについて深く論じているからであり（Kirmayer, 2009; Petryna et al., 2006）、併行してこの領域の複雑な問題を切り開いた『ヒーリー精神科治療薬ガイド・第五版』（Healy, 2009）の監訳に私自身が携わったことによる。それらを再論する紙幅はないので、詳細は拙著（2010a）に直接当たっていただけたら幸いだが、そこで覚書き風にまとめた結論は以下の四点である。

まず、グローバル化した世界の中でわれわれの精神科医療が展開していることについての自覚が必要であろう。これには、日本以外の精神科臨床場面も視野に入れる必要がある。これは薬剤の適正価格から治療をめぐる経済格差までをも含む、容易に解答を見出すことのできないものであるが、まず大枠としてどこか頭の隅にいれておきたい問題である。

第二に、精神科臨床の場そのものが、グローバル化した製薬企業の重大なマーケットであることを見ておくことが必要である。現在それらは渾然一体のものとして展開している。そのために、研究者ばかりか臨床家の「利益相反」や「利益供与」への感受性はますます重視されるようになっている。

第三に、さらに製薬企業による市場戦略は、従来のような製品の宣伝や販売促進にとどまらず、臨床試験や科学的データにまで及んでいて、臨床エビデンスの生成、さらには診断枠や疾患概念の創出にまで影響しているというハードな事実を見ておかねばならない。

そして第四に、現状を超えて「健全な」関係を構築するには、臨床的・薬理学的視点の洗練と同時に、一見異質に見えるが、人間科学もまじえた多元的視点を臨床に節合し、その基盤を点検する社会的・批判的視点を作動させるのが必要である、というものであった。

二　「利益相反を開示するための統一書式」（ＩＣＭＪＥ：二〇〇九）の衝撃

さて読者のなかで「医学雑誌編集者国際委員会（the International Committee of Medical Journal Editors）」の名前を知る人は多いだろうか。通称「ＩＣＭＪＥ」（以下この略号で記す）と呼ばれるこの委員会は、世界の一一の医学雑誌編集者から構成される委員会であり、『米国医師会雑誌（Journal of American Medical Association: JAMA）』や『ニューイングランド医学雑誌（New England Journal of Medicine: NEJM）』や『the Lancet』などといった名だたる雑誌も含まれている。一九七八年に発足し、当初は誕生の地名を冠したバンクーバー・グループと呼ばれたが、「医学雑誌への投稿規定（Uniform Requirement for Manuscripts Submitted to Biomedical Journals: URM）」を提示し、これを何回か改訂した後に二〇〇〇年からは、ＩＣＭＪＥのウェブサイトに掲載している。

昨年二〇〇九年、このＩＣＭＪＥは、「利益相反を開示するための統一書式（Uniform Disclosure Form for Potential Conflicts of Interest: UDFPCOI）」を提示した。後述するようにこの書式は、ＩＣＭＪＥの関連雑誌に論文を投稿する者が開示しなければならない（潜在的な部分も含む）利益相反事項のチェックリストである。主要医学雑誌への論文投稿時にはこの書式の添付が必須となる。ＩＣＭＪＥ以外の多くの医学雑誌もこれに準じる書式を要求する方向で動いているということで、利益相反は改めて注目を浴びることになった。

なぜそこまで詳細な開示が必要なのか。ＩＣＭＪＥの活動などを丹念に紹介している斎尾と栗原の論文（2010）に拠りながらこのグループの活動の軌跡を見ていくと、その背景が明らかになる。それはすなわち、グローバルな製薬企業と主要医学雑誌との間の、臨床試験論文の掲載をめぐる利益相反の攻防の跡をたどることになるからである［斎尾・栗原 2010, p.524 表1参照］。二〇〇一年五月、「利益相反」Format の提示。同年九月この会のメンバー（ダヴィドフら）による「Sponsorship, authorship and accountability」論文（Davidoff et al., 2001）の刊行。二〇〇三年一一月、ＵＲＭ〔投稿規程〕の全面改訂。二〇〇四年九月、「臨床試験登録（Clinical Trial Registration）公開」に関する声明（De Angelis et al., 2004）……と続く。これらの存在は国際的な臨床試験やその批判的評価、医療倫理に携わる研究者にとっては画期的な出来事であった。

しかしＩＣＭＪＥの名を一躍有名にしたのは、先にも述べた、二〇〇九年一〇月に提示された、「利益相反を開示するための統一書式」（Drazen et al., 2009）である。この書式は、著者の一人一人に四種類の情報開示を求めている。①研究を支援した商業組織とのつながり、②投稿原稿と利害関係を有すると思われるすべての分野での商業組織とのつながり（投稿三六カ月前に遡る）、③配偶者や一八歳未満の子女についての同様なすべての金銭的つながり、④投稿原稿と関連する可能性のある非金銭的つながり、の四種である。この記入書式の具体例はＩＣＭＪＥのホームページ（邦訳もある）でご覧いただきたいが、きわめて具体的で詳細な開示が要求されることになる。見方を変えれば、こうした複雑な開示要求をしない限りすり抜けてしまうような、複雑で巧妙な利益相反・利益供与がこれまで行われてきたということなのである。

三　転換期としての二〇〇四年

さてこうして二〇〇九年の「統一書式」提示までの、ＩＣＭＪＥの足跡をたどると、背景的出来事との関連性が浮かび上がる。それは医学雑誌編集者に長年蓄積した、医学研究と金銭をめぐる倫理的葛藤と、それによる臨床研究や医学雑誌そのものの存在根拠の見直しであったということができる。二〇〇四年前後、こうした葛藤（相反）が一気に転機を迎えている。つまりこの時期、ＩＣＭＪＥに集う医学雑誌編集者たちは、医学雑誌自身も巻き込まれる形で、企業の意のままに展開している利益相反問題をめぐって、公然と批判するようになったのである。たとえば先のダヴィドフらの論文（Davidoff et al., 2001）が端的に示すように、そもそも「著者であること（authorship）」とは何かが論じられること自体、（哲学ではこういうテーマはしばしばあるものの）きわめて奇異なことといわなければならない。

ここで暗に示されているのは、シスモンド（Sismondo, 2007）が指摘するように、臨床研究の出資者（つまり製薬企業）が管理し、専門の論文製作者（ghostwriter）を雇って論文が作成され、データの操作がなされ（有害事象は時には企業内で隠匿され）、相応しい有力な精神薬理学者の名を冠して主要医学雑誌にその論文が掲載されるという手順が、ほぼ常套的に行われてきた背景である。

四半世紀にわたり『英国医師会雑誌（British Medical Journal: BMJ）』の編集者を務めたリチャード・スミス（Smith, 2005）は、二〇〇五年に「医学雑誌は製薬企業のマーケティング部門の延長である」という刺激的なタイトルの論文を書いている。それはこの転換期のＩＣＭＪＥを含む一連の動きを総合的にとらえたエッセイであるが、以下の内容が示されている。つまり、米国の主要医学雑誌に結果が掲載された臨床試験の三分の二から四分の三は製薬企業の資金で実施されたものであり、全体として製薬会社出資の研究では、そうでない資金の研究よりも四倍、製薬企業に有利な結果が出されている。こうした一方で、臨床試験の論文は「売れる」ものであって、医学雑誌を刊行する側にも大きな経済効果をもたらす。企業からの広告収入に加え、ポジティブデータを記した臨床研究はその別刷を配布するために一〇〇万ドル以上の金銭を製薬企業が拠出し、それは雑誌自身の大きな収入源になってきたのである。雑誌編集責任者は、「一〇万ドルの利益が見込める臨床試験の論文を出版するか、編集者を一名解雇して年度予算の帳尻を合わせるかという利益相反」［Smith, 2005 邦訳 p.646］に直面する事実も正直に述べられている。つまり、ＩＣＭＪＥの一連の動きには、こうした製薬企業との相互依存体質を清算し、医学雑誌自身を自浄していくという意図が貫かれていることがわかる。

こうした文脈から、二〇〇四年前後、主要医学雑誌の編集者が相次いで問題提起している。スミス（Smith, 2005）が紹介するように、邦訳のある『ビッグ・ファーマ（The Truth About the Drug Companies）』の著者エンジェル（Angell, 2005）は四半世紀間『ニューイングランド医学雑誌（ＮＥＪＭ）』の編集者（編集主幹）であり、『On the Take』の著者カシーラー（Kassirer, 2004）も同雑誌の編集者であった。論文「The Dawn of McScience」で「医学雑誌は製薬会社の情報ロンダリング事業に堕してしまった」と記したホートン（Horton, 2004）は『ランセット（Lancet）』の（以上は皆二〇〇四年の刊行物である）、そして先に紹介したようにスミス自身は『英国医学会雑誌（ＢＭＪ）』の編集者であった。このように、主要医学雑誌と製薬企業との間の長い攻防の歴史を示す利益相反をめぐる境界線は、二〇〇四年に改めて問題とされ公然化していったのである。

四　背景としての精神医学的出来事

さらに見ていくと、ＩＣＭＪＥの利益相反をめぐる動きは、きわめて残念なことだが、いくつかの重要な部分で精神医学をめぐる事件や出来事と密接にリンクして展開していることがわかる。とりわけＩＣＭＪＥの「臨床試験登録」公開に関する声明（De Angelis et al., 2004）は、前節で転換期として指摘した二〇〇四年の九月に発表されたものであるが、これは以下のような新規抗うつ薬（ＳＳＲＩ）をめぐる米国での一連の出来事と無縁ではない。

つまり、二〇〇四年二月二日に米国で、ＦＤＡ（米国食品医薬品局）によって、未成年への向精神薬使用をめぐる公聴会が開かれている。同年六月には、未成年をめぐるパロキセチン（paroxetine）使用の臨床データの隠匿についての訴訟である、ニューヨーク州当局によるグラクソスミスクライン（GlaxoSmithKline: GSK）に対する訴えが行われた。この訴訟は、米国医学会による、臨床試験とその結果の公的な登録を要請する動きに連なり、さらにＧＳＫによるパロキセチンについてのデータ（ならびに同社の他の製品データも含む）のホームページ上での公開を確約することで八月二六日和解を見ている。さらにこれは、同年一〇月、米国研究製薬工業協会（PhRMA）による、ＦＤＡで承認された医薬品に関してネガティブもポジティブも含めたデータを自発的に登録するシステムの稼動へとつながっていく（このあたりの経過はバス（Bass, 2008）やヒーリー（Healy, 2008）を参照。）

これと重なるように、二〇〇四年六月ヒーリーの『Let them eat Prozac』米国版（Healy, 2004）が出版され、さらにはエンジェル（Angell, 2004）の先の著書が刊行されている。また、のちに、「disease-mongering（疾患の売り込み）」や「ghostwriting」の特集をする『PLoS Medicine』がオンライン・ジャーナルとして発刊されたのもこの年の一〇月である。『PLoS Medicine』創刊の辞「健全なジャーナルのための処方」（PLoS Medicine Editors, 2004）の中で、編集者たちは、「それまでの医学雑誌と製薬企業との依存のサイクルの一部にならないことを決心した」と宣言し、「製薬会社の製品や医学機器の広告費を受け取らない」基本姿勢を打ち出している。こうした向精神薬に結びついた一連の出来事と連動してＩＣＭＪＥの「臨床試験登録」公開に関する声明が出されているのである。

五　改めて、何が問題なのか

さて日々精神科の臨床をする者にとって、利益相反というテーマがなぜ重要なのかという問いに戻る。一番の問題は、医療者が、さまざまな利益相反や利益供与の渦中にありながらも、自らの臨床姿勢や医学的判断は市場原理や製薬企業のマーケット戦略に左右されない「学問的・科学的」領域にあると信じて疑わない部分であろう。宮田（2009b）によれば、そうした主観的判断と外部からの客観的評価は大きく食い違うことが多いのである。

実際先に挙げた多くの著作で力説されているのは、彼らが医療雑誌の編集者であったことを思い出していただきたいが、以下のリアルな現実である。つまり、今日の臨床の「学問性・科学性」を唯一保証するはずの無作為割付比較試験（RCT）に基づく臨床試験、英米の主要雑誌に掲載されるその臨床試験の結果、そこから導き出されるエビデンスに基づく医療（EBM）、そのすべての段階で、出資者である製薬企業の管理や操作が入り、SSRI訴訟に見られるように危険性があるにもかかわらずデータが隠蔽されたり、あるいはポジティブデータを示すものだけがくり返し論文にされたりということが行われてきた。さらに突出した例が、くり返しになるが、臨床試験のゴーストライティング（ghostwriting）をめぐるものであろう。つまり製薬企業が研究機関に出資して臨床試験を計画し、企業内でそのデータ解析を行い、その結果に専門のゴーストライターが導入され、事後的に著者や論文の投稿先が（戦略的に）選定され、別の会社が欧米の有力誌の掲載されるよう誘導するというものである。こうした延長で、適応疾患の拡大や、新たな疾患概念の売り込み（「disease-mongering」）、それまでの診断枠の変形にまでいたっている（ヒーリー（Healy, 2008）の指摘するように、有名な「研究《スタディ》三二九」（Keller et al., 2001）をこうしたものの典型例と考えたらよいだろうか。）

つまり問題は、グローバル化した製薬企業のマーケティングが、自社製品の宣伝にとどまらず、臨床試験という今日の医学の「学問的・科学的」基礎を構成し、支えているレンガの一個一個にまで影響を及ぼし、臨床エビデンスの生成や変容という領域にまで浸透しているということなのである。こうした構造やそれにまつわるさまざまなバイアスに目を向けない限り、現行の精神医学、あるいは医学一般の「学問的・科学的」基盤はきわめて危ういものに転化してしまうのである（この項についてさらには古川（2008）を読まれたい。）

六　いくつかの関連著作より

二〇〇四年をターニングポイントとする利益相反をめぐる動きを見たが。それ以降の精神医学の著作や出来事をいくつか追いながら今日への流れにつなげたい。

まず第一に、二〇〇八年一月の『ニューイングランド医学雑誌（ＮＥＪＭ）』に掲載されたターナーら（Turner et al., 2008）の有名な論文を取り上げる。この論文は、ＦＤＡに登録された一二の新規抗うつ薬の（被験者数一二五六七名、計七四の）臨床試験結果の分析であるが、そのうち三一％が出版されなかった。ターナーらは、ＦＤＡがポジティブとした三七の試験は刊行されたが、ネガティブないしquestionableとされた結果の多くが刊行されず、これではＥＢＭの基礎になる臨床効果判定が歪められてしまうことを指摘している。この論文は、新規抗うつ薬の効果をめぐる論文ではない、抗うつ薬の臨床試験がいかに出版バイアスに満ちているかを示す論文であることに注目されたい。こうしたバイアスを生みだす代表的なものとして精神科領域の薬剤の臨床試験が挙げられているということなのである。疫学や統計学の研究者に、美しい図表に溢れたこうした説得的論文を書かせる好機を作りだしていいものなのだろうか。

二番目のものは、二〇一〇年一月に刊行されたスピールマンズとパリー（Spielmans & Parry, 2010）による論文である。これは第二世代抗精神病薬であるクエチアピン（quetiapine）とオランザピン（olanzapine）をめぐって、それぞれの製薬企業がこれら薬剤を売り込む際の（おそらく裁判過程で漏出したのであろう）さまざまな社内文書を示しながら、不利なデータを隠したり、歪めたりする実情を描いたものである。タイトルのとおり、evidence-based medicineではないmarketing-based medicine（ＭＢＭ）の実態が明らかにされる。ゴーストライティングや疾患の売り込み、さらには有害事象をめぐる想定問答集などの実例の他に、興味深いのは、製薬企業の営業部門が「Key Player Playbook」というものを制作しながら、医師を五種類に分け、特定の傾向をもつ医師にターゲットをしぼり分節化したマーケット戦略を行っている部分であろう。こうした論文の対象として精神科領域の薬剤とその販売過程が取り上げられている。企業の倫理的責任や透明性という言説と、いわばゲーム感覚の販売促進手段の乖離をこれ以上端的に示すものはないであろう。

三番目は、先にも少し触れたが、具体的な精神科の事例とＳＳＲＩ（パロキセチン）をめぐる訴訟を含め、二〇〇四年前後の一連の動きを詳細に描いたジャーナリストであるバス（Bass, 2008）のドキュメント『Side Effects』である。ヒーリーの『抗うつ薬の功罪』（Healy, 2004）が二〇〇三年あたりまでをカバーする現代史だとすると、本書はそれに続く二〇〇四年周辺の精神医学的事情の細部を描いたものであり、『双極性障害の時代（Mania)』（Healy, 2008）の第六、七章と併せて読むと、われわれが臨床をしているこの一〇年間がどんな時代だったのかまったく別の視角からとらえることを可能にさせてくれる。

さいごは『ニューヨークタイムズ』紙を中心に、二〇〇八年一〇月以降大々的に報道されている、米国上院議員チャールズ・グラスリー（Charles Glassley）による精神医学関連の研究者や研究施設、関連団体への資金の流れを解明する一連の記事である（多くの記事があるが一例はハリス（Harris, 2008)。）これは米国の精神薬理学界のトップと巨大製薬企業との間の、利益相反というレベルをはるかに超えた癒着ぶりを公然と示すものとなった。邦訳もある『精神神経薬理学大事典』の編者シャッツバーグ（Schatzberg）やネメロフ（Nemeroff）をはじめとする精神薬理学者の、製薬企業との間の利益相反とその隠蔽が明らかになり、後者などは大学当局との間の書簡までがネット上に明らかにされるにいたっている。この詳細を論じる紙幅はないが（概略はエンジェル（Angell, 2004）を参照）、製薬企業と結びついた研究者はもちろん、その大学・研究機関への製薬企業からの莫大な資金供与の流れが明らかになり、今後は企業側からの開示も厳しく義務づけられる方向で現在米国では加速されている。

さいごに

以上、グローバルな製薬企業と精神科日常臨床をめぐって、とくにＩＣＭＪＥによる「利益相反を開示するための統一書式」の提示を中心に、これらがわれわれの日常臨床の彼岸の出来事ではないという事実をたどってきた。精神科領域、とくに精神薬理学関連領域は、きわめてあいまいな基準で利益相反行為が横行している領域と一般に見なされていることが理解できるであろう。「統一書式」にみる、徹底した利益相反原則確立の流れの背景には、二〇世紀末からのグローバル化した製薬企業とその市場戦略、つまり精神医学的知のマーケティング・ベースの組み換えという実態があることがわかる。

ところで、そうした企業との「不健全な」依存関係を断とうとする努力はすでに最終局面にさしかかったと言っていいのだろうか。それともまだ端緒についたばかりなのだろうか。利益相反をめぐる問題提起が、臨床試験の科学的あり方を地道に追求してきたグループや薬害を監視するグループからのものに限られ、欧米の精神薬理学の輸入はするがその社会的文脈は決して報告しようとしない日本の精神医学界で、これらは今後どのような流れを形成するのだろうか。これらの前線は「健全な」関係の構築へ向けて少しずつ布置を変化させつつあるのだろうか。

こうした部分への感受性は、日常臨床を行う精神科医個々人の倫理的な姿勢にとどまらず、臨床試験や学術論文の信頼性に結びつき、さらには精神科臨床の質や安全性に直接反映される部分であることを再度強調して本稿の結びとしたい。

[初出]「精神神経学雑誌」112(11):1117-1123, 2010.

毎日の臨床で自分に言いきかせていること

はじめに

筆者は東京板橋区にある六〇〇床を超える精神科病院に勤務している。そこで外来と、慢性期の病棟の病棟医を長らく務める。病院は生育地に近く、ある時点から「ローカル」ドクターを自認するようになった。以下に述べるのはそのような背景の中で筆者が自分に言いきかせていることのいくつかである。それは精神療法の原則でもないし、多くの読者に推薦するものでもない。精神療法家であるかどうかも次第に疑わしくなっている、精神医学史や文化精神医学といった人文科学系への関心の強い臨床医の覚書きである。以って他山の石としていただければと思う。

一　ローカルな知・場所にかかわる技

日常臨床もそこにおける精神療法も、共通の部分はあるものの、「ローカルな知」「場所にかかわる技」（Geertz, 1983）である。それは特定の場における「もののやり方」であり、「局地的な事実のなかに広く普遍的な原理をみつけ出す職人仕事に属するもの」〔同書邦訳 p.290〕と思われる。診療所《クリニック》と入院施設の臨床は異なる。大学病院と民間病院でも大いに違うだろう。○○弁で話される臨床と東京弁でなされるものでは大いに異なるだろう。日本語臨床への注目はここにある。その治療の場が棲息する「生態的ニッチ」（Hacking, 1998）に大きく左右されるのである。このあたりの自覚がまず重要である。

二　臨床人類学のふたつの教え

私はもともと医療人類学という領域に関心をもってきた。この分野に注目したのは、治癒することのない身体疾患の精神医学的ケアに直面した困惑から発している。『病いの語り』（Kleinman, 1988）を読み、翻訳したのもそうした経過による。医療人類学の教える事柄はさまざまだが、私が学んだのはシンプルな二点にしぼられる。ひとつ目は、「病気」を、教科書に書かれている鑑別診断的「疾患」と、患者や家族の主観的体験である「病い」とに分け、後者を引き出すように、というものである。後者の、「病い」として語られる個別の問題に耳を傾け、応えるようにしなさいというものである。二番目は、同根のものだが、治療者側も患者・家族も、その病いや窮状を説明する「説明モデル」を同じように持っているという視点である。治療とはこのモデル間の折衝過程で、両方の説明モデル間の距離が縮まれば治療関係は好転している（拡がればその逆）と考えてよいというものである。

三　七つの問い

これらふたつは、筆者にとって、治療経過が複雑に込み入ってきた時に、基本的な方向を教えてくれる北極星のような指標である。加えてクラインマンら（Kleinman & Seeman, 2000）の言う「七つの問い」を有効に発することができるかという実践的課題がある。これは治療場面で、個別の経験である「病い」や相手の言いよどむ「説明モデル」を促すような問いである。たとえば、急性期や緊急場面で、「〇〇さんの娘さん／息子さんが今回のようになったのはどうしてだと思いますか？」というような、「疾患」に収斂しない問いかけをする。こうした簡単なきっかけで、家族全体の積年のライフストーリーがはじめて語られる経験が数多くあった。治療場面での会話にコードスイッチをもたらす発話や視点をもっているといいと思う。

四　病棟では農耕的に、外来では牧夫的に

精神科病棟での仕事を農耕に喩えたのは中井久夫（1982）と星野弘（1996）である。農耕とはつまりその時々の環境に根ざしながら、肥沃な治療的土壌を整えようとすることである。病棟を緩やかに行きつ戻りつしながらオーガニックなものに変える環境的治療といえる。治療において大切なのはピンポイントの医学的処置はなく、総合的・有機的な治療環境の涵養であるという事実へ目を向けさせてくれる。これは急性期化の進む精神科医療場

面では強調されることはないが、「工業化」や「砂漠化」を防ぐ重要な効果をもたらす。

一方外来の治療では、筆者は、進退谷《きわ》まる険しい方向に進まないように緩やかに共に移動していく牧夫的態度が望ましいと考えている。牧夫は安逸なイメージで捉えられがちだが、その移動の極期においては、羊などの対象に合わせて睡眠パターンや生活リズムが激変する大変な仕事である。筆者はこうした牧夫の具体像を谷泰の民族誌的名著『牧夫フランチェスコの一日』（谷 1996）から教えられた。

五　先人の歩みに倣う

精神療法には数千のものがあるが、自分の志向にあった雛形となる治療者や座右の書があるとよい。直接師を見出して教えを請う「師事」が理想だが、「私淑」という手もある。『方法としての面接』（土居 1977）や『精神科治療の覚え書』（中井 1982）などの古典となった名著がある。これらは多くの読者に愛読されていて、何度読み直しても新しい発見がある。流派にこだわる必要はない。「親炙《しんしゃ》」や「私淑」という強い動機があると、日々の臨床に他者の視線という検閲がかかる。それは束縛ではなく、スタンスが大きく崩れないという利点を与えてくれる。「師」をもつことは長らく臨床に携わる際に不可欠な要件である。迷いも出るし誤ることもあるからだ。大事なのは、私淑しながらも自分にはこれは無理だ、これは私はしないという分岐点が出てくる時である。ある時点からは、（逆説的だが）自分の力で進むしかないのである。

六　行き詰まったらジャネ（Janet）へと還る

さらに治療的枠組みで迷った時、著者はジャネの著作に還ることにしている。ジャネは一九一九年に『心理学的治療（Les médications psychologiques）』（Janet, 1919）という本を書いた。原著三巻本で一〇〇〇頁を超える。英語版二巻本（Janet, 1925）も大部である。邦訳のある『心理学的医学』（Janet, 1923）はその縮刷版だ。本書は「外傷性記憶」が記載されているためしばしば引用されるが、全巻を読んだ読者は少ないのではないか。一気に通読できないところがいい。その部分をぽつぽつ読むのである。

本書の内容を一言で紹介すれば、有史以前からの心理学的治療のすべてを総覧したものである。ジャネの視点は以下である。いろいろな時代にさまざまな治療法があった。現在からみると原始的で非科学的とされる治療法もある。しかしそれらはその時代時代に大きな治療的効果をもたらしている。精神療法とはそういうものだ。流行しそして衰退する。

そこにジャネ自身の精神療法の核心を見出そうとしても難しい。それは一種の棋譜のようなかたちでしか示されていない。たとえばもっとも重要な章である「精神的清算」の章は、自問自答しながら曲折に満ちた文体で書かれている。それがかえって臨床的思考に近いと感じる。

ジャネの視点は複数性を許容した折衷的なものである。すべての心理的治療のメカニズムを網羅しようとしているが、その限界設定も忘れない。ジャネ自身の「精神療法」の核心は、「心理的な力（force）」をどのように貯留して浪費を防ぎ、「心理的張力（tension）」を維持するかということに尽きる。「銀行」に喩えられる心理学である。さらに洗練すればエランベルジェ（Ellenberger, 1950）がまとめたような内容になる。こうした一方でジャネは四方から批判を浴びながらも、ヒステリー概念と催眠の治療的意味を決して手放そうとしなかった。この部分も筆者が惹かれるところである。

七　昔日の「精神療法」はほぼ八割の改善率を数えた

以下少し筆者の精神医学史的関心に寄り道する。「psychotherapie」という言葉の今日的な文脈での最初の使用は、一八八七年のアムステルダムであるといわれている（Bulhof, 1981）。二人の医師が催眠治療のクリニックを開業した時に、当時流行の興行催眠術師との混同を恐れて、この用語を使用したのがはじまりである。この二人とはファン・レンテルヘム（van Renterghem, A.W.）とファン・エーデン（van Eeden, F.）であり、彼らはフランス語とドイツ語でもこのクリニックの治療成績を残している（van Renterghem & van Eeden, 1894）。神経症やヒステリーから、疼痛、内外科疾患を含む患者が、一〇年間で一五七七名受診している統計がある。その技法はナンシー学派のリエボー（Liébeault, A.A.）の方式に則った催眠療法である。患者は、来訪して、抵抗、浅い眠り、深い眠り、夢中遊行の四段階の深度の催眠状態に入り、暗示などを加えて覚醒するというシンプルな治療である。しかし一回から数回の治療で身体疾患を含めて約七、八割が改善を見ている（うち三割は治癒）（Gauld, 1992, p.478）。これは当時の催眠治療では平均的な改善率である。現在のように科学的根拠のある向精神薬が処方され、精神療法が整備された時代の改善率はこれを上回るものになるだろうか。

八　たえず「向日的」の方に

筆者はかねてから、精神療法には「向日的（heliotropic）」なものと、「背日的（apheliotropic）」なものがあると考えている。さきの催眠＝暗示療法などは、患者の意識化されない「裏口」から入って治療する「背日的」な系譜のものと喩えられる。こうした流れとは別に、一九世紀末から二〇世紀初頭にかけて、「神経衰弱症」の治療論を中心に、「向日的」系譜と呼びうる精神療法が登場し、洗練された。これはベアード（Beard, G.M.）の神経衰弱症理論を受け、ミッチェル（Mitchell, 1878）の「休息療法」を経て、さらにデュボワ（Dubois, 1904）の「説得」、デジュリヌとゴクレ（Dejerine & Gauckler, 1911）の「説得」と「再教育」という流れを形成する。もともとは身体療法的発想のものだが、「下意識」や「無意識」を前提とせず、患者に対して額面どおりの病名を告げ、その自覚のもと治療に導こうという系譜を形成する。これは私たちが漠然と考える「精神療法」とは異なるかもしれない。精神療法とは、ヒステリー＝催眠研究の流れを汲み、催眠＝暗示などを経てジャネやフロイトやユングに至り、人間は基本的に自分の意識に昇らない領域のものに突き動かされて行動し思考することを前提とすると考えがちだ。「向日的」精神療法とはこれとは異なる人間理解と治療論を示す（さらなる議論は江口2004を参照。）

筆者は、日常臨床では「向日的」ベースを大切にしたいと思う。この系譜はあっけないほど単純な人間観・道徳観に行き着いてしまう。それを物足りない短所であると考える人もいるが、一方で悲観論・運命論に陥らないという強烈な長所がある。私はこの一点でこうした系譜を買っている。ただし「背日的」系譜が呈示する、より深い人間観・治療観も併行して持てればと思う。しかし、最終的に治療するのは理論ではないという部分が大事だと思う。

九　患者を自分の理論の犠牲にしない

自分の議論をしておいてこう言うのも恐縮だが、患者を自分の理論の犠牲にしないというのは大切なことだと思う。これはもともとフランスの心理療法家トビー・ナタン（Nathan, 1998）が精神分析学に対して批判的に述べた言葉である。そうでなくともわれわれはその時々の疾病論や治療理論を頭に入れて臨床の場に臨んでいる。それらに骨がらみになっている自身のバイアスを熟知する必要がある。専門性を研ぎ澄まし、独自の治療理論を洗練することとは矛盾しないと思うが、唯一のこれでなくては治療にならないというスタンスではなく、こういうのもあるがこれがいいかもしれない、あるいは自分や自分の家族だったらこれを薦めるだろうと複数の選択肢を率直に話すことも考えていいだろう。

十　心のこもった治療者と、いい患者・いい治療者

自分が患者や家族となって受診すると実感するが、患者や家族は自分たちがどのように扱われているかに敏感である。相手が事務的に処理しようとしているのか、少し踏み込んで考えてくれているのかすぐにわかる。慢性病棟でも、医師や看護師をはじめスタッフに対する患者の評価は的確である。相手の気持は猫でもわかるといわれる。たとえそれが治療の場のみのことであっても、心のこもった治療者がいい。

しかし逆説的だが、これはいい患者といい治療者という関係を前提にすることではない。それは結果である。治療には何でも言える社会的な距離が必要である。これは相互的なものであり、治療者の甘言のみが行き交うもの

であればまったく実を結ばない。患者の希望どおりの治療や処方をするのがいい治療者ではないし、いい治療関係でもない、と私は思う。権威的でないというスタンスにも限度がある。もちろん権威的なだけでは不毛であるが。その微妙な部分が重要なところである。

十一　治療者の姿勢と疲労感

最後にもうひとつ、治療者側の余裕や揺らぎや疲労がある。ジャネ風に「心理的な力」と呼んでもいい。これは武井麻子（2001）が「感情労働」という言葉で記す領域にも重なる。治療者にも回復しきれない精神的・身体的消耗や好不調の周期がある。職業人ならそんなことがないようにしろというのはもっともだが、治療者も生き物である以上そうも行かない時がある。劣悪な労働環境ですぐには改善の望めない時も多い。中井久夫（1982）の言うように、同僚とそうことも含めた話をできるかどうかは大切なところである。こうした環境に加え、さまざまな負荷がかかり余裕がなく煮詰まっているときは「心理的張力」が保ちにくくなる。保ちにくいどころか、はるか遠くに行ってしまうこともある。治療者は、平均レベルの自分を想定するのではなく、最低ラインでどれくらい取りこぼしなくできるかを考えるほうがいいと思っている。

さいごに

さいごに、筆者のかねてからの持論だが、精神療法に関心のある読者は、多様で深い臨床経験を積んで一〇年以上を経た節目の年に『無意識の発見』（Ellenberger, 1970）を精読されることを是非薦める。ユングでもシャルコーでもいい、誰か少し知って関心を注ぐことのできる歴史上の人物がいると、より深く味読できる。先達である精神療法家その人とその時代を知り、治療的工夫と苦闘をたどり、そしてその知的鉱脈の末端に自分の臨床が位置づけられることを発見するだろう。それは何にも代えることのできない大きな歓びであり、慰めであり、刺激になると思う。

「臨床精神医学」36（11）：1345-1349, 2007. 同名の論考に大幅に加筆修正した。

付論

コラム

†コラム1

仕事は楽しく
「言葉をしみじみと言う」から「病棟を耕す」まで

「展望」というおごそかなコーナーだが、私たちが日常臨床場面で使用している「言葉」について書くことにする。そんな地味で日常的なものがなぜ展望なのだといぶかしく思う読者もいるかもしれない。しかし逆にそれこそが（さらに言うならそれのみが）、精神科臨床の展望につながるという結論へと、以下に私見をまじえ無理やりたどり着きたいと考える。

私は、通常公言しないし、自ら忘れていることも多いのだが、文化精神医学（ないしは医療人類学）と精神医学史から汲めども尽きぬ臨床知を吸収していて、あえて専門はと問われたら、精神科臨床に加えてその二つを挙げることにしている。誇大表現が許されるなら、病院から帰った大半の時間をこの領域の関心を広げることに捧げていると言ってもよいほどである。この両者の関連について述べるのはまた何かの機会に譲るが、今回は「言葉」との関連でなぜ文化や人類学なのかというさわりの話をしておきたい。

ところで皆さんは、精神科医療や看護やケアとは究極のところ何をするものだと考えておられるだろうか？そこには身体科のケアとは異質な、精神科独自の領域があると考えているだろうか？　私たちの仕事の中心は、あえて要約すれば、精神疾患をはじめ「精神面」で問題を抱える人、困惑して「生きにくく」なっている人の気持を少しでも汲んで、それを和らげ、改善することであろう。私はそう考えている。だとすれば、その過程で相手の訴えを受け止め、その世界に入っていくことが必要になる。その際、相手も共通の言葉を使うから意思の疎通はできているはずだと考えるのではなく、人類学者が言葉も習慣も違う世界におもむいて、その異文化社会で生きる人の家族関係や宗教や心性を探求するように、先入観なしに相手の世界に参入する方法を応用できないだろうか、臨床場面で生かせないだろうかということが私の長年のテーマである。（誤解のないよう付け加えておくが、神経科学や薬物療法をはじめとする医学的知識の習得が必要なのは言うまでもない。しかしたとえばうつ病の人で、抗うつ薬に反応する人が五〇％いる一方で、プラセボに反応する人が四〇％いるという部分に注目する――いわば人文科学系の――思考法も活かせないかと思うのである。）

さて、では相手の世界に届く言葉とはどんなものかという話になる。実際は一方的ないわゆる「傾聴」という場面が多いかもしれない。ただただ自分の言うことを聞いて欲しいという患者もいるだろう。これまで何回か紹介したことがあるが、私が敬愛してやまない故土居健郎先生は、良寛の「すべて言葉をしみじみといふべし」という名言を引用しながら、こう述べている。「言葉を心のアリバイにしてはいけない。心がそこにないのに、あるかのごとくに言葉を発してはいけない。心を真にそこに託して言葉を発することが、しみじみと言うことなのである」（『土居健郎選集六　心とことば』p.208, 2000 岩波書店）と。ここで示されているのは、気持の数歩あとをゆっくりとついてゆく言葉のイメージである。精神科の日常業務では、強制入院をはじめ、相手の意に沿わないことをすることが多い。ふだん「ノン」という否定語を使うことが多いので、その代償行為のように相手に同調して甘言へと流れがちとなる。だが、そんな否定的なことを言わなくてはならない場面でも、――これも土居から教えられたシンプルな教訓だが――相手（患者）に正直に向い、嘘があってはいけないということなのである。

そんな簡単なことかと言われそうだが、決して容易なことではない。「しみじみと言う」ことには、話者自身の姿勢というかスタイルというか、存在が含まれているからである。もっともらしいことをぺらぺらと話すことをよしとする時代に抗って、巧言令色や甘言をいさめた大切な教訓だろうと思う。面接場面で、叱責は論外だが、いかにも上から目線で教え諭すようにではなく、その人の自然体の口調で会話できるように熟成するまで結構時間がかかる。患者や家族は（そちら側になってみるとすぐわかるが）相手がどれくらい身を入れて自分のことを考えてくれているのかすぐに見抜いてしまう。患者や家族の私たちへの評価はかなり的確である。正確な医学知識や科学的対処法の伝授も必要だが、その前に医療者側に何とかしてあげたいという気持ちがあるのとないのとでは（ありすぎも困るが）、結果はまったく異なるだろう。

精神科の仕事の難しさや面白さはここにあると思う。言葉をめぐる領域は少しずつ習熟していくことができる。しかし一方で、想定外の事態が生じてなかなかうまく進まないことも多い。年季を積んでもつまずくことがある。これがこの仕事の醍醐味である。私が勧める「展望」とは、こうしたローテクな部分を皆で工夫して磨いていきましょうというものだ。この部分を洗練させれば総合的「臨床力」は一、二割アップするだろう。これが可能なら、あとはうまく展開していくのではないかと楽観的に考えている。

ところで、二〇世紀最大の精神療法家（催眠療法家）と呼ばれるミルトン・エリクソンの会話速度は、一分間七五ワードであったという（米国の通常の人の半分。）言いたいことを詰め込んで話しても何も伝わらないことは日常的に痛感させられるが、言葉もふるまいもゆるやかにすることで、その「場」を変容させ、相手の世界に入っていく契機にすることだって可能だということだろう。

以上やや一対一の対話場面に終始する話題になってしまった。一方で、私たちは七〇〇床近い入院病棟を背景に、チームで臨床に当たっている。せっかくの入院環境なのだからこれを治療的なものにしない手はない。理想は、入院患者がその病棟にいるだけで何となくよくなる（少なくとも悪くならない）治療的な環境づくりである。それは大理石仕様の金ぴか病棟にすることではない。病院スタッフがゆるやかに病棟を往き来するだけでこうした土壌の生成が可能なことを、中井久夫先生は「病棟を耕す」という言葉で表現した。夜勤に入る時、各病室をめぐりながら挨拶の声をかけるのはこれであろう。目立たない日常的ふるまいだが、こういう積み重ねが治療的土壌づくりなのである。

もう紙幅も尽きそうなので数点を付け加えておわりにしたい。上記のさらに基礎には、スタッフそれぞれが支えあって、自力で考え、生き生きと充実していることが必要である（そう言うオマエはどうなんだと問われると苦しいところであるが……。）いろいろ個人的心労が重なれば人のケアどころではないだろう。そして相手の話を、（確かにキャッチしましたという）「受容」も大事だが、（私はこう受け取ったけどという）「表出」も大切な作業であると思う。さいごになるが、（やや欲張りだが）やって楽しい仕事であるという思い（思い込みでもよい）があるともっといいと思う。「仕事は楽しく」を何より最優先のモットーにしたい。

【初出】「くろおばあPLUS」２０１３年5月25日号

† コラム2

精神医学の二〇年後

先日、日本統合失調症学会に参加する機会があった。私の役割は「統合失調症と双極性障害——共通点と差異から見えてくるもの」というシンポジウムの指定討論である。せっかく招かれて九州まで行くのだからと気合は入ったものの、私のコメントはどう考えても残念としか言いようのない出来ばえであった。それはともかく、生物学的精神医学研究が中心の大きな学会にはじめて参加して驚くことがあったのでそれについて書こうと思う。

ひとつは、本当にここ数年のことだと思うが、統合失調症をはじめとする精神疾患の画像研究と遺伝子研究の隆盛を強く感じた。統合失調症の全ゲノム解析がほぼ終了しつつありそれは双極性障害のものときわめて類似性があるという話。そして統合失調症患者とその脳の容積（萎縮）の話。これらはもうすでに科学的コンセンサスであるということだった。極論すれば発病以前の脳の画像解析で早期治療介入につながるという話もなされた。かつてのドパミン仮説のように、数年たてばそればかりではないかもしれないという揺り戻しの議論がでてくるのかもしれないが、こうした内容がさらに強固な確信となったら、患者や家族に説明する時困るだろうなというのがまず私が単純に抱いた感想である。治すのは治療者の理論ではないとは言っても、遺伝の話や脳の容量をどう説明したらいいだろうか。

これらを一九世紀に流行った変質論と一緒にするのは間違っているかもしれない。変質論とは、変質徴候という遺伝的徴候が現れると、その家系は五代で絶えるという当時の最先端の科学的議論である。これは根拠のある決定論として一世を風靡し、医学はもちろんメディアや流行小説もこうしたテーマに飛びついた。エミール・ゾラの『居酒屋』や『ナナ』は、こうした遺伝＝変質理論をもとに書かれた大河小説の一部である。

この時代に内省的傾向をもつ者は、自分の内面に変質徴候を見出して苦闘したに違いない。ゴッホはその代表例だと思う。一九世紀末のパリで今日の日本のように自殺が流行したのもうなずけるところである。

大学や研究所は際立った先端的な研究をしないと業績にならないという事情も判らないわけではないが、あまりに臨床から乖離したテーマに皆が集中してしまうのもどんなものであろうか。こうした現状の続く限り、精神科で日常言語を使用して臨床をする者はその職業的基盤が脅かされることはないだろう。看護や心理や福祉系の視点を臨床に取り入れたほうが治療成績は高いと思うからである。でもそれで安泰だと言っていていいのかという問題が残る。

かつて疾患のカテゴリー化を厳密に進める新クレペリン主義を謳って登場したDSM－Ⅲも、今度の改訂（DSM－5）ではディメンジョナルな、つまりスペクトラム的な発想を大幅に取り入れたものになると言われている。私の参加したシンポジウムもそうした発想からの企画だったのだろう。精神医学の領域で同一のパラダイムが二〇年以上続くことはないから、こうした盛衰も当然の現象なのかもしれない。単純に言うと議論の枠組みに皆が飽きてしまうのであろう。だが本当にそんなことでいいのだろうかと思う。

学会終了後、不首尾に終わった自らの指定討論への深い反省もあり、太宰府天満宮まで足を延ばして捲土重来を誓ったが、その際に頭をよぎったことの一部を記した。

［初出］「くろおばあPLUS」２０１０年5月25日号

†コラム3 ピケティを誤読する

今年度（二〇一五年）前半の話題になった本に、フランスの経済学者トマ・ピケティの書いた『二一世紀の資本』というものがあることをご存知の人は多いだろう。七〇〇ページを超える厚さの比較的高価な専門書ながら米国や日本で空前のベストセラーになり、同時に発売された簡易解説本も同じくよく売れて、メディアでも広く取り上げられ、Eテレの番組「パリ白熱教室」ではピケティ自身の講義の様子が連続で放映されるなど、一種のブームとなったからである。

私のごとき経済学のシロウトがその要旨を記すのもおこがましいが、簡単に言えばこういうことであるらしい。資本主義の進展によって富の平等化がもたらされ所得分配は平等化すると、長らく言われてきた。しかし一九世紀末以降のマクロ経済学的データを集積し分析すると、実際はその逆で、（第二次大戦後の一時期は例外だが）歴史的に所得分配の格差が拡大しており、それは今後も続くことになるだろう、というものである。こんなのは当たり前ではないかと感じるかもしれない。世界には一握りの途方もない富裕層がいる一方、極貧で食物も住居もない人々や地域が存在する事実を私たちはとうに知っているからである。

ほとんど歯が立たない $r>g$ などの経済学的な内容を読み飛ばしているうちに、ピケティの著書の第一二章で、大変衝撃的な部分に出会うことになった。それはほとんど週刊誌ネタの話題であり、私に唯一理解できそうな部分、つまり世界の資産家ランキングの推移と北米の大学の基金について書かれた箇所であった。前者の部分は真面目に読むと労働意欲が減退するのでここでは触れない（面白いので原著に当たってほしい）が、私はとくに後者にくぎ付けになった。それは北米の公立・私立大学の八〇〇校以上が、独自の基金を管理して資本収益を得ているという部分である。中でもそのトップに君臨するハーヴァード大学は、資産がほぼ三〇〇億ドル（約三兆円：一ドル＝一〇〇円で換算）あり、それが資金管理によって年間八〜一〇％の高率の収益を産み出しながら成長し続けている。しかもハーヴァード大学はそうした資金管理集団に年間一億ドル（約一〇〇億円）支払って、高水準の安定した利益を得ている、というのである。

二〇世紀の末にわずか四カ月間であったが、同大学で研究生活の真似事をしたことがあるので関心がわいたが、アカデミズムの頂点のような組織が、資産運用とその利益によって維持されていることを改めて知り、単純に驚いたのである。すでに巨大な資本を有している企業や組織はほぼ不敗のまま肥大化していくという今日の資本主義の例証として挙げられている。そもそも大学も何も含めて、企業や組織というのはこういうものであるらしいということを、還暦をはるかに過ぎてはじめて知る自分の無知ぶりにもあきれた。しかもこの格差のモデルのような話題は、当然のことながらヨーロッパよりアメリカで顕著であり、本書も（もともとはフランス語で書かれているが）英語版が空前のベストセラーになり、日本にそのまま上陸した形になっている。しかも本書の米国版の出版社がハーヴァード大学出版なのにも二度驚かされた。さまざまなデータを示し分析を加えながらピケティは、こうした格差を是正するための世界規模の税制のようなものの必要性を提案するのである。

私はかねてから、人が生きていくうえでこの上なく大事な事実をどうしてもっと義務教育や一般教養で教えないのかと、不思議に思っていた。金銭の貸し借りについては漱石の小説で学び、愛情の機微はヨーロッパの映画から学んだ。学問とか臨床的姿勢とかは何人かの、こちらが勝手に師と仰ぐこういう人物になりたい（土居健郎の言葉では「あやかりたい」ということになるが）と強烈に思う対象から非言語的に取り込んだつもりになっている。このように大切なことになればなるほど、教えてくれる人が誰もいないのは不思議だと思う。おそらく家庭でのふるまい方、パートナーの選択、組織内で対人関係、仕事への姿勢、さらに細かく言えば臨床の場での言葉遣いやはては精神療法の仕方なども、ある程度は他人が助言してくれはするものの、最終的には、ほぼ見よう見まねで自己流に開拓していかなくてはいけない領域なのだろう。これを年間何ドルかでうまく管理運用してくれる機関はないのである。

教育とか医療や福祉も、現在マーケットモデルが広く行きわたったおかげで、すべて金銭で清算され、利益を生むことが最優先されている。それも生存し続けるためには大事なことだと思う。経済的な基盤がないまま理念だけで進もうとしても一笑に付されるだろう。だからと言って経済的なもののみを考えていけばいいかというと本末転倒になる。私たちの領域でいえば、医療の質とか、満足度——これも現在ではずいぶん市場モデルの手あかのついた言葉になってしまったが——を患者や家族は誰しも直感的に感じるし、逆に病院スタッフもそうした利他的な喜びが根底にないと、日々の仕事の手ごたえや喜びが得られず容易に勤続疲労に陥るのではないか。

ピケティの本を読んだ時によぎった不安は、（もちろん一般財団法人と企業とは性質は異なるものの）一般財団法人附属東京武蔵野病院は、二一世紀の企業体として見たときどうなのかという素朴な疑問であった。約一〇年前より財政状況はずっと透明になり、ゆるやかながら経営的も良好なものになりつつある（定期的に開催される収支決算報告会も、少し視点を替えたらなかなか興味深いものであるのでどうか参加されたい。）それと同時に、生きる上でこの上なく大切なことのほとんどを、私は無償で、つまり経済的なものとはまったく異なるルートを通して学んだり、手にいれたりしてきたことを思い起こしている。そうした部分は、日常的な積み重ねとかつながりを通してしか伝わらないものなのかもしれない。それらを何とか有効に伝える手段はないものだろうか、と痛切に感じた。

おおよそ『くろおばあ』に記す「展望」とはかけ離れた内容になってしまったが、当院に勤めてすでに二〇年以上を経て、改めて自らのスロー・ラーナーぶりを大いに嘆くことになったわが「ピケティ事件」についての独白であった。


［初出］「くろおばあPLUS」２０１５年9月25日号

†コラム4

おくればせの歓迎のことば

「くろおばあ」前号はちょうど桜の満開の時に入職された新人歓迎の特集だった。その続きということにして、私からの歓迎の言葉を述べたい。これは毎年新入職者を迎え入れるときに私が強く思っていることで、以前も似たことをしゃべった記憶がある。反復になるかもしれないが、一度聞いた人は忘れたふりをして読んでください。

まず自己紹介をかねて。私は精神科医になって三九年目、その間に四つの病院に勤務した。いずれも長期であるが、なかでも当病院は二二年目になる。よく飽きずにやってますねと時々言われるが、自分でもそう思う。何をしても長続きせず昔母親をずいぶん嘆かせたが、こんなに長く一つの仕事が続くのは奇跡に近い。

その理由は、一言で言えば精神科の仕事がきわめてやり甲斐がありおもしろい仕事だからである。病苦の人が相手であるから、おもしろいは失礼かもしれない。しかし、ずいぶん悲惨な状態でやって来てもよくなって笑顔で帰って行かれると単純にうれしい。臨床を選んだ者の本懐といってよい。そこには学んで身につける基本的な事柄がある。それはきちんと磨けばほぼ誰でも使えるようになる臨床スキルである。当院ではその獲得に向けてのチームサポートもしっかりできている。

さて精神科の臨床がさらにおもしろいのはそのラインを超えてからのことである。誤解を恐れずに言えば、毎日の臨床が次々うまく進むわけではない。思わぬ展開になって凍りつくことも多い。簡単に言えばどこかで失敗をする。そしてその失敗は私の固有の弱さが浮かび上がる形で生起する。この仕事がおもしろいのは失敗しないとゲインしない点である、と私は固く思っている。エラーやミスをしたらいいということではない。他人の生命や人生が賭けられているのでそう気軽に人間はエラーしますと書けないが、こちらも機械ではない。マジギレ状態になることだってある（あとで深い内省にさいなまれますが……。）本格的精神科臨床はこのマジギレの先にあると思っている。

ところで、今年没後二〇年を迎えいろいろな特集が組まれているので、熱心な読者でなくても司馬遼太郎の本を目にする機会は多いだろう（私は正岡子規ファンなので『ひとびとの跫音』が愛読書です。）そんな司馬が亡くなる前に小学生用の教科書に書いた二つの文章がある。「洪庵のたいまつ」と「二一世紀に生きる君たちへ」である（いずれも中公文庫『十六の話』に所収されているので、未読の人にはお薦めです。）司馬は、志が高く、その理想のために一途に身をささげて生きる「熱い」人物を好んで描いた歴史作家である。きっと読者もそれを求めたから国民作家と呼ばれるまでになったのだろう。『論語』（子路篇）に、孔子が「中庸」の人物がベストだけれど、そのような人が得られないときは「狂狷」の人がいいと言ったとある。つまり、理想が高く意欲的で、節操が固く曲がらないといった人物である。こういう人が司馬遼太郎の小説にはたくさん登場する。

先の小学校国語教科書の話に戻って、前者「洪庵のたいまつ」は、江戸末期蘭学医で大阪に適塾を作った緒方洪庵へのオマージュである。ここに洪庵が弟子の医師に求める条件が引用されているが、改めて読むと眼がくらむほどストレートである。そういう洪庵の掲げたたいまつが君に手渡されているのだと言われるとコロリとその気になってしまう。後者の「二一世紀に生きる……」はもっと有名な文章。自分は二一世紀まで生きられないだろうと考えた司馬が、次世紀を担う若者（小学生）に、こういう世界を創ってほしいと語りかける文章である。その後半に二一世紀を生きるためのキータームが書かれている。予測不能な自然を前にして人間は助け合わねばならない、そこから自ずと大きな道徳的視点が出てくるという展開になる。司馬が挙げたのは「いたわり」「他人の痛みを感じること」「やさしさ」の三つである。それらは同一の根から生じた言葉で、本能のように人間に備わったものではないので、訓練して身につけなくてはならない、と但し書きが記されている。

さて、精神科の臨床の仕事は、いかにドライで機械的なものと割切ろうとしても、相手の身になってみない限りうまく進まない。相手の欲するものと違う治療ゴールを押し付けたところで納得してもらえないし、使えぬ奴だとすぐにこちらの正体を見抜かれてしまう（治療者側の熱意のなさは誰にでも瞬時にわかる。だから患者や家族の評価は結構妥当なものなのです。）それで、どうしても相手の気持ちを汲んで＝「いたわり」、その「痛みを感じ」「やさしく」ふるまわざるを得なくなる。しかもそれは上滑りの「やさしさ」とはまったく別物である。司馬の挙げた三つのキーワードは、精神科臨床をしていく限り、毎日自動的に磨かれていく、磨かれざるを得ないものだと言える。私たちは職業としてこの分野を選んでいる。それにはたまたまの経済的理由や知識の探究や自己実現があるかもしれない。しかしそういうレベルを超えたところで、多くは否応なく困惑や失敗や内省を強いられながら、鍛えられることになる。つまりきちんとした人間になっていくためのモラルレッスンのようなものがこの仕事には構造的に組み込まれているのである。

　日常の仕事は、ここで書いたような高邁な理想に燃える内容の連続ではない。反対に果てしのない雑事や失意の山盛り状態である。そういう日々であっても、相手に届くような言葉を話し、上記のふるまいを磨いていくと、いつの日か右手に洪庵のたいまつと、左手には二一世紀を生きる三つのキーワードが自然に手渡されているのを発見する日が来るだろう（そういうオマエはどうなのかとここでは問わないでほしい——それが「いたわり」のはじまりです。）今年は多くの事務系の新入職者も迎え入れることができた。直接臨床に当たらなくても上記の条件は変わらない。多職種の日々の地道な仕事の上に病院の毎日はめぐっている。

　そういうわけで、よくこの病院とこの職種を選んでいただいたという感謝の気持ちとお祝いの気持ちを記した（言いたいことはもっともっとあるのですが……。）患者や家族の方に喜ばれる、働いて楽しくもある、いい病院を作っていきましょう。よろしくお願いいたします。

［初出］「くろおばあPLUS」２０１６年５月25日号

文　献

A

APA（American Psychiatric Association）（1980）Diagnostic and Statistical Manual of Mental Disorders, 3rd ed. APA Press, Washington DC.（髙橋三郎ほか訳（1982）『ＤＳＭ－Ⅲ 精神障害の分類と診断の手引』医学書院）

APA（American Psychiatric Association）(2000) Diagnostic and Statistical Manual of Mental Disorders. 4th edition, Text Revision.（髙橋三郎、染谷俊幸、大野裕訳（2002）『ＤＳＭ－Ⅳ－ＴＲ 精神疾患の診断・統計マニュアル 新訂版』医学書院）

APA（American Psychiatric Association）（2013）Diagnostic and Statistical Manual of Mental Disorders, 5th ed. APA Press, Washington DC（髙橋三郎、大野裕監訳（2014）『ＤＳＭ－５ 精神疾患の診断・統計マニュアル』医学書院）

Angell, M. (2004) The Truth About the Drug Companies: How they deceive us and what to do about it. Random House, New York.（栗原千恵子、斉尾武郎監訳（2005）『ビッグ・ファーマ』篠原出版新社）

Angell, M.（2009）Drug companies & doctors: A story of corruption. The New York Review of Books. Vol.56: No.1, January 15.

Antze, P. and Lambek, M.（eds.）（1996）Tense Past: Cultural essays in trauma and memory. Routledge, New York.

Applbaum, K.（2006）Educating for global mental health: The adoption of SSRIs in Japan. In. Petryna, A., Lakoff et al. eds.: Global Pharmaceuticals. Duke University Press, Durham and London, pp.85-110.

Applbaum, K.（2009）Getting to yes: Corporate power and the creation of a psychopharmaceutical blockbuster. Culture, Medicine, and Psychiatry, Vol.33（2）: 185-215.

Applbaum, K.（2009）Is marketing the enemy of pharmaceutical innovation? Hastings Center Report, July-August, pp.13-17.

Augé, M.（2004）Oblivion. Translated by de Jager, M. University of Minnesota Press, Minneapolis.

アリストテレス（松本仁助、岡道男訳（1997）『詩学』岩波書店）

B

Bakhtin, M. (1981) Discourse in the Novel. The Dialogic Imagination. Holquist, M. (ed.) University of Texas Press, Austin (伊東一郎訳 (1996)『小説の言葉』平凡社)

Barrett, R. (1988) Clinical writing and the documentary construction of schizophrenia. Culture, Medicine and Psychiatry 12 (3) : 265-299.

Bass, A. (2008) Side Effects: A prosecutor, a whistleblower, and a bestselling antidepressant on trial. Algonquin Books, Chapel Hill.

Bateson, G. (1958) Naven. Second edition. Stanford University Press, Stanford.

Behar, R. (1996) The Vulnerable Observer: Anthropology that breaks your heart. Beacon Press, Boston.

Benjamin, W. (1936) Der Erzahler (浅井健二郎編訳「物語作者」『ベンヤミン・コレクション2』(1996) 筑摩書房, pp.283-334.)

Bennett, L. (1995) AIDS Health Care: Staff stress, loss and bereavement. In. Lorraine Sherr (ed.) Grief and AIDS. John Wiley & Sons. pp.87-102.

Berger, P.L. and Luckmann, T. (1966) The Social Construction of Reality. Anchor Books, New York (山口節郎訳 (1977)『日常世界の構成』〔のちに『現実の社会的構成』と改題〕新曜社)

Bergson, H. (1932) Les deux sources de la morale et de la religion. PUF, Paris. (平山高次訳 (1977)『道徳と宗教の二源泉』岩波文庫, 中村雄二郎訳 (1992)『同 (ベルクソン全集全集6巻』白水社)

Berman, A. (1984) L'épreuve de l'étranger. Gallimard, Paris. (藤田省一訳 (2008)『他者という試練』みすず書房)

Bernheim, H. (1886) De la suggestion et de ses applications a la thérapeutique. Octave Doin, Paris.

Bernheim, H. (1891/1995) Hypnotisme, suggestion, psychothérapie. Octave Doin, Paris, nouvelle édition, Fayard, Lyon, 1995.

Billig, M. (1999) Freudian Repression: Conversation creating the unconscious. Cambridge University Press, Cambridge.

Binswanger, L. (1954) Le rêve et l'existence. Introduction et notes de M. Foucault. (荻野恒一, 中村昇, 小須田健訳 (1992)『夢と実存』みすず書房)

Birnbaum, K. (1923) Der Aufbau der Psychose: Grundzuge der psychiatrischen Strukturanalyse. Springer, Berlin.

Blankenburg, W. (1978)「妄想の人間学的諸問題」Schulte, W. & Tolle, R. eds. 飯田眞, 市川潤, 大橋正和訳『妄想』医学書院, pp.57-73.

Boss, M. (1966) Indienfahrt eines Psychiaters. Neske. (霜山徳爾, 大野美都子訳 (1972)『東洋の英知と西欧の心理療法』みすず書房)

Bougnoux, D. (ed.) (1991) La suggestion: hypnose, influence, transe. Les empêcheurs de penser en rond, Paris, 1991.

Boyd, T.P. (1909) The How and Why of the Emmanuel Movement: A hand-book on psycho-therapeutics. The Whitaker & Rap Co., San Francisco.

Brody, H. (2003) Stories of Sickness. 2nd ed. Oxford University Press,Oxford.

Bruner, J.（1986）Actual Mind, Possible Worlds. Harvard University Press, Cambridge.（田中　彦訳（1998）『可能世界の心理』みすず書房）
Bruner, J.（1990）Acts of Meaning. Harvard University Press, Cambridge.（岡本夏生他訳（1999）『意味の復権』ミネルヴァ書房）
Bruner, J.（1993）The Autobiographical Process. In. Folkenflik, R.（ed.）The Culture of Autobiography. Stanford University Press, Stanford. pp.38-56.
Bruner, J.（2002）Narrative of Human Plight: A conversation with Jerome Bruner. In. Charon, R. & Montello, M. eds. Stories Matter: The role of narrative in modern ethics. Routledge, New York. pp.3-9.
Bulhof, I.（1981）From psychotherapy to psychoanalysis. Journal of the History of the Behavioral Sciences, 17: 209-221.
Burton-Bradley, B.G.（1975）Stone Age Crisis: A psychiatric appraisal. Vanderbilt University, Press, Nashville.（荻野恒一訳（1979）『石器時代の危機』星和書店）

C

Callahan, C.M. and Berrios, G.E.（2005）Reinventing Depression. Oxford University Press, Oxford.
Campbell, E.G., Gruen, R.L., Mountford, J. et al.（2007）A national survey of physician-industry relationships. New England Journal of Medicine 356: 1742-1750.
Caplan, E.（1998）Mind Games: American culture and the birth of psychotherapy. University of California Press, Berkeley.
Carroy, J. et Plas, R.（2000）La genèse de la notion de dissociation chez Pierre Janet et ses enjeux. L'évolution psychiatrique 65: 9-18.
Cassel, E.（1982）The nature of suffering and the goals of medicine. The New England Journal of Medicine 306（11）: 639-645.
Cassel, E.（1985）Talking with Patients: Vol.1. The theory of doctor-patient communication. The MIT Press, Cambridge.
Charcot, J.-M.（1889/1991）Clinical Lectures on Diseases of the Nervous System. trans. Saville,T. London, Routledge.
Charcot, J.-M.（1890）Leçons sur les maladies du système nerveux. Œeuvres complètes tome III. Bureaux du Progrès Médical et Lecrosnier et Babé, Paris.
Chrisman, N. and Maretzki, T.（eds.）（1982）Clinically Applied Anthropology. Reidel, Dordrecht.
Clark, K. and M. Holquist（1984）Mikhail Bakhtin. Harvard University Press, Cambridge.（川端香男里，鈴木晶訳（1990）『ミハイール・バフチーンの世界』せりか書房）
Clifford, J. and Marcus, G.E.（eds.）（1986）Writing Culture: The poetics and politics of ethnography. University of California Press, Berkeley.（春日直樹，足羽与志子，橋本和也ほか訳（1996）『文化を書く』紀伊國屋書店）
Cohen, L.（1995）Toward an anthropology of senility: Anger, weakness, and Alzheimer's in Banaras, India. Medical Anthropology Quarterly,

Vol.9 (3) : 314-334.
Cohen, L. (1998) No Aging in India: Alzheimer's, the bad family, and other modern things. University of California Press, Berkeley.
Cooke, A. (ed.) (2014) Understanding Psychosis and Schizophrenia. The British Psychological Society, London.（国重浩一、バーナード紫訳（2016）『精神病と統合失調症の新しい理解』北大路書房）
Crapanzano, V. (1980) Tuhami: Portrait of a Moroccan. The University of Chicago Press, Illinois.（大塚和夫、渡部重行訳（1991）『精霊と結婚した男』紀伊國屋書店）
Crews, F. (eds.) (1995) The Memory Wars: Freud's legacy in dispute. New York Review of Books, New York.
Cushman, P. (1995) Constructing the Self, Constructing America: A cultural history of psychotherapy. Addison-Wesley, Reading, especially pp.302-310.

D

Davidoff, F., De Angelis, C.D., Drazen J.M. et al. (2001) Sponsorship, authorship and accountability. Lancet, 358: 854-856.
De Angelis, C., Drazen, J.M. Frizelle, F.A. et al. (2004) Clinical trial registration: A statement from the International Committee of Medical Journal Editors. JAMA, 292: 1363-1364. (DOI: 10.1001/jama.292.11.1363)
de Certeau, M. (1980) L'invention du quotidien. 1: Arts de faire. Union Générale d'Editions, Paris.（山田登世子訳（1987）『日常的実践のポイエティーク』国文社）
de Certeau, M. (1975) L'ecriture de l'histoire. Gallimard.（佐藤和生訳（1996）『歴史のエクリチュール』法政大学出版局）
Dejerine, J. et Gauckler, E. (1911) Les manifestations fonctionelles des psychonévroses, leur traitement par la psychothérapie. Masson, Paris. / Jelliffe, S.E. (trans.) (1913) The Psychoneuroses and their Treatment by Psychotherapy. Lippincott , Philadelphia.
Delacroix, H. (1924) Maine de Biran et l'école médico-psychologique. Bulletin de la Société Française de Philosophie, tome 24: 51-63.
Denzin, N. (1989) Interpretive Biography. Sage, Newbury Park.
Desjarlais, R. (1997) Shelter Blues: Sanity and selfhood among the homeless. University of Pennsylvania Press, Philadelphia.
Deutsch, A. (1948) The Shame of the States. Harcourt, Brace & Co., New York.
Devereux, G. (Gulati, B.M. and Devereux G. trans) (1980) Schizophrenia: An ethnic psychosis, or schizophrenia without tears. In. Basic Problems of Ethnopsychiatry. The University of Chicago Press, Chicago. pp.214-236,
Devereux, G. (1980) Basic Problems of Ethnopsychiatry. (trans.) Glati, B.M. and Devereux, G., Chicago, The University of Chicago Press.
Drazen, J.M., Van Der Weyden, M.B. Sahni, P. et al. (2010) Uniform format for disclosure of competing interests in ICMJE Journals.（福島芳

子、齊尾武郎訳（2010）「ＩＣＭＪＥ誌に利益相反を開示するための統一書式」臨床評価 37: 529-538.）
Dubois, P. (1904) Les psychonévroses et leur traitement moral. Masson, Paris. / Jelliffe, S.E. & White W.A. (trans.) (1905) The Psychic Treatment of Nervous Disorders: The Psychoneuroses and Their Moral Treatment. Funk & Wagnalls, New York.
土居健郎（1961）『精神療法と精神分析』金子書房
土居健郎（1969/2000）「漱石の心的世界」現代のエスプリ51、至文堂（『土居健郎選集7 文学と精神医学』岩波書店、pp.1-214.）
土居健郎（1971）『「甘え」の構造』弘文堂
土居健郎（1977/1992）『方法としての面接』医学書院〔引用は1992新訂版からのものである〕
土居健郎（1980/1994）「古澤平作と日本的精神分析」精神分析研究24（4）: 229-231（土居健郎『日常語の精神医学』医学書院 pp.211-219.）
土居健郎（1990）「キリスト教と私」『信仰と「甘え」』春秋社、pp.169-199.
土居健郎（1992/2000）『新訂・方法としての面接――臨床家のために』医学書院（『土居健郎選集8 人間理解の方法』岩波書店、pp.81-190.）
土居健郎（1999/2000）「文化受容と精神医学」文化とこころ4（1•2）: 4-9.（『土居健郎選集8 精神医学の周辺』岩波書店、pp.272-285.）
土居健郎（2000）「すべてことばをしみじみと言ふべし」『土居健郎選集6 心とことば』岩波書店、pp.205-208.
土居健郎（2006）「土居ワールドを味わう」精神神経学雑誌108（1）: 89-97（土居健郎（2009）『臨床精神医学の方法』岩崎学術出版社、pp.177-194.）

E

Eisenberg, L. (1977) Disease and illness: Distinctions between professional and popular ideas of sickness. Culture, Medicine and Psychiatry, 1: 9-23.
Ellenberger, H.F. (1950) La psychothérapie de Janet. L'Évolution psychiatrique. 15, no3, 465-484.（中井久夫訳（1999）「ジャネの心理療法」『エランベルジェ著作集2』みすず書房、pp.3-27.）
Ellenberger, H.F. (1966) Herméneutique et psychanalyse: A propos du livre de M. Ricoeur. Dialogue vol.5 no.2: 256-266.（中井久夫訳（2000）「解釈学と精神分析」『エランベルジェ著作集三』みすず書房、pp.128-143.
Ellenberger, H.F. (1970) The Discovery of the Unconscious. Basic Books, New York.（木村敏、中井久夫監訳（1980『無意識の発見――力動精神医学発達史（上下）』弘文堂）
Ellenberger, H.F. (1972) L'histoire d'Anna O. L'évolution psychiatrique 37 (4) : 693-717.（中井久夫訳（1999）「アンナ・Oの物語――新資料にもとづく批判的研究」『エランベルジェ著作集1』みすず書房、pp.157-210）
Ellenberger, H.F.:（中井久夫訳（1999）「エミー・フォン・Nの物語――新発見文書における批判的研究」『エランベルジェ著作集1』みすず書房、

pp.236-266.）
Ellenberger, H.F.:（1978）Les mouvements de libération mythique. Quinze, Montreal. pp.17-40.（中井久夫訳（2000）「神話的解放運動」『エランベルジェ著作集3』みすず書房、pp.99-127.）
Ellenberger, H.F.（1978）Pierre Janet and his American friends. In. Gilford G.（ed）Psychoanalysis, Psychotherapy, and the New England Medical Scene, 1894-1944. Science History Publications, New York, pp.63-72.（江口重幸訳（2013）「ピエール・ジャネと彼のアメリカ人の友人たち」『みすず』No.621: 6-18.）
Ellenberger, H.F.（1980）加藤敏訳・解説「ピエール・ジャネの生涯と業績」臨床精神医学9（1）: 71-80.
Engel, G.L.（1979）The Biopsychosocial Model: Resolving the conflict between medicine and psychiatry. Resident and Staff Physician 25: 70-74.
Engelman, E.（1976）Berggasse 19: Sigmund Freud's Home and Offices, Vienna 1938. University of Chicago Press, Chicago.
Esquirol, J-E-D.（1838）Mémoire sur cette question: Existe-t-il de nos jours un plus grand nombre de fous qu'il n'en existait il y a quarante ans? Des maladies mentales. Baillière, Paris. pp.723-742.
江口重幸（1987）「滋賀県湖東一山村における狐憑きの生成と変容――憑依表現の社会－宗教的、臨床的文脈」国立民族学博物館研究報告12（4）: 1113-1179.
江口重幸（1992）「語られることと書きとめられること――精神医学における臨床的リアリティをめぐって」波平恵美子編『人類学と医療』弘文堂、pp.120-151.
江口重幸（1993）「「非定型精神病」の小民族誌――病いはいかに語られ、いかに聞き取られるか」精神科治療学8（11）: 1320-1328.
江口重幸（1995a）「病いの経験とライフヒストリー――精神科コンサルテーションにおける末期患者の聞き取りから（I）」大正大学カウンセリング研究所紀要18: 32-42.
江口重幸（1995b）「宗教・身体・精神病理――医療人類学の視点から」臨床精神病理16（2）: 125-136.
江口重幸（1996a）「病いの経験とライフヒストリー（II）」大正大学カウンセリング研究所紀要19: 43-54.
江口重幸（1996b）「ローカルな声を聞く――人間科学としての多文化間精神医学をめざして」文化とこころ創刊準備号: 32-39.
江口重幸（1997a）「語る主体はこころか身体か、Janetの「物語＝行動」理論をめぐって」言語26: 44-52.
江口重幸（1997b）「多重人格の文化的背景――Janetの多重人格理論と外傷性記憶理論を再読する」精神科治療学12（10）: 1137-1145.
江口重幸（1998）「医療人類学と精神医学」高畑直彦、三田俊夫編『臨床精神医学講座23 多文化間精神医学』中山書店、pp.259-279.
江口重幸（1999a）「Charcot神経病学の周辺――その時代的背景と力動精神医学への影響」松下正明、昼田源四郎編『臨床精神医学講座補巻――精神医療史』中山書店、pp.175-194.
江口重幸（1999b）「症状・文化・模倣――シャルコーの大催眠理論とヒステリーの身体」野村雅一、市川雅編『叢書 身体と文化 一巻――技術としての身体』大修館書店、pp.147-180.
江口重幸（1999c）「病いの経験を聴く——医療人類学の系譜とナラティヴ・アプローチ」小森康永、野口裕二、野村直樹編『ナラティヴ・セラピーの世界』日本評論社、pp.33-54.
江口重幸（1999d）「力動精神医学への結節点——Charcot神経病学における「心的治療」を中心に」精神医学史研究2: 42-49.
江口重幸（2000a）「解説」『土居健郎著作集2 「甘え」理論の展開』岩波書店、pp.297-310.
江口重幸（2000b）「病いの語りと人生の変容——「慢性分裂病」への臨床民族誌的アプローチ」やまだようこ編『人生を物語る——生成のライフストーリー』ミネルヴァ書房、pp.39-72.
江口重幸（2001）「精神科臨床になぜエスノグラフィーが必要なのか」酒井明夫、下地明友、宮西照夫他編『文化精神医学序説——病い・物語・民族誌』金剛出版、pp.19-43.
江口重幸（2002a）「New England と力動精神医学——Prince, Putnam と Boston School」臨床精神医学31（6）: 609-621.
江口重幸（2002b）「患者は語り、医師は名づける——文化精神医学からの一視点」こころの科学105: 19-26.
江口重幸（2003）「病いの自然経過とその物語的構成——精神科臨床における民族誌的アプローチ」新宮一成編『病の自然経過と精神療法』中山書店、pp.37-68.
江口重幸（2004）「心理療法の歴史をたどり直す」村瀬嘉代子、青木省三編『すべてをこころの糧に——心理援助者のあり方とクライエントの現実生活』金剛出版、pp.189-215.
江口重幸（2006a）「なぜナラティヴか——描くことと語ること」臨床描画研究21: 59-75.
江口重幸（2006b）「臨床場面における物語と声、Janet の「想話機能」を手がかりに」江口重幸、斎藤清二、野村直樹編『ナラティヴと医療』金剛出版、pp.31-48.
江口重幸（2008）「シャルコーの大ヒステリー理論とミッチェルの休息療法からみた身体と心的領域」河合俊雄編『こころにおける身体／身体におけるこころ』日本評論社、pp.9-49.
江口重幸（2009）「フロイトとその「師」シャルコー」『フロイト全集1』（月報10）岩波書店、pp.1-6.
江口重幸（2010a）「グローバルな製薬企業と精神科臨床」精神科治療学23: 295-301.
江口重幸（2010b）「グローバルな製薬企業と精神科日常臨床・再考」精神神経学雑誌112（11）: 1117-1123.
江口重幸（2013a）「文化精神医学が問うもの——医療人類学の視点から」精神神経学雑誌115（電子ジャーナル版）SS.166-175.
江口重幸（2013b）「臨床文化精神医学の可能性——中井久夫『治療文化論』を再読する」最新精神医学18（6）: 601-607.
江口重幸（2014a）「病いの語りを聞く（インタビュー第六回パイオニアに聞く）」質的心理学フォーラム6: 68-76.
江口重幸（2014b）「文化を臨床の中心に据えるために——臨床文化精神医学私論」こころと文化13（2）: 167-169.
江口重幸（2016）「文化と病いの経験」鈴木晃仁、北中淳子編『精神医学の歴史と人類学』東京大学出版会、pp.134-160.

F

Fadiman, A. (1997) The Spirit Catches You and You Fall Down: A Hmong child, her American doctors, and the collision of two cultures. Farrar, Straus and Giroux, New York.

Fiedler, P. (Hrsg.) (2006) Trauma, Dissoziation, Persönlichkeit: Pierre Janets Beiträge zur modernen Psychiatrie, Psychologie und Psychotherapie. Pabst, Lengerich.

Flournoy, T. (1901/1994) From India to the Planet Mars: A case of multiple personality with imaginary languages. Shamdasani, S. (ed.) Princeton University Press, Princeton.

Foucault, M. (1961) Histoire de la folie à l'âge classique. Plon, Paris.（田村俶訳（1975）『狂気の歴史――古典主義時代における』新潮社）

Frank, A. W. (1995) The Wounded Storyteller: Body, illness, and ethics. The University of Chicago Press, Chicago.（鈴木智之訳（2002）『傷ついた物語の語り手――身体・病い・倫理』ゆみる出版）

Freeman, M. (1993) Rewriting the Self: History, memory, narrative. Routledge, London & New Yrok.

Freud, S. (1895) Studien über Hysterie. Gesammelte Werke I.（芝伸太郎訳（2008）「ヒステリー研究」『フロイト全集2』岩波書店）

Freud, S. (1890) 小此木啓吾訳（1983）「心的治療（魂の治療）」『フロイト著作9』人文書院，pp.25-43.

Freud, S. (1955) Lines of Advance in Psycho-analytic Therapy. Standard Edition Vol.17. Hogarth, London, pp.157-168, 1955.（小此木啓吾訳（1983）「精神分析療法の道」『フロイト著作集9』人文書院 pp.127-135.）

Fulford, K.W.M., Davies, M., Gipps, R.G.T. et al. (eds.) (2013) The Oxford Handbook of Philosophy and Psychiatry. Oxford University Press, Oxford.

古川壽亮（2008）「Study publication biasとoutcome reporting bias――特にsponsorship biasについて――誰も真実をしらないときに学問ができるのか，真実に基づいた医療ができるのか」臨床精神薬理 11: 1259-1265.

G

Gaines, A. (ed.) (1992) Ethnopsychiatry: The cultural construction of professional and folk psychiatries. State University of New York Press, New York.

Gauld, A. (1992) A History of Hypnotism. Cambridge University Press, Cambridge.

Geertz, C. (1973) The Interpretation of Culture. Basic Books, New York.（吉田，柳川，中牧他訳（1987）『文化の解釈学Ⅰ・Ⅱ』岩波書店）

Geertz, C. (1973) Thick Description: Toward an interpretive theory of culture. In. The Interpretation of Cultures. Basic Books, NewYork. pp.3-

30.（吉田禎吾、柳川啓一、中牧弘允ほか訳（1987）「厚い記述」『文化の解釈学1』岩波書店、pp.3-56.）
Geertz, C. (1983) Local Knowledge: Further essays in interpretive anthropology. Basic Books, New York.（梶原景昭、小泉潤二、山下晋司、山下淑美訳（1991）『ローカル・ノレッジ――解釈人類学論集』岩波書店）
Geertz, C. (1983) "From the Native's Point of View": On the nature of anthropological understanding. In. Local Knowledge. New York, Basic Books, pp.55-70.（梶原景昭、小泉潤二、山下晋司ほか訳（1991）「住民の視点から」『ローカル・ノレッジ――解釈人類学論集』岩波書店、pp.97-124）
Geertz, C. (1984) Anti Anti-relativism. American Anthropologist 86: 263-278.（小泉潤二編訳（2002）「反＝反相対主義――米国人類学会特別講演」『解釈人類学と反＝反相対主義』みすず書房、pp.59-54.）
Geertz, C. (1995) After the Fact: Two countries, four decades, one anthropologist. Harvard University Press, Cambridge.
Gelfand, T. (2012) Charcot in Morocco. University of Ottawa Press, Ottawa.
Giddens, A. (1987) New Rules of Sociological Method. Hutchinson（松尾精文ほか訳（1987）『社会学の新しい方法基準』而立書房、p.20.）
Gifford, S. (1997) The Emmanuel Movement: The origins of group treatment and the assault on lay psychotherapy. Countway Library, Boston.
Gilles de la Tourette, G. (1884) Jumping, Latah, Myriachit. Archives de Neurologie 8: 68-74.
Goffman, E. (1961) Asylums: Essays on the Social Situation of Mental Patients and Other Intimate. Doubleday & Co., New York.（石黒毅訳（1984）『アサイラム――施設被収容者の日常世界』誠信書房）
Good, B.J. (1994) Medicine, Rationality, and Experience: An anthropological perspective. Cambridge University Press, Cambridge（江口重幸、五木田紳、下地明友他訳（2001）『医療・合理性・経験――バイロン・グッドの医療人類学講義』誠信書房）
Good, B. and Good, M-J. (1981) The Meaning of Symptoms. In. Eisenberg and Kleinman (eds.) The Relevance of Social Science for Medicine. Reidel, Dordrecht, pp.165-196.
Good, B., Herrera, H., Good, M.J. and Cooper, J. (1985) Reflexivity, countertransference and clinical ethnography: A case from a psychiatric cultural consultation clinic. In. R. Harn & A. Gaines (eds.) Physicians of Western Medicine. Reidel, Dordrecht, pp.193-221.
Good, M-J. and Good, B. (2000) Clinical narratives and the study of contemporary doctor-patient relationships. In. Albrecht, G., Fitzpatrick, R. and Scrimshaw, C. (eds.) The Handbook of Social Studies in Health & Medicine. Sage, London. pp.242-258.
Good, M.J.D., Good. B., Schaffer, C. and Lind, S.E. (1990) American oncology and the discourse on hope. Culture, Medicine and Psychiatry, 14 (1) : 59-79.
Good, M.J.D., James, C., Good, B.J. et al. (2003) The culture of medicine and racial, ethnic, and class disparities in healthcare. In. Smedley, B.D. et al. eds., Unequal Treatment: Confronting racial and ethnic disparities in health care. The National Academic Press, Washington, D.C., pp.594-625.

Good, Mary-Jo.（1998）American Medicine: The quest for competence. University of California Press, Berkeley.

Greenblatt, S.（1991）Marvelous Possessions: The wonder of the new world. Clarendon Press, Oxford.（荒木正純訳（1994）『驚異と占有——新世界の驚き』みすず書房）

Greenhalgh, T. and Hurwitz, B.（eds.）（1998）Narrative Based Medicine: Dialogue and discourse in clinical practice. BMJ Books, London.（斎藤清二、山本和利、岸本寛史監訳（2001）『ナラティブ・ベイスト・メディスン』金剛出版）

後藤総一郎監修、遠野常民大学編著（1997）『注釈遠野物語』筑摩書房

H

Hacking, I.（1995）Rewriting the Soul: Multiple personality and the sciences of memory. Princeton University Press, Princeton.（北沢格訳（1998）『記憶を書きかえる』早川書房）

Hacking, I.（1998）Mad Travelers: Reflections on the reality of transient mental illnesses. University Press of Virginia, Charlotteville.（江口重幸、大前晋ほか訳（2017）『マッド・トラベラーズ——ある精神疾患の誕生と消滅』岩波書店）

Hammersley, M. and Atkinson, P.（1995）Ethnography. second edition, Routledge.

Harn, R.A. and Gaines, A.D.（eds.）（1985）Physicians of Western Medicine: Anthropological approaches to theory and practice. Reidel, Dordrecht.

Harris, G.（2008）Top Psychiatrist Didn't Report Drug Makers' Pay. The New York Times, October 4.

Healy, D.（1997）Anti-Depressant Era. Harvard University Press, Cambridge.（林健郎、田島治訳（2004）『抗うつ薬の時代——うつ病治療薬の光と影』星和書店）

Healy, D.（2004）Let Them Eat Prozac: The unhealthy relationship between the pharmaceutical industry and depression. New York University Press, New York.（田島治監修、谷垣暁美訳（2005）『抗うつ薬の功罪』みすず書房）

Healy, D.（2008）Mania: A short history of bipolar disorder. The Johns Hopkins University Press, Baltimore（江口重幸監訳、坂本響子訳（2012）『双極性障害の時代』みすず書房）

Healy, D.（2009）Psychiatric Drugs Explained. 5th edition. Churchill Livingstone, Edinburgh.（田島治、江口重幸監訳、冬樹純子訳（2009）『ヒーリー精神科治療薬ガイド第5版』みすず書房）

Healy, D.（2009）Trussed in evidence?: Ambiguities at the interface between clinical evidence and clinical practice. Transcultural Psychiatry, Vol.46（1）: 16-37.

Heidegger, M.（1991）Über den Humanismus. Vittorio Klostermann.

Herman, J. (1992) Trauma and Recovery. Basic Books, New York.（中井久夫訳（1996）『心的外傷と回復』みすず書房）
Herman, J. (1999) Understanding Incest (20 Years Later). Unpublished manuscript.
Hinkle, B.M. (1909) The Methods of Psychotherapy. In. W.B. Parker (ed.) Psychotherapy, 3vols, Vol.2. No.1, pp.5-14, Center Publishing, New York. (citation from Gauld, p.565.)
Holquist, M. (1990) Dialogism: Bakhtin and his world. Routledge（伊藤誓訳（1994）『ダイアローグの思想―ミハイル・バフチンの可能性』法政大学出版局）
Horton, R. (2004) The Dawn of McScience. New York Review of Books, Vol.51: No.4.
Hunter, K. (1991) Doctors' Stories: The narrative structure of medical knowledge. Princeton University Press, New Jersey.
萩原秀三郎（1977）『よみがえり（民俗写真集・フォークロアの眼８）』国書刊行会
濱中淑彦（1986）『臨床神経精神医学』医学書院. pp.175-180, 228-251.
畑中章宏（2012）『震災と妖怪――柳田国男と歩く日本の天変地異』亜紀書房
鳩谷龍（1976）「非定型精神病」村上仁、満田久敏、大橋博司監修『精神医学第三版』医学書院、pp.639-656.
林道倫（1938）「精神病学用語統一試案に関する覚書」精神神経学雑誌 42: 446-457.
星野弘（1996）『分裂病を耕す』星和書店

I

Insel, T.R. (2009) Disruptive insights in psychiatry: Transforming a clinical discipline. The Journal of Clinical Investigation. 119 (4) : 700-705.
Institute of Medicine (2002) Unequal Treatment: Confronting Racial and Ethnic Disparities in Healthcare. The National Academies Press, Washington D.C..
Iser, W. (1976) Der Akt des Lesens: Theorie asthetischer Wirkung. Wilhelm Fink（轡田収訳（1982）『行為としての読書』岩波書店）
石戸諭（2017）『リスクと生きる、死者と生きる』（とくに第三章死者と対話する人たち）亜紀書房
石原孝二、河野哲也、向谷地生良編（2016）『精神医学と当事者』東京大学出版会
石川貞吉（1938）「神経精神病学用語（精神病学之部）統一委員会試案読後感」精神神経学雑誌 42: 440-445.
伊藤栄蔵（1984）『大本――出口なお・出口王仁三郎の生涯』講談社

J

Jackson, S.W. (1999) Care of the Psyche: A history of psychological healing. Yale University Press, New Heaven.

James, W. (1925) The Varieties of Religious Experience: A study in human nature. Longman, Green and Co., London. (桝田啓三郎訳 (1969)『宗教的経験の諸相 上下』岩波書店

Janet, P. (1887/2005) L'anesthésie systématisée et la dissociation des phénomènes psychologiques. Revue Philosophique de la France et de l'Étranger, 23 mai, 449-472, 1887. In. Janet: Premiers écrits psychologiques, Œuvres choisies I, L'Harmattan, Paris, 2005, pp.87-112.

Janet, P. (1889) L'Automatisme psychologique. Félix Alcan, Paris.

Janet, P. (1907) The Major Symptoms of Hysteria. Macmillan, New York and London.

Janet, P. (1919/ 1986) Les médications psychologiques. tome II Félix Alcan. nouvelle édition: Société Pierre Janet, Paris.

Janet, P. (1923) La médecine psychologique. Flammarion, Paris. (松本雅彦訳 (1981)『心理学的医学』みすず書房)

Janet, P. (1925) Psychological Healing. Macmillan, New York.

Janet, P. (1928) L' Évolution de la mémoire et de la notion du temps. Chahine, Paris.

Janet, P. (1929/ 1984) L'Evolution psychologique de la personnalité. Chahine. Paris. nouvelle édition: Société Pierre Janet, Paris. (関計夫訳 (1955)『人格の心理的発達』慶応通信)

Jennings, B., Callahan, D. and Caplan, A.L. (1988) Ethical Challenges of Chronic Illness. Hastings Center Report, February/March, pp.1-16.

K

Kassirer J.P. (2004) On The Take: How medicine's complicity with big business can endanger your health. Oxford University Press, New York.

Katz, A. and Shotter, J. (1996) Hearing the Patient's 'Voice': Toward a social poetics in diagnostic interviews. Social Science and Medicine 43 (6) ; 919-931. (松澤和正抄訳・解説 (1998)「患者の声を聞く——診察における社会的詩学に向けて」『生命・環境・科学技術倫理研究Ⅲ』192-197.)

Keller, M.D., Ryan, N.D., Strober, M. et al. (2001) Efficacy of paroxetine in the treatment of adolescent major depression: A randomized, controlled trial. Journal of the American Academy of Child and Adolescent Psychiatry, 40; 762-772.

King III, J.O. (1983) The Iron of Melancholy. Wesleyan University Press, Middletown.

Kirmayer, L.J., Minas, H. (2002) The future of cultural psychiatry. (北中淳子訳「文化精神医学の将来——国際的な視点から」こころと文化 1 (1) : 39-54.)

Kirmayer, L.J., Valaskakis, G.G. eds.（2009）Healing Traditions: The mental health of aboriginal peoples in Canada. UBC Press, Vancouver.
Kirmayer, L.J.（2007）Cultural psychiatry in historical perspective. In. Bhugra, D. and Bhui K.（eds.）Textbook of Cultural Psychiatry, Cambridge University Press, Cambridge, pp.3-19.
Kirmayer, L.J. ed.（2009）Psychopharmacology in a globalizing world. Transcultural Psychiatry, Vol.46（1）special issue.
Kirmayer, L.J.（2013）50 Years of Transcultural Psychiatry. Transcultural Psychiatry Vol.50-1: 3-5.
Kleinman, A. and Seeman, D.（2000）Personal experience of illness. In. Albrecht, G. et al. eds. The Handbook of Social Studies in Health & Medicine. Sage, London, pp.230-242.
Kleinman, A., Das, V. and Lock, M.（eds.）（1997）Social Suffering. Berkeley, University of California Press（坂川雅子訳（2011）『他者の苦しみへの責任――ソーシャル・サファリングを知る』みすず書房）
Kleinman, A., Eisenberg, L. and Good, B.（1978）Culture, Illness, and Care: Clinical lessons from anthropologic and cross-cultural research. Annals of Internal Medicine 88; 251-259.
Kleinman, A.（1977）Depression, Somatization and the New Cross-Cultural Psychiatry. Social Science and Medicine 11: 3-11.
Kleinman, A.（1980）Patients and Healers in the Context of Culture. University of California Fress. Barkeley.（大橋英寿、遠山宜哉、作道信介、川村邦光訳（1992）『臨床人類学――文化の中の病者と治療者』弘文堂）
Kleinman, A.（1988）Rethinking Psychiatry. Free Press, New York（江口重幸、下地明友、松澤和正ほか訳（2012）『精神医学を再考する――疾患カテゴリーから個人的験へ』みすず書房）
Kleinman, A.（1988）The Illness Narratives. Basic Books, New York（江口重幸、五木田紳、上野豪志訳（1996）『病いの語り――慢性の病いをめぐる臨床人類学』誠信書房）
Kleinman, A.（1995）Writing at the Margin: Discourse between anthropology and medicine. University of California Press. Berkeley.
Kleinman, A.（1999）Experience and Its Moral Modes: Culture, human conditions, and disorder. In. The Turner Lectures on Human Values, 20. University of Utah Press, Salt Lake City. pp.357-420.
Kleinman, A.（2006）What Really Matters: Living a moral life amidst uncertainty and danger. Oxford University Press, Oxford（皆藤章監訳（2011）『八つの人生の物語』誠信書房）
Kraepelin, E.:（宇野昌人、荻野恒一訳「Vergleichende Psychiatrie」精神医学17（通巻204）: 1458-1462）
「角川日本地名大辞典」編纂委員会編（1979）『角川日本地名大辞典25 滋賀県』角川書店
鎌田遵（2009）『ネイティブ・アメリカン――先住民社会の現在』岩波書店
神谷美恵子（2013）「ひととしごと」『ケアへのまなざし』みすず書房、pp.5-6.
金菱清（2016）『震災学入門――死生観からの社会構想』（とくに第3章霊性――生ける死者にどう接するか）筑摩書房

金菱清（ゼミナール）編（2016）『呼び覚まされる霊性の震災学——三・一一生と死のはざまで』（とくに第一章死者たちが通う街——タクシードライバーの幽霊現象）新曜社
河合隼雄（1967）『ユング心理学入門』培風館
河合隼雄（1995/2010）『ユング心理学と仏教』岩波書店
河合逸雄、新宮一成、藤縄昭（1985）「非定型精神病の同胞間の力動」臨床精神病理学6: 67-77.
小出浩之（1992）「非定型精神病の理念型と位置付け」精神神経学雑誌94: 1201-1205.
小森康永、野口裕二、野村直樹編著（1999）『ナラティヴ・セラピーの世界』日本評論社
季羽倭文子（1993）『がん告知以後』岩波書店
近藤喬一（1992）「荻野恒一先生を悼む」精神医学 34（2）: 224-225.
呉秀三（1909）「精神病ノ名義ニ就キテ」神経学雑誌 7: 549-553.
黒木俊秀（2016）「ポストモノアミン時代の精神薬理学——シニシズムを超えて」石原孝二、信原幸弘、糸川昌成編『精神医学の科学と哲学』東京大学出版会，pp.152-171.

L

Laing, R.D.（1960）The Divided Self. Tavistock, London.（阪本健二、志貴春彦、笠原嘉訳（1971）『引き裂かれた自己——分裂病と分裂病質の実存的研究』みすず書房）
Lakoff, A.（2005）Pharmaceutical Reason: Knowledge and value in global psychiatry. Cambridge University Press, Cambridge.
Lanternari, V.（1963）The Religions of the Oppressed. Alfred Knopf, New York.（堀一郎、中牧弘允訳（1976）『虐げられた者の宗教——近代メシア運動の研究』新泉社）
Leenhardt, M.（1947）Do Kamo.（坂井信三訳（1990）『ド・カモ——メラネシア世界の人格と神話』せりか書房）
Leys, R.（2000）Traumatic Cures: Shell shock, Janet, and the Question of Memory. In. Antze P and Lambek M eds op.cit. pp.103-145.（In. Leys R: Trauma: A genealogy. The University of Chicago Press, Chicago, pp.83-119.）
Linde, C. and Lebov, W.（1975）Spatial networks as a site for the study of language and thought. Language, 51: 924-939.
Littlewood, R.（1986）Russian Dolls and Chinese Boxes: An anthropological approach to the implicit models of comparative psychiatry. In. Cox, J.（ed.）Transcultural Psychiatry. Croom Helm. pp.37-58.
Littlewood, R.（1990）From Categories to Contexts: A decade of the "New Cross-Cultural Psychiatry" British Journal of Psychiatry, 156; 308-327.

Littlewood, R. (1991) Artichokes and entities. Transcultural Psychiatry Research Review 28: 343-356.
Littlewood, R. (1998) The Butterfly and the Serpent. Free Association Books, London.
Littlewood, R. (2002) Pathologies of the West. Cornell University Press, Ithaca.
Liébeault, A.A. (1889) Le sommeil provoqué et les états analogues, considérés surtout du point de vue de l'action du moral sur le physique. 2nd ed. Masson, Paris. (Laurent Carrer (trans.) (2002) In. The Hypnological Legacy of a Secular Saint. Induced Sleep and States Analogous to It. Virtual Bookworm, College Station.)
Lock, M. (1993) Encounters with Aging. University of California Press, Berkeley. (江口重幸、山村宜子、北中淳子訳 (2005)『更年期――日本女性が語るローカル・バイオロジー』みすず書房)
Luria, A.M. (1976) Cognitive Development: Its cultural and social foundations. Harvard University Press, Cambridge. (森岡修一訳 (1976)『認識の史的発達』明治図書)
Lyotard, J.F. (1979) La condition postmoderne. Minuit, Paris. (小林康夫訳 (1989)『ポスト・モダンの条件――知・社会・言語ゲーム』水声社)

M

Mannoni, O. (1980) Une commencement qui n'en finit pas. Transfert, interprétation, théorie. Seuil, Paris.
Mattingly, C. (1991) The narrative nature of clinical reasoning. Journal of American Occupational Therapy 45; 998-1005.
Mattingly, C. (1994) The concept of therapeutic "Emplotment". Social Science and Medicine, 38 (6) : 811-822.
Mattingly, C. (1998) Healing Dramas and Clinical Plots: The Narrative structure of experience. Cambridge University Press, Cambridge.
Mattingly, C. and Fleming, M.H. (1994) Clinical Reasoning: Forms of inquiry in a therapeutic practice. Davis, F.A. Philadelphia.
Maturana, H. and Varela, F. (1984) Der Baum der Erkenntnis. (管啓次郎訳 (1997)『知恵の樹』ちくま書房)
Mayo, E. (1948) Some Notes on the Psychology of Pierre Janet. Harvard University Press, Cambridge.
McNamee, S. and Gergen, K. (eds.) (1992) Therapy as Social Construction. Sage, London. (野口裕二、野村直樹訳 (1997)『ナラティヴ・セラピー――社会構成主義の実践』金剛出版)
Mezzich, J., Kleinman, A., Fabrega,H. and Parron, D. (eds.) (1996) Culture & Psychiatric Diagnosis: A DSM-IV perspective. APA Press, Washington, D.C..
Micale, M. (1993) On the "Disappearence" of Hysteria. Isis 84: 496-536.
Mishler, E. (1999) Storylines: Craftartists' narrative of identity. Harvard University Press,Cambridge.
Mitchell, S.W. (1878) Fat and Blood: And how to make them. 2nd edition, revised. Lippincott, Philadelphia.

Mooney, J. (1896) The Ghost-Dance Religion and the Sioux Outbreak of 1890. Government Printing Office, Washington.（荒井芳廣訳（1989）『ゴースト・ダンス――アメリカ・インディアンの宗教運動と叛乱』紀伊國屋書店）

Moreau de Tours, J. (1845) Du hachisch et de l'aliénation mentale. Édition Fortin, Masson et Cie, Paris.

Moros, D.A., Rhodes, R., Baumrin, B. and Strain, J. (1991) Chronic illness and the physician-patient relationship: A response to the Hastings Center's"Ethical Challenges of Chronic Illness". The Journal of Medicine and Philosophy, 16; 161-181.

Mousseau, J. (1973) Freud in perspective: A conversation with Henri Ellenberger. Psychology Today, March, pp.50-60.

Murase, T. (1982) Sunao: A central value in Japanese psychotherapy. In. Marsella A.J. and White G.M. (eds.) Cultural Conceptions of Mental Health and Therapy. Reidel, Dordrecht. pp.317-329.

Murphy, H.B.M. (1977) Transcultural psychiatry should begin at home. Psychological Medicine, 7: 369-371.

Murphy, R. F. (1987) The Body Silent. Holt, Henry and Co., New York.（辻信一訳（1992）『ボディ・サイレント――病いと障害の人類学』新宿書房）

Myers, F. (1903/1961) Human Personality and Its Survival of Bodily Death. Susy Smith (ed.) University Books, New York.

丸山圭三郎（1981）『ソシュールの思想』岩波書店、p.96.

丸山圭三郎（1997）「物語」木田元、栗原彬、野家啓一ほか編『コンサイス20世紀思想事典 第2版』三省堂、p.872.

益田勝実（2010）「解説 聴耳の持ち主」佐々木喜善（2010）『聴耳草紙』筑摩書房、pp.523-538.

松下昌雄（2006）「「精神神経学用語集」の改訂にあたって（巻頭言）」精神経誌108: 429.

松崎憲三編（1993）『東アジアの死霊結婚』（とくに第一篇日本の死霊結婚）岩田書院．pp.111-129.

松澤和正（1998）「精神医療における臨床民族誌的接近の意味について」治療の聲1（2）: 267-281.

松澤和正（2008）『臨床で書く――精神科看護のエスノグラフィー』医学書院

宮地尚子（1992）「終末期医療における真実告知――米国医師の視点から」日本医師会雑誌108（4）: 623-630.

宮本常一（1984）『忘れられた日本人』岩波書店

宮田靖志、斉藤さやか、俵望（座談会）（2009a）「医師と製薬会社の適切な関係って？」週刊医学界新聞2854号、p.114.

宮田靖志（2009b）「医師と製薬会社の関係に関するインターネット調査」医学教育40（2）: 95-104.

三浦謹之助（1893）「一大碩學シャルコー氏逝矣」東京醫事新誌（10月7日号）810: 33-35.

三浦義彰（1994）「シャルコー教授と三浦謹之助」シャルコー没後百年記念会編『シャルコーの世紀』メディカルレビュー社、pp.71-99.

森田正馬（1960）『神経症の本態と治療』白揚社

文部科学省・利益相反ワーキング・グループ（2002）「利益相反ワーキング・グループ報告書」（http://www.mext.go.jp/b_menu/shingi/gijyutu/gijyutu8/toushin/021102.htm）

文部科学省（高等教育局医学教育課）（2017）「医学教育モデル・コア・カリキュラム平成28年改訂版」
村上靖彦（1986）「一症例の治療経過、非定型精神病研究（2）」精神科治療学1: 309-317.

N

Nathan, T. (1993) Fier de n'avoir ni pays ni amis, quelle sottise c'était…: Principes d'ethnopsychanalyse. Edition La Pensée Sauvage, Grenoble.
Nathan, T. (1998) Quel avenir pour la psychothérapie? In. Pichot, P. et Nathan, T. Quel avenir pour la psychiatrie et la psychothérapie? Institut Synthélabo, Paris, pp.32-73.（三脇康生、村澤真保呂、江口重幸訳（2000）「精神療法の未来」文化とこころ4（1・2）: 87-103.）
Nelson, H. (ed.)（1997）Stories and Their Limits: Narrative approaches to bioethics. Routledge, New York.
中井久夫（1982）『精神科治療の覚え書』日本評論社
中井久夫（1984）「『分裂病の変遷』という問題」『中井久夫著作集1巻 分裂病』、岩崎学術出版社、pp.377-388.
中井久夫（1990/2001）『治療文化論――精神医学的再構築の試み』岩波書店
中井久夫（1995）「治療文化論再考――第1回多文化間精神医学会（一九九三年秋）において」『家族の深淵』みすず書房、pp.116-132.
中野卓編著（1981・1982）『離島トカラに生きた男Ⅰ・Ⅱ』御茶の水書房
日本神経学会用語委員会編（2008）『神経学用語集改訂第三版』文光堂
西尾幹二（1980）「ショーペンハウアーの思想と人間像」『世界の名著45 ショーペンハウアー』中央公論社
野田正彰、谷泰、米山俊直編（1981）『錯乱と文化――精神医学と人類学との対話』マルジュ社
野家啓一（2005）『物語の哲学（増補新版）』岩波書店
野口英世記念会（1996）『フォトドキュメンタリー・野口英世』野口英世記念会

O

Ong, W.J. (1982) Orality and Literacy: The technologizing of the word. Methuen & Co.（桜井直文、林正寛、糟谷啓介訳（1991）『声の文化と文字の文化』藤原書店）
荻野恒一、久場政博、溝口純二、庄司純一（1975）「わが国におけるTranscultual Psychiatric Researchの動向」精神医学17（13）: 1434-1457.
荻野恒一（1976）『文化精神医学入門』星和書店
荻野恒一（2010）「精神医学における疾病概念――社会学的視点から」臺弘、土居健郎編（2010）『精神医学と疾病概念』みすず書房、pp.59-88.

岡田靖雄、吉岡真二、長谷川源助（1985）「榊俶教授精神病学講義筆記録（高嶺三吉）」精神医学27: 1447-1453.
岡田靖雄（1988）「日本における精神病学用語の変遷」精神神経学雑誌90: 570-578.
岡田靖雄（1998）「精神科における用語について」精神神経学雑誌100: 241-247.
岡安裕介（2018）「心はいかに伝承されるのか――柳田国男の夢分析を手がかりに」伊那民俗研究25: 47-69.
奥野修司（2017）『魂でもいいから、そばにいて――三・一一後の霊体験を聞く』新潮社
折口信夫（1966）「小栗外伝（餓鬼阿彌蘇生譚の二）魂と姿との関係」『折口信夫全集第二巻（新訂正版）』中央公論社、pp.353-370.
大塚民俗学会編（1972）『日本民俗辞典』弘文堂、p.21.

P

Parry, R.L.（2017）Ghosts of the Tsunami. Jonathan Cape, London.（濱野大道訳（2018）『津波の霊たち――三・一一死と生の物語』早川書房）
Petryna, A., Lakoff, A. & Kleinman, A. eds.（2006）Global Pharmaceuticals: Ethics, markets, practices. Duke University Press, Durham and London.
Pillemer, D.（1998）Momentous Events, Vivid Memories: How unforgettable moments help us understand the meaning of our lives. Harvard University Press, Cambridge.
PLoS Medicine Editors（2004）Prescription for a healthy journal: Take monthly, at no cost; reaches six billion. PLoS Medicine Vol.1, Issue.1, e-22, October.
PLoS Medicine special issue（2006）disease-mongering. Vol.3, Issue.4, April, 2006.（http://www.plosmedicine.org）
Prince, M.（1908）The Dissociation of a Personality: A biographical study in abnormal psychology. 2nd ed. Longmans, Green and Co., New York.（児玉憲典訳（1994）『失われた〈私〉をもとめて』学樹書院）
Prince, M.（1929）The Unconscious: The fundamentals of human personality normal and abnormal. 2nd edition, Macmillan, New York.
Prévost, C.（1973）La psycho-philosophie de Pierre Janet. Payot, Paris.
Putnam, J.J.（1921）Addresses on Psycho-Analysis. Hogarth, London.

R

Ricoeur, P.（1990）Soi-même comme un autre. Seuil, Paris.（久米博訳（1996）『他者のような自己自身』法政大学出版局.
Ricoeur, P.（1985）Temps et récit. Seuil, Paris.（久米博訳（1990）『時間と物語Ⅲ』新曜社）

Roberts, G. and Holmes, J. (eds.) (1999) Healing Stories: Narrative in psychiatry and psychotherapy. Oxford University Press, Oxford.

Robinson, I. (1990) Personal narratives, social careers and medical courses: Analysing life trajectories in autobiographies of people with multiple sclerosis. Social Science and Medicine, 30: 1173-1186.

Rogers, C. (1980) A Way of Being. Houghton and Mifflin, Boston.（畠瀬直子監訳（1984）『人間尊重の心理学』創元社）

S

Sacks, O. (1984) A Leg to Stand on. Harper & Row, New York.（金沢泰子訳（1994）『左足をとりもどすまで』晶文社）

Sacks, O. (1987) The Man Who Mistook his Wife for a Hat. Harper & Row, New York.（高見幸郎、金沢泰子訳（1992）『妻を帽子とまちがえた男』晶文社）

Sakaki, Y. (1903-1905) Imubacco (eine mit Jumping und Meriachenje sehr ahnliche Psychose des Ainu-Volkes). Mit dem Anhang: Drei Falle von Latah in singapore und Vergleich derselben mit Imubacco. Mitteilungen aus der Medicinischen Fakultat der Kaiserlich-Japanischen Universitat in Tokio, VI Band, pp.147-198.

Sarbin, T. ed. (1986) Narrative Psychology: The storied nature of human conduct. Praeger, Westport.

Schiller, F. (1982) A Möbius Strip: Fin-de-Siècle Neuropsychiatry and Paul Möbius. University of California Press, Berkeley.

Schopenhauer, A.（西尾幹二訳（1980）「意志と表象としての世界」『世界の名著45 ショーペンハウアー』中央公論社）

Schutz, A. (Wagner, H.R. ed.) (1970) On Phenomenology and Social Relations. The University of Chicago Press, Chicago.（森川眞規雄、浜日出夫訳（1980）『現象学的社会学』紀伊國屋書店）

Shorter, E. (2005) A Historical Dictionary of Psychiatry. Oxford University Press, Oxford.（江口重幸、大前晋監訳（2016）『精神医学歴史事典』みすず書房、p.xviii）

Shotter, J. and Billig, M. (1998) A Bakhtinian Psychology: From out of the heads of individuals and into the dialogues between them. In. Bell, M. and Gardiner, M. (eds.) Bakhtin and the Human Sciences. Sage, London, pp.13-29.

Simons, R.C. and Hughes, C.C. (eds.) (1985) The Culture-Bound Syndromes: Folk illness of psychiatric and anthropological interest. Reidel, Dordrecht.

Simons, R. (1985) The resolution of the latah paradox. In. Simons, R. & Hughes, Ch. (eds.) The Culture-Bound Syndrome: Folk illness of psychiatric and anthropological interest. Reidel, Dordrecht. pp.43-62.

Sismondo, S. (2007) Ghost management: How much of the medical literature is shaped behind the scenes by the pharmaceutical industry? PLoS Medicine Vol.4, Issue.9, e-286; 1429-1433.

Smith, R. (2005) Medical Journals are an extension of the marketing arm of pharmaceutical companies. PLoS Medicine Vol.2, Issue.5, e-138, May.（斎尾武郎・光石忠敬他訳（2005）「医学雑誌は製薬企業のマーケティング部門の延長である」臨床評価 32: 643-648）

Spence, D. (1982) Narrative Truth and Historical Truth: Meaning and interpretation in psychoanalysis. Norton, New York.

Spielmans, G.I. and Parry, P.I. (2010) From evidence-based medicine to marketing-based medicine: Evidence from internal industry documents. Bioethical Inquiry 7 (1) : 13-29 (DOI: 10.1007/s11673-010-9208-8)

斎尾武郎、栗原千恵子（2010）「ＩＣＭＪＥ利益相反報告用統一書式の背景と問題点」臨床評価 37: 523-527.

酒井明夫、北畠顕浩他（1994）「慢性身体疾患患者の治療への抵抗――時間性の観点からの考察」総合病院精神医学 6（1）: 17-25.

酒井明夫、下地明友、宮西照夫、江口重幸編（2001）『文化精神医学序説――病い・物語・民族誌』金剛出版

櫻井義秀（2010）『死者の結婚――祖先崇拝とシャーマニズム』北海道大学出版会

佐々木喜善（1927/2008）『老媼夜譚（復刻版）』遠野物語研究所

佐々木喜善（1931/2010）『聴耳草紙』筑摩書房

佐藤弘夫（2018）「死者たちの団欒――彼岸で再会する人々」鈴木岩弓、磯前順一、佐藤弘夫編『〈死者／生者〉論――傾聴・鎮魂・翻訳』ぺりかん社、pp.183-218.

下地明友（2012）「精神医学概念はあらゆる社会においても普遍妥当性をもつのか――「普遍性」の考古学：科学的真実と臨床的リアリティ」神庭重信、松下正明編集『精神医学の思想』中山書店、pp.51-163.

白川静（2003）『常用字解』平凡社

菅原和孝（1998）『会話の人類学』京都大学学術出版会

菅原和孝（1998）『語る身体の民族誌』京都大学学術出版会

T

Tavris, C. (2001) Psychobabble and Biobunk: Using psychology to think critically about issues in the News. 2nd edition. Prentice-Hall, Upper Saddle River.

Transcultural Psychiatric Research Review. 29 (4) (1992) (Special Issue) Trance and Possession Disorder in DSM-IV.

Tuke, D.H. (1884) Illustrations of the Influence of the Mind upon the Body in Health and Disease. Henry C. Lea's Son & Co., Philadelphia. Chap. XVII, pp.419-454.

Turner, E.H., Matthews, A.M., Linardatos, E. et al. (2008) Selective publication of antidepressant trials and its influence on apparent efficacy. New England Journal of Medicine, 358: 252-260.

Turner, V.（1986）Dewey, Dilthey, and Drama. In. Turner, V. and Bruner, E. eds. The Anthropology of Experience. University of Illinois Press, Urbana, pp.33-44.
高橋哲哉（2001）『歴史／修正主義』岩波書店
高畑直彦、七田博文（1988）『いむ』私家版
武井麻子（2001）『感情と看護』医学書院
樽味伸（2004）「『対人恐怖症』概念の変容と文化拘束性に関する一考察――社会恐怖（社会不安障害）との比較において」こころと文化3（1）: 44-56.
樽味伸（2004）「臨床の記述と「義」について」福岡行動医学雑誌1（1）: 36-39.
樽味伸（2006）『臨床の記述と「義」――樽味伸論文集』星和書店
谷泰（1996）『牧夫フランチェスコの一日』平凡社
遠野市立博物館（2001）『供養絵額――残された家族の願い（第43回特別展図録）』遠野市立博物館

U

U.S. Department of Health and Human Services（2001）Mental Health: Culture, race and ethnicity—A supplement to mental health: A report of the surgeon general. U.S.D.H.H.S., Rockville.
内村鑑三（1958）（鈴木俊郎訳）『余は如何にして基督信徒となりし乎』岩波書店
内村祐之（1933）「精神病学用語ノ邦訳ニ就イテ」神経学雑誌36: 597-603.
上山安敏（1984）『神話と科学――ヨーロッパ知識社会世紀末～20世紀』岩波書店
上村忠男（2002）『歴史的理性の批判のために』（とくに第二章）岩波書店
上田閑照、柳田聖山（1992）『十牛図――自己の現象学』筑摩書房、
内海健（2003）『「分裂病」の消滅――精神病理学を超えて』青土社
臺弘、土居健郎編（1975/2010）『精神医学と疾病概念』みすず書房

V

Valenstein, E.S.（1998）Blaming the Brain: The truth about drugs and mental health. Free Press, New York.（功刀浩監訳、中塚公子訳（2008）『精神疾患は脳の病気か？』みすず書房）とくに第六章を参照。

van Gennep, A.（1909）The Rites of Passage. University of Chicago Press, Chicago.（綾部恒雄、綾部裕子訳（2012）『通過儀礼』岩波書店）
van Eeden, F.（1909）Happy Humanity. Doubleday, Page and Co. New York.
van Renterghem A.W. et van Eeden, F.（1894）Psycho-thérapie: Communications statistiques, observations cliniques nouvelles. Edition Scientifiques, Paris.
van der Hart, O. and Friedman, B.（1989）A reader's guide to Pierre Janet on dissociation: A neglected intellectual heritage. Dissociation 2: 3-16.

W

Warner, R.（1994）Recovery from Schizophrenia: Psychiatry and political economy. 2nd edition, Routledge, London.（西野直樹、中井久夫訳（2005）『統合失調症からの回復』岩崎学術出版社）
Wertsch, J.V. and Stone, A.（1985）The Concept of Internalization in Vygotsky's Account of the Genesis of Higher Mental Functions. In. Wertsch, J.V. ed. Culture, Communication, and Cognition. Cambridge University Press, Cambridge. pp.162-179.
Williams, G.（1984）The genesis of chronic illness: Narrative re-construction. Sociology of Health and Illness, 6（2）: 175-200.
Wittgenstein, L.（1953）Philosophische Untersuchungen. Basil Blackwell.（藤本隆志訳（1976）『哲学探究』大修館書店）
Wittkower, E.D. and Prince, R.（1974）A review of transcultural psychiatry. In. G. Caplan（ed.）American Handbook of Psychiatry. Vol.2. Second Edition, Basic Books, New York, pp.535-550.
World Health Organization（1992）The ICD-10 Classification of Mental and Behavioral Disorders.（融道男、中根允文、小宮山実他監訳（2005）『ＩＣＤ－10 精神および行動の障害 新訂版』）
Worsley, P.（1957）The Trumpet Shall Sound. MacGibbon & Kee, London（吉田正紀訳（1981）『千年王国と未開社会――メラネシアのカーゴ・カルト運動』紀伊國屋書店）
鷲田清一（1999）『「聴く」ことの力――臨床哲学試論』ＴＢＳブリタニカ

Y

Yap, P.M.（Lau, M.P. & Stokes, A.B. eds.）（1974）Comparative Psychiatry: A theoretical framework. University of Toronto Press, Toronto.
Young, A.（1995）The Harmony of Illusions: Inventing post-traumatic stress disorder. Princeton University Press, Princeton.（中井久夫、下地明友、大月康義、内藤あかね、辰野剛訳『ＰＴＳＤの医療人類学』みすず書房）

やまだようこ編（2000）『人生を物語る――生成のライフストーリー』ミネルヴァ書房
柳田国男（1901/2007）『遠野物語』『遠野物語・山の人生』岩波書店、pp.5-83.
柳田国男（1926/2007）『山の人生』『遠野物語・山の人生』岩波書店、pp.85-271.
柳田国男（1979）「涕泣史談」『不幸なる芸術・笑の本願』岩波書店、pp.242-268.
柳田国男（1980）『民間伝承論』伝統と現代社
吉田城（1993）『『失われた時を求めて』草稿研究』（特に第四章「都市・書物・神経症」）平凡社

Z

Zola, E.（1875）La faute de l'Abbé Mouret.（清水正和、倉智恒夫訳（2003）『ムーレ神父のあやまち』藤原書店）
Zola, E.（1886）L'œuvre（清水正和訳（1999）『制作』岩波書店）
Zola, I.（1981）Missing Pieces: A chronicle of living with a disability. Temple University Press, Philadelphia.

あとがき

本書『病いは物語である――文化精神医学という問い』は、一九八七年から二〇一九年までの間に活字になった約一二〇編の単著の論文のうちから、約二〇編のものを選んでまとめた論集である。多くは精神医学や心理学関連の、雑誌や紀要や論集に向けて書かれたものからなる。論集としては最初（でおそらく最後）のものであり、音楽アルバムでいえばデビューアルバムにしてベストアルバム（とはいえヒット曲が詰まっているわけではないのだが）という個人的位置づけになる。そのような思い込みから、一般には読まれることのない勤務先の院内報に書いた文章もいわばボーナストラックとして付け加えることにした。日常臨床の延長で書いたあまりかしこまらない文章も、私の一部だと思うからである。

これまで数回、こうした論集をまとめる機会がめぐってきたが、かなり努力したものの、どうしても二〇編ほどのものを自選することができなかった。いつも何度か試みるうちにやはり無理だとあきらめ、そのつど私の中で立ち消えになった。今回はこの機会を逃すと今後これらが陽の目を見ることはないだろうという思いから、どんな形でもいいのでまとめたいと考え、こうした形式の論集にたどりついた次第である。

もともとは、一九八七年に書いた論文「滋賀県湖東一山村における狐憑きの生成と変容――憑依表現の社会―宗教的、臨床的文脈」『国立民族学博物館研究報告』12（4）: 1113-1179, 1987. が、私の実質的なデビュー作である。知人の中には、その後この狐憑き論文を超えるものを書けていないと評する者もいる。しかしあまりにも長編の論文でもあり、本論集への所収は難しいと判断した。もし関心がある読者がいたら、文字通り民族誌的調査を含む私の出発点となるものであり、公開されてもいるので、読んでいただけたら幸いである（国立民族学博物館研究報告のバックナンバーのサイトを訪れると容易にダウンロードすることが可能である。）

＊

本論集は、五部構成でまとめられている。

序編――「治療における物語と対話」では、本論集の底流をなす三つの論文が並ぶ。それぞれ、精神科臨床の場の変容、臨床民族誌という方法とそれによってとらえた病いの理解、そして文化精神医学や医療人類学を歴史的文脈に据えた方法を論じたものである。

その後、第Ⅰ部――「文化精神医学の方法論」では、精神（心理）療法の歴史、文化精神医学＝医療人類学的精神医学のエッセンスとは何か、そして近年私が強い関心を抱いている（かつての狐憑きのデビュー作にも還流する）民俗学への架橋を論じた、五つの論文が並ぶ。

第Ⅱ部――「臨床におけるエスノグラフィー」は、文字通り臨床民族誌を論じた部分であり、その前半は医療人類学における語りや、あるいは二〇世紀後半に開花したナラティヴ・アプローチ、さらにはそれらを半世紀以上前に論じたピエール・ジャネの視点が中心になる。後半では、私が出会い、こうした理論や視点へと導かれた何人かの事例が紹介され、それをめぐる民族誌的議論が展開される。

第Ⅲ部――「現代精神科臨床の変容と文化精神医学の視点」では、文化精神医学のもつ重要な機能の一つである、カーマイヤーのいう「精神医学の文化批評」という領域を扱う。精神医療の臨床場面の変容、専門用語の翻訳をめぐる問題、さらに製薬企業との間の利益相反（ＣＯＩ）を論じたものが並び、最後は臨床を続けるにあたっての自戒のような一文が続く。

そして最後に、勤務先の病院の刊行物『くろおばあ』の「展望」というコーナーに記した四編のエッセイを付論「コラム」として加えた。

ここでさらに本論集を読むにあたっての注意点のようなものを記すことにする。

各論文の初出時のデータは、それぞれの文末に記した。（転載を許可していただいた出版社にはお礼を申しあげる。）また論文によっては、類似の紛らわしい題名のものもあるため、初出時と異なるタイトルをつけたものもある。内容についても、読みやすい文章にするために最低限の加筆をしたり、初出時には欧文で書かれた名称部分をカタカナ表記にしたりいくつかの改変がなされている。

かなり困ったのは、論文執筆時には翻訳がなかったが、その後に邦訳が出ているという場合である。これは初出時のまま掲載している。あるいは日本語の文献で改版にともなって引用ページがずれてしまっているものもある。できる限り参照しやすいように変更を加えているがご了解いただけたらと思う。

やや変則的であるが、参考文献はそれぞれの論文のあとにではなく、本書最後にまとめて掲載することにした。重複するものが多いからである。文献はアルファベット順にまとめ、さらにそれぞれ欧文文献のあとに邦文文献を掲載するという方法を採った。はじめは慣れないかもしれないが、こちらの方が利用しやすいだろうと考えた。

＊

以下未知の読者のために、簡単に自己紹介を記す。

私は一九五一年、東京都北区滝野川に生まれ、現在もそこに住んでいる。学園闘争はなやかなりし頃に一年半ほど授業もないまま高校（都立竹早高校）を押し出されるようにして卒業したが、その当時の混沌とした体験が精神医療という職業選択やその後の人格形成に大きく影響したと思っている。大学入学後もそれらの余波は続いていて、穏やかな学園生活というのとは程遠い日々であった。医学部に進んでも、目指す精神科は主任教授が長らく不在の時期もあった。一九七七年に医学部を卒業し、当時は初期研修などという制度もなく、初年度から精神科医ですと広言し、また精神保健指定医（当時は鑑定医と呼ばれた）の資格も数年実務に就くとほとんど押し付けられるように取らされる時代だった。

卒業して約十年間、関西（おもに滋賀・長浜）に移って就職したのも、（本文中にも記したが）文化的差異を体感する絶好の機会になった。大学医局とまったく関係のないフリーランスであったことも幸いしたと思っている。自分の関心のあるテーマを自分で探っていけばよかったからだ。一方、インターネットのない時代、アカデミックなものへの渇望のようなものが生じ、それがとくに医療人類学関連の国内・国外の研究者との結びつきへと連動し、その結果、生涯の師と呼べる人物や数多くの知己友人を得た。その助言や援助を受けて、その後四〇年余り自分の関心領域を育みながら、臨床を続けることが可能になった。

さらにこれもまた私には幸運であったが、かつて若き日にマーガレット・ロック先生と出会い雑談をした時に、研究者としての関心を絶やさないための秘訣を尋ねたことがあった。すると偏らないでいろいろな議論に平等にあたれるようになるためにも、専門領域の雑誌編集に関わるのがベストであると教えられた。東京に戻ってしばらくして、多文化間精神医学会が設立され、その学会誌『こころと文化』（初期は『文化とこころ』というタイトルだった）の編集に携わったのはその絶好の機会だった。ボランタリーな仕事であったが、私はこれを最優先のものと決め、この職に一九九六年の創刊準備号から、今年二〇一九年の春まで、二二年あまり関わる機会を得た。これは天恵や僥倖と呼んでもいいものであった。学会誌といっても年に二回刊行のもので、日常臨床を続けながら行うことができ、それによって自己の姿勢や視点が鍛えられた。今でも自分の本領は、投稿や相談される論考や草稿を読み、高所からその難点を指摘したりするのではなく、文献を丹念にチェックし、その独創的であったり最良であったりする部分を引き出してよりよいものになるようお手伝いするという、どちらかというと編集やアレンジャーの役割が向いていると思っている。その能力はあくまで素人に毛の生えたレベルであるが、年月を重ねるうちにゆっくりと磨かれてきた。こうした作業に長らく関わっていると、他人の論文の制作過程に自分も陰ながら何歩か踏み込んでいて、創造的な充足を得てしまうことがある。あまり自己主張しなくてもいいという心境に陥る弊害もあると思う。

これと並行して、私はこうした文化精神医学や臨床民族誌という方法を、学術的な議論に終わらせたくないと考えるようになった。これはあまり指摘されることはないが、これらの方法はゆっくりと身につけていくいわば実技なのだと思う。ある時点からは、クラインマンの描く台湾の治療者《ヒーラー》――間違いなく西洋医にまさるとされた童乩《タンキー》――を超えてローカルな知を生かす者でありたいと望むようになった。はたから見るとそのような臨床からは遥かに遠いものが日々展開されているようだと揶揄されそうだが、土居健郎だったら言うであろう「よき治療者」が最終的な目標なのである。

＊

一般に個人の著作や論集では、さまざまな学問的恩恵や知的刺激を与え育てていただいた、師や先達や同僚や友人の名前を記して、謝辞を記すのが通例である。しかし、ここでそれをすると四〇数年分のさまざまな人たちへのお礼が続くことになり、そうすればやはり書き忘れなどの失礼が必ず発生すると思われる。であるから枚挙することをしないが、多くの刺激をいただいた方々（文中に挙げて重ねて引用した諸氏を含め、皆さん強くそれを自覚されていると思う）には、どうかご了解の上お許しいただきたいと思う。

そして何より、けっして読みやすいとは言えないこの論集を、手に取り、読んでいただけた読者がいたならば、これにまさる喜びはない。とりわけ精神科の臨床やケアは、非難されたり、批判されたりすることはあっても、地道で目立たない、煉瓦を日々積み上げるような作業で成り立っている。しかもその臨床の細部を点検すると、それに関わる個人の固有の弱さがくり返しあぶり出されるような形で展開し、さながら生きていくうえでの修行ではないかと思えることもある。そうした仕事にもかかわらず、善意を絶やさず日々携わっている方々に少しでも力を送ることができればなどとおこがましいことを言うつもりはないが、微力でも励ましやエールのようなものになればうれしい限りである。

さいごになるが本書刊行に際してどうしても謝意を記しておかないといけない方々がいる。村瀬嘉代子先生からは、二〇年をゆうに超える長期にわたって論集をまとめるようにというあたたかな励ましをいただいた。それがなければ、ここに収めた論考は相変わらずのお蔵入りのままだったと思われる。また金剛出版の立石正信さんからはていねいなアドバイスと根気強い伴走をいただいた。ここに記して感謝の気持ちとしたい。

江口重幸

二〇一九年九月末日　メスメルの墓参を終えて

著者略歴
江口重幸（えぐち しげゆき）

1951年生まれ。東京都出身。精神科医。1977年東京大学医学部医学科卒業。長浜赤十字病院、都立豊島病院を経て、1994年から一般財団法人精神医学研究所附属東京武蔵野病院に勤務する。臨床精神医学、文化精神医学、医療人類学、力動精神医学史に関心をもつ。

主な著書に、『シャルコー――力動精神医学と神経病学の歴史を遡る』（2007年、勉誠出版）、共著書に、『文化精神医学序説――病い・物語・民族誌』（2001年、金剛出版）、『ナラティヴと医療』（2006年、金剛出版）などがある。
訳書としては、ほぼすべて共訳・監訳であるが、アーサー・クラインマン『病いの語り――慢性の病いをめぐる臨床人類学』（1996年、誠信書房）、バイロン・グッド『医療・合理性・経験――バイロン・グッドの医療人類学講義』（2001年、誠信書房）、マーガレット・ロック『更年期――日本女性が語るローカル・バイオロジー』（2005年、みすず書房）、デイヴィッド・ヒーリー『双極性障害の時代――マニーからバイポーラーへ』（2012年、みすず書房）、エドワード・ショーター『精神医学歴史事典』（2016年、みすず書房）、イアン・ハッキング『マッド・トラベラーズ――ある精神疾患の誕生と消滅』（2017年、岩波書店）などがある。

病《やま》いは物語《ものがたり》である
文化精神医学《ぶんかせいしんいがく》という問《と》い

2019年11月 1 日　印刷
2019年11月10日　発行

著者――――江口重幸

発行者―――立石正信
発行所―――株式会社 金剛出版
〒112-0005 東京都文京区水道1-5-16　電話 03-3815-6661　振替 00120-6-34848

印刷◉総研　　製本◉誠製本

　ISBN978-4-7724-1734-1 C3047